中医师承学堂
一所没有围墙的大学
全国名老中医传承示范

刘保和中医先天论

——转陀螺治癌法

刘保和 著

曹丽静 刘大任 整理

全国百佳图书出版单位
中国中医药出版社
·北京·

图书在版编目（CIP）数据

刘保和中医先天论：转陀螺治癌法 / 刘保和著；
曹丽静，刘大任整理 . -- 北京：中国中医药出版社，
2024.5

ISBN 978-7-5132-8698-5

Ⅰ . ①刘… Ⅱ . ①刘… ②曹… ③刘… Ⅲ . ①癌—中
医治疗法 Ⅳ . ① R273

中国国家版本馆 CIP 数据核字 (2024) 第 061093 号

中国中医药出版社出版

北京经济技术开发区科创十三街 31 号院二区 8 号楼
邮政编码　100176
传真　010-64405721
山东临沂新华印刷物流集团有限责任公司印刷
各地新华书店经销

开本 710×1000　1/16　印张 25　字数 356 千字
2024 年 5 月第 1 版　2024 年 5 月第 1 次印刷
书号　ISBN 978 - 7 - 5132 - 8698 - 5

定价 109.00 元
网址　www.cptcm.com

服 务 热 线　010-64405510
购 书 热 线　010-89535836
维 权 打 假　010-64405753

微信服务号　zgzyycbs
微商城网址　https://kdt.im/LIdUGr
官 方 微 博　http://e.weibo.com/cptcm
天猫旗舰店网址　https://zgzyycbs.tmall.com

如有印装质量问题请与本社出版部联系（010-64405510）

前言

癌病,西医学称作"癌症",以手术、化疗、放疗等方法,可使部分患者的瘤体消失,取得根治的效果。目前的中医疗法则无此能力,只是配合西医治疗,改善患者的症状、减轻痛苦、延长生命,故曰"带瘤生存"。

在消瘤的能力方面,中医疗法与西医疗法实在是相形见绌,其原因并不在于中医学的本身,而在于中医学者没有真正明了癌病的病机。

中医学的"辨证论治",并非"辨症论治",更非"辨病论治",实为"辨机论治",即辨出病机以后再予治疗。此"病机",即证候,即病因、病位、病性。

我从事中医的医疗、教学工作已61年,始终着重研究癌病的治疗。在屡经挫折以后,终于认识到从头开始学习经典著作的必要,也终于懂得癌病的原发病位在于先天,因此才使癌病的治疗初见曙光。本书虽然论述癌病的病机及治法,但核心内容则在于从根本上探讨并阐明人体的先天,故取名为《中医先天论——转陀螺治癌法》,以此为理论基础,可以治疗包括癌病在内的一切先天性疾病。

《灵枢·经脉》曰,"人始生,先成精,精成而脑髓生,骨为干,脉为营,筋为刚,肉为墙,皮肤坚而毛发长;谷入于胃,脉道以通,血气乃行"。本条经文以分号（；）为界，此前言先天，此后言后天。联系《灵枢·天年》所谓"血气已和，荣卫已通，五脏已成，神气舍心，魂魄毕具，乃成为人"，可知"五脏已成"即张仲景《金匮要略》脏腑辨证的基础，"脉道以通"即《伤寒论》六经辨证的基础，"血气乃行"实即"血气已和，荣卫已通"，乃叶天士《温热论》卫气营血辨证的基础。凡此辨证论治方法，治的都是后天疾病，而癌病的病位则在于"精"与"脑"，属于先天，显然在它们的视野之外。这是迄今为止，用现有的辨证论治方法不能根治癌病的根本原因。

为了彻底讲清楚这个道理，就必须围绕"治在先天"这一核心内容，全面阐述治癌的理、法、方、药。为此，本书从论述《内经》（《黄帝内经》，下同）与《难经》的"四奇"即奇恒之腑、奇经八脉、奇邪、奇病开始，结合《难经》关于命门的理论，阐明癌病的病位在命门之内，病因是先天之奇邪，病机为"由于内外因素的影响，命门失去了'守邪之神'的职能，奇邪从命门（脑）溢出，由奇经八脉（尤其是冲、任二脉）及其络脉淫溢于三焦，到达全身各处，阻滞气血津液运行而结块成为癌瘤（疝、瘕、聚），进一步阻滞气机，脏腑功能失调而形成了各种癌病，即《内经》所说的'奇病'"，对此当以先后天并治的"转陀螺"法治疗。《素问·玉版论要》曰："行奇恒之法，以太阴始。"人体先后天气运动从手太阴肺经开始，首先要宣降肺气，启动陀螺的旋转，同时舒达肝气，使其与肺气相辅相成，升降相因。此外，即根据具体病情，或升脾降胃，或交通心肾，或畅利三焦，如此陀螺旋转起来，重心向下，直达命门（脑），在旋转中实现人体先天之气（元阴、元阳、元精、元气、元神）的重组，变无序为有序。在这个过程中，尤其要重视通补奇经，和降冲气，填精补髓，补益和固护命门，消除和封堵奇邪，从而最终达到根治癌病的目的。

以上全部论述，所言"转陀螺"法重心向下，使药物直达于脑最为关键。为此，必须发挥胆与三焦的职能。胆与三焦不仅是人体先后天信息传递的使者，即信使，而且是信息传递的通道，《内经》故称胆为"使道"，《难经》故称三焦为"别使"。在先天层面，胆携带脑的指令达于命门，通过命门以后，在后天层面与三焦一起，再将指令传达于五脏六腑。此后，胆与三焦共同把后天的信息传至命门，胆通过命门以后，再将其传达于先天，直至于脑。"脑为元神之府"，"元神"是生命活动的主宰，胆与三焦的上述职能，为"元神"发挥治癌的主导作用创造了先决条件。

基于上述理念，我们必须研制抗癌的好信息，将其融注于方药之中，这些方药必须符合胆与三焦的生理特点，既为信息的本身，又为信息的载体，并且具有畅利信息传递的通道，从而最终将信息传达于脑的功能。这是治癌的诀窍，本书将其作为重点加以论述。

《素问·玉版论要》曰："《揆度》《奇恒》，道在于一：神转不回。回则不转，乃失其机。"《奇恒》言先天，此由本篇所谓"《奇恒》者，言奇病也"可知，以"奇病"属先天也。而《素问·经脉别论》曰"《揆度》以为常也"，张仲景在《伤寒杂病论》"原序"中也说"人禀五常，以有五脏"，五脏属后天，"常"亦属后天，故《揆度》乃言后天。先天与后天之气，恰如陀螺一样协调有序运转，皆属阴升阳降、阴出阳入，如此运转不息，方称"神转不回"而生机盎然。与此相反，阳升阴降、阳出阴入，"回则不转"，必然失去生机。本书对上述气运动规律详加辨析，为癌病从先后天并治的"转陀螺"法奠定了理论基础。

综上所述，可知《内经》的中医先天论揭示了人体在先天层面的生理和病理活动，它所蕴含的"转陀螺"治癌法，更是从先天层面使人体气运动由无序转变为有序，实现消除瘤体、根治癌病的目的，与目前中医理论中的脏腑辨证、六经辨证、卫气营血辨证的视野明显不同，却与当今科学家治癌病的"基因剪刀"技术异曲同工，显现了中华民族祖先的伟大智慧，对中医理论的整体创新具有重要意义。本书对它的论述，只是我的初步探讨，还要在实践中进一步深入研究，所提出的一系列治癌方法尚需完善，因此谨供同道参考，谬误之处恳请读者多加指正。

刘保和

2023 年 12 月

目 录

上篇

《黄帝内经》《难经》论述的摘录与发挥

一、人体先天与后天 ……………………………………… 003

二、阴阳与五行 …………………………………………… 014

三、奇恒之腑、脏、腑 …………………………………… 022

四、胆与使道 ……………………………………………… 024

五、神机与气立 …………………………………………… 029

六、阴阳清浊与升降出入 ………………………………… 032

七、人体后天气运动基本模式 …………………………… 038

八、三阴三阳与六经 ……………………………………… 045

九、命门与脑 ……………………………………………… 062

十、三焦与使道 …………………………………………… 070

十一、奇经八脉与人体先后天气运动模式如陀螺运转 …… 072

十二、奇邪 ………………………………………………… 079

十三、奇病 ………………………………………………… 081

十四、"揆度""奇恒"与转陀螺治癌法 ………………… 091

下篇

根治癌病的基本方略

一、癌病与胆、三焦 ………………………………………… 101

二、癌病与脉象 ……………………………………………… 107

三、癌病与抓主症 …………………………………………… 114

四、治癌的理、法、方、药 ………………………………… 121

（一）治后天 …………………………………………… 125

1. 宣降肺气 ……………………………………… 125

奔豚汤 …………………………………………… 125

半夏厚朴汤 ……………………………………… 129

利咽灵 …………………………………………… 131

麦门冬汤 ………………………………………… 134

七味祛痰汤 ……………………………………… 136

《千金》苇茎汤 ………………………………… 138

清气化痰丸 ……………………………………… 140

葶苈大枣泻肺汤 ………………………………… 142

泽漆汤 …………………………………………… 145

三子养亲汤 ……………………………………… 148

苏子降气汤 ……………………………………… 151

栀子豉汤 ………………………………………… 153

甘露消毒丹 ……………………………………… 161

沙参麦冬汤 ……………………………………… 166

清燥救肺汤 ……………………………………… 170

养阴清肺汤 ··· 176

百合固金汤 ··· 178

呛咳饮 ··· 181

《三因》紫菀汤 ····································· 184

2. 舒达肝气 ··· 191

四逆散 ··· 191

解郁消愁汤 ··· 197

血府逐瘀汤 ··· 202

越鞠丸 ··· 204

延年半夏汤 ··· 206

桂枝茯苓丸 ··· 208

《三因》补肝汤 ····································· 209

《良方》温经汤 ····································· 212

《金匮》温经汤 ····································· 214

《三因》牛膝木瓜汤 ································· 218

《三因》苁蓉牛膝汤 ································· 221

少腹逐瘀汤 ··· 223

柴胡桂枝干姜汤 ····································· 224

乌梅丸 ··· 228

3. 升脾降胃 ··· 233

当归芍药散 ··· 233

桑杏汤 ··· 235

连朴饮 ··· 237

黄连汤 ··· 239

四合汤 ··· 243

小陷胸汤 246

半夏泻心汤 251

和胃灵 258

大承气汤 260

吴茱萸汤 266

补中益气汤 271

清暑益气汤 289

升阳益胃汤 295

薯蓣丸 301

大建中汤 304

4. 交通心肾 306

化瘀灵 306

膈下逐瘀汤 310

黄连阿胶汤 313

四逆汤 318

《金匮》肾气丸 326

滋肾丸 331

封髓丹 340

潜阳丹 343

5. 畅利三焦 345

小柴胡汤 345

变通小柴胡汤 352

温胆汤 356

疏凿饮子 360

（二）治先天 361

1. 先从一则医案讲起 ··· 361

2. 正确理解和对待"守邪之神" ································ 364

3. 维护并资助命门 ··· 368

4. 治先天的具体方法 ··· 369

上篇

《黄帝内经》《难经》论述的摘录与发挥

一、人体先天与后天

1. 人始生，先成精，精成而脑髓生，骨为干，脉为营，筋为刚，肉为墙，皮肤坚而毛发长；谷入于胃，脉道以通，血气乃行。（《灵枢·经脉》）

按：本条经文是本书的核心与总纲。能够对它正确理解，首先来源于正确的句读。即以分号（；）为界，此前言人体的先天，此后言人体的后天。本书着重研究人体的先天，在此基础上阐述"转陀螺"治癌法，故曰《中医先天论——转陀螺治癌法》。

本条内容与当前中医学一系列基础理论明显不同，阐明它并应用它，对中医学术的发展具有划时代意义，证明"回到《内经》的原点，学中医思维，走明医之路"是多么重要和正确。

2. 血气已和，荣卫已通，五脏已成，神气舍心，魂魄毕具，乃成为人。（《灵枢·天年》）

按：从章节的顺序看，《灵枢》的《天年》篇排在《经脉》篇之后，从内容看，以上两条经文旨意有先后的内在连续性，可将两文合并，连贯在一起讨论。"血气已和，荣卫已通"与"血气乃行"是一个意思，均发生于"谷入于胃"以后，因此可变换语句为"人始生，先成精，精成而脑髓生，骨为干，脉为营，筋为刚，肉为墙，皮肤坚而毛发长；谷入于胃，脉道以通，血气已和，荣卫已通，五脏已成，神气舍心，魂魄毕具，乃成为人"，从而使我们对经文的理解更加准确和全面。

中医学术的博大精深，其先进性和超前性，由上述两条经文可见一斑，遗憾的是，却被当今的中医界忽视和曲解了。早在两千多年以前，我们的祖先即知"人始生，先成精"，我们到近代才知道这个"精"就是受精卵，可以从显微镜观察到，但古人却是看不到的，看不到却可以想象得到，这是何等的聪慧。更重要的是，古人已认识到这个"精"竟然决定了人体一生的生长壮老已，这与现代生物学发现受精卵含有人的基因毫无二致。可见，《内经》（《黄帝内经》，下同）在这里的"精"论就是现代生物学的"基因"论，就是人体的"先天"论。

"人始生"，不是人已生，而是生成人的初始阶段。对此，《素问·上古天真论》有精辟的论述，"女子……二七而天癸至……月事以时下，故有子""丈夫……二八……天癸至，精气溢泻，阴阳和，故能有子"。可见，"阴阳和"即男女媾精，实即"人始生，先成精"的过程和结果。关于这个问题，《灵枢·天年》在篇首即着重说明，更有助于我们的理解："人之始生，何气筑为基，何立为楯……以母为基，以父为楯。"母为阴，父为阳，基为阴，楯为阳，明白无误地阐明"人始生"就来源于"阴阳和"的"先成精"。

"精成而脑髓生"，从语气体会，"而"有"立即"之意，谓受精卵一旦产生，脑髓就立刻出现了。这个脑髓就是"基因库"，它是人体元阴、元阳、元精、元气、元神的集中藏聚之所，此后人体从胚胎，到胎儿，到降生以后的一生，完全以脑髓为本元、为基础，脑髓决定了人的一生。这就是本书的核心内容，是本书的基本学术思想。

脑髓产生以后，进入了人体胚胎发育的阶段，即"骨为干，脉为营，筋为刚，肉为墙，皮肤坚而毛发长"，以它们为框架，胎儿在母体中逐渐发育、成熟，从现代科学而言，进入了细胞分裂、增殖的阶段。骨、脉、筋、肉、皮毛发生于"谷入于胃"之前，仍然属于先天的范围，而且具有独特的分工，奠定了肾、心、肝、脾、肺生成的基础，成为人体"干细胞"的来源。

胚胎发育成熟，胎儿足月从母体降生，就进入了人体生长的崭新阶段——"人"的阶段。这一阶段的开始最为重要，即"谷入于胃"。意谓即使胎儿降生，但不能进"谷"，不能吮吸母乳，就不能认为此"人"的诞生。从中可以体会到"谷"，即营养物质的吸取和化生，以及"胃"，即水谷精微化生之源，对人体的极端重要性。人体经脉的开始运行，也是从吸取由胃（包括脾）化生的水谷精微以后才实现的，《灵枢·经脉》此后故曰"肺手太阴之脉，起于中焦，下络大肠，还循胃口，上膈属肺"，如此人体才"脉道以通，血气乃行"，即"脉道以通，血气已和，荣卫已通"。"血气乃行"实指卫、气、营、血四方面。至于"五脏已成"，它告知我们，在"谷入于胃"之前，属于人体的先天，胎儿在母体中五脏根本就没有长成，必待"谷入于胃"，才属于人体的后天，五脏才真正长成，于是神气才能舍心，魂魄才能舍于它脏，此时，也只有此时，才成为真正意义上的"人"，所以才说"五脏已成，神气舍心，魂魄毕具，乃成为人"，即具有精神、意识、思维活动的人。换句话说，由于在母体中的胎儿不具有精神、意识、思维活动，因此不能称作"人"。此外，更可以理解到，中医学所说的"心主神明"，此"神明"就是"舍于心"的"神气"，是精神、意识、思维活动，属于人体后天，它不可能舍于脑，因为脑属于先天。今人有谓"脑主神明"，显然荒谬至极。关于这个问题，下面还要详加讨论。

我们在这里要着重研究的是，"脉道以通，血气已和，荣卫已通，五脏已成"，对中医辨证论治体系而言，有何重大意义？"脉道"，即《灵枢·经脉》篇所说的十二经脉，它们与后天的六脏六腑相连，属后天经脉；"血气""荣卫"即卫、气、营、血，由水谷精微化生，亦属后天；前面已经说过"五脏"属于后天，实指六脏六腑。这就证明中医学的全部辨证论治体系，迄今为止，包括六经辨证、卫气营血辨证、脏腑辨证，研究的全是后天，是后天疾病的辨证论治方法，而对先天性疾病的治疗，即奇经八脉、精、奇恒之腑疾病的治疗，显然在它们的视野之外。这就不得不使我们发问：什么是先天性疾病？对先天性疾病应当如何治疗？对这两个问题的探讨，早已超出了目前所有辨证论治理论和方法的范围，把它们讲清楚、说明白，是对中医学术的整体创新。

3. 肾者主水，受五脏六腑之精而藏之。（《素问·上古天真论》）

按：本条经文内容与目前中医理论完全不同。现代中医认为"肾为先天之本"，藏先天之精，而《内经》根本就没有这个意思。本条经文载于《黄帝内经素问》的第一篇《上古天真论》，足见作者对其何等重视。一定要明确，这里说的"精"是什么精？是"五脏六腑之精"。前面已经说过，五脏六腑属于后天，它的精怎么成了先天之精？所谓"肾藏精"，藏的是后天水谷之精，与先天毫无关系。其实，稍加思考即知，作为五脏之一的肾属于后天，它怎能藏先天之精？藏先天之精的，只能是脑髓。

当然，从先后天精气的相互转化、相互资助的角度而言，肾可以看作中转站，即后天之精气从肾可以输往先天之奇恒之腑，先天之精气亦可从奇恒之腑首先输注于肾，并由肾再输往五脏六腑，但此与所谓"肾藏先天之精"的论说显然有本质的不同，不可混为一谈。

4. 生之来，谓之精，两精相搏谓之神。（《灵枢·本神》）

按：本条经文与第1条经文两相对应，从中可以体会到中医学的许多重要理念。首先，"生之来，谓之精"与"人始生，先成精"相对应，但前后两个"精"字含义不同。前一个"精"字是指分别存在于父母的"精"，即父精与母精，后一个"精"字则指父母交媾之后产生的"精"。前一个"精"是父母分别存在的基因；后一个"精"则指形成人的初始阶段的精，已经是此人的基因了。一个是父母之精，一个是本人之精。本人之精来源于父母之精，来源于父母之精的交合，故曰"两精相搏"。更为重要的是，这个精含有人体生长壮老已的主宰，故"谓之神"。那么，这个"神"藏于何处呢？只要将"两精相搏谓之神"与"精成而脑髓生"相对应就明朗了。其中"两精相搏"与"精成"相对应，"神"与"脑髓"相对应，这难道不是再清楚不过地提示"神"藏于"脑髓"吗？唐·王冰在注《素问·天元纪大论》"夫五运阴阳者……神明之府也，可不通乎？故物生谓之化，物极谓之变，阴阳不测谓之神"时说："所以造化不及，能为万物之元始者，何哉？以其是神明之府故也。然合散不测，生化无穷，非神明运为，无能尔也。"可见，这里所说的"神"与"神明"其实是一个意思，皆指宇宙间万事万物的无穷变化——"生""化""极""变"的主宰，即其内在因素和规律，亦即王冰所谓之"元始者"。而本条"生之来，谓之精，两精相搏谓之神"，则意谓从父母媾精那一刻始，人"神"就出现了，随之也就主宰了此人一生的生长壮老已。此"神"即王冰所说的"元始者"，即元始之神，亦即元神。在这里，"元神"的"元"字即王冰所说的"元始"之意，而元神藏于脑髓，所以李时珍才在《本草纲目》中说"脑为元神之府"。李时珍在《本草纲目·序例第一卷·引据古今医家书目》所列的第一部书就是《黄帝素问（王冰注）》，此书为唐·王冰著，李氏深明王氏所说"元始者"的含义，并加以继承，故称"脑为元神之府"。

今人不明此理，竟称"脑主神明"，要"变革心主神明为脑主神明"。他们所说的"神明"，显然是指人体后天的精神、意识、思维活动。前面已经说过，"脑髓"来源于先天之精，来源于受精卵，受精卵怎能有精神、意识、思维活动？五脏为后天，心属五脏之一，当然属后天，"神气舍心"，此"神气"与"魂""魄"一样，均属精神、意识、思维活动，舍的是"心"与其他脏，并非先天，与"脑"毫无关系。"脑"藏的"神"是元神，是人体生长壮老已的主宰。如此喋喋不休地将西医的"脑"与中医的"脑"混为一谈，抹杀了中医"脑"的先天性质，造成了中医基础理论的严重混乱，切断了我们研究先天之脑的思路，阻碍了中医学对先天性疾病的研究。

上述一些人的错误认知，除了本身西医思维的主导之外，也来源于汪昂、王清任、张锡纯等人的议论。前者的西医思维恰好与后者的议论一拍即合，于是就如获至宝，引以为据，大加渲染，自诩为对中医学的创新发展。因此，要彻底澄清这一问题，必须对后者的论说加以剖析。

首先看汪昂的说法。汪昂（1615—1699），字讱庵，徽州休宁（今安徽省黄山市休宁县）人，邑之秀才。清·顺治初年，年30余，弃儒攻医，笃志方书。于清·康熙年间著《本草备要》一书。此书由富文堂再刊于清·康熙三十三年（1694）。书中在"辛夷"条引出李时珍《本草纲目》中所说"肺开窍于鼻，阳明胃脉环鼻上行，脑为元神之府，鼻为命门之窍"以后，汪氏自言，"人之中气不足，清阳不升，则头为之倾，九窍为之不利。吾乡金正希先生尝语余曰：人之记性，皆在脑中，小儿善忘者，脑未满也，老人健忘者，脑渐空也，凡人外见一物，必有一形影留于脑中"。于是接着自按："今人每忆往事，必闭目上瞪而思考之，此即凝神于脑之意也。不经先生道破，人皆习焉而不察矣。李时珍曰'脑为元神之府'，其于此义，殆暗符欤！"可见，汪氏对李时珍"脑为元神之府"的理解，完全来源于金正希的说法，来源于金正希认为的"人之记性，皆在脑中"。既然如此，就要追溯金正希其人其事。

金正希（1598—1645），名声，一名子骏，字正希，号赤壁，徽州休宁瓯山（今休宁县万安镇徽光乡瓯山）人。明末崇祯元年进士。清兵南下，率众拒险抗清，不久战败被俘，于弘光元年（1645）被害，谥"忠节"。

据原山西中医学院（现山西中医药大学）张俊龙先生在《中医脑理论演进轨迹》（载于《山西中医学院学报》2001年第2卷第3期）文中考证："明代末年，西方医学知识随着传教士传播教义来到中国……最早见到的资料是利玛窦《西国记法》……在解释'灵性'的神学问题时，提到了西方神经学关于脑的内容。《原本篇》有云：'记含有所在脑囊。盖颅囟后枕骨下为记含之室，故人追忆所记之事骤不可得，其手不觉搔脑后，若索物分之出者，虽儿童亦如是。或人脑后有患则多遗忘。博学强记之士，人以石头击破其头，伤脑后，遂忘其所学，一字不能复记。又有人坠楼后，遂忘其亲，知不能复识。'"

那么，利玛窦与金正希有什么关系呢？张俊龙先生说："金声字正希，精西学而奉西氏之教。叶世寅《金忠节传》说'顾余世医者，尚悉公有脑主记忆之论，为世人所鲜知，汪切庵之《本草备要》、王勋臣之《医林改错》皆著其说，而儒者不传。余闻之，公尝与徐光启习历算于西人，意者固有所受欤？则吾华脑识起信，公实发蒙之懿矣'。由这段史实可知，金声先师西人学知西方脑说，而后又传至他的同乡汪昂，其所传之说，也可从汪昂《本草备要》中见到。汪氏在辛夷条下云'吾乡金正希先生尝语余曰，人之记性皆在脑中……李时珍脑为元神之府，其于此义殆暗符欤！'如此，金声传汪昂，汪昂合纂西方'脑主记忆'与李时珍'脑为元神之府'二说，可谓进行了一次初步汇通。"

张俊龙先生的这番考证，对我们梳理现代中医所谓"脑主神明"论大有助益。我们终于发现，此说来源却在利玛窦。那么，怎么知道金正希之论源于利玛窦呢？注意，叶世寅在《金忠节传》中说："余闻之，公尝与徐光启习历算于西人，意者固有所受欤？"原来，金正希之学源于徐光启，那么徐光启之学源于谁呢？这就自然使我们联想到徐光启与利玛窦的关系。

首先简要介绍徐光启。徐光启（1562—1633），字子先，号玄扈，谥文定。上海人。万历进士，官至崇祯朝礼部尚书兼文渊阁大学士，内阁次辅。入天主教，教名"保禄"。较早师从利玛窦学习西方的天文、历法、数学、测量和水利等科学技术，毕生致力于科学技术的研究，勤奋著述，是吸收欧洲科学技术并积极推广者，为十七世纪中西文化交流做出了重要贡献。

再谈利玛窦。利玛窦（1552—1610），意大利传教士。明·万历十一年（1583），入广东，在肇庆定居。1584年，知府王泮以中文版督印利氏所献《山海舆地全图》。1595年，献《西国记法》予巡抚陆万垓，1596年付印，并留居南昌。1598年首次进北京，住在三里河一带。1599年回到南京居住。1600年又欲进京，却因故被关进天津监狱。1601年，万历皇帝诏令利氏出狱进京，但两者并未相见。以后利氏开始在京传教，拜访官员，讲授科学，并以中文著书。1610年在北京去世，葬于北京车公庄墓地。

再看徐光启与利玛窦的关系。据孙尚扬先生所著《利玛窦与徐光启》（中国书籍出版社2015年12月第1版）书中说，徐氏在万历元年（1581），20岁，考中金上卫秀才。在1584年后，见到《山海舆地全图》，即称利氏为"博大真人"。万历二十五年（1597）赴应天府乡试，中举人。万历二十八年（1600）与利氏"间邂逅留都"，"留都"即南京，听利氏言后，称利氏为"海内博物，通达君子"。1603年，徐氏又去南京，欲会利氏，但此时利氏已在京传教三年。迎接者为罗如望，送给徐氏《天主实义》《天主教要》，并接收洗礼，教名"保禄"，领洗后回上海。1604年三月九日，去京会试，四月十二日发榜，中进士，被派往都察院观政，后被老师黄体仁推荐入翰林院，考选为翰林院庶吉士。1605年，撰《山海舆地图经解》。1606年，与利氏"过从甚密"，开始与其合作翻译《几何原本》。次年春天，译完前六卷，1607年春交付刻印。1607年，父丧，居丧三年，其间将已与利氏合作译完但尚未定稿的《测量法义》整理定稿，又在《几何原本》和《测量法义》两书的基础上写成《测量异同》和《勾股义》两书，奠定了徐氏在中西科学交流史及中国科学技术史上的突出地位。1612年，遵利氏嘱，与传教士熊二拔合作，译完《泰西水法》，后收入徐氏《农政全书》。天启元年（1621）十月，向皇帝进献"以夷攻夷"之策，"臣等愚心，以为欲求超胜，必须会通"，抱有会通中西以求超胜西方人的高远之志。

孙尚扬先生在介绍完上述内容后，总结说："作为明末一位伟大的科学家，徐光启与宋应星、李时珍等人的不同之处在于，由于他有机会与利玛窦等传教士接触，得以突破传统思想文化和科学技术对他的限制，站在中西文明的交汇点上，含英咀华，融会贯通，从而为中国科学技术的发展作出了不可低估的贡献。"孙尚扬先生对徐光启的评价是中肯的。上述内容中，对与中医学有关的尤其应当注意。前述张俊龙先生文中提到的《西国记法》在1596年付印，而且徐光启在1600年与利玛窦"间邂逅留都"，称利氏为"海内博物，通达君子"，1606年与利氏"过从甚密"，并合作翻译《几何原本》云云，均证明徐氏肯定读过《西国记法》，而且精通西方数学，这就为张俊龙先生考证的金正希与徐光启的关系提供了根据。第一，利玛窦在《西国记法》书中《原本篇》所言"记含有所在脑囊……"徐氏肯定读过；第二，《金忠节传》所言"公尝与徐光启习历算于西人"，当确有其事。既然如此，在相处过程中，徐氏必然将利玛窦关于"脑主记忆"之论传授于金氏，于是才有汪昂在《本草备要》中所说"吾乡金正希先生尝语余曰'人之记性，皆在脑中……'"之事，并进一步引用李时珍所说"脑为元神之府"以为印证，而有"其于此义，殆暗符欤"之感慨。对以上事件的层层梳理，最终我们好像明白了汪昂引用李时珍"脑为元神之府"的来龙去脉，更好像证明了李时珍"脑为元神之府"与利玛窦"脑主记忆"说法的不约而同，这岂不是恰好证明李时珍早已认为脑主人体的精神、意识、思维活动吗？李时珍纯粹是中国医生，与西方医学没有交集，这不就证明我们中医自己早有脑主精神、意识、思维活动的理论，是中医学本土的发展，并非中西医结合，我们继承之，岂不更证明合理、合法吗？"现在反而反对我们继承李时珍，岂不恰好证明你反对中医学的创新发展吗？"其实，以上这些理由是站不住脚的。因为汪昂错了，而且错得离谱，错得很严重，即李时珍所说的"元神"并非指精神、意识、思维活动，而是指人体生长壮老已的主宰，是"元始之神"。

说到这里，我们不妨再回顾孙尚扬先生前面说过的"徐光启与宋应星、李时珍等人不同之处在于，由于他有机会与利玛窦等传教士接触，得以突破传统思想文化和科学技术对他的限制……融会贯通，从而为中国科学技术的发展作出了不可低估的贡献"。是的，徐光启与李时珍有根本的不同。利玛窦、徐光启、金正希对脑的认识是正确的，但这个认识是西医的，不是中医的。汪昂把西医的认识套在李时珍的认识上，显然是牛头不对马嘴、风马牛不相及，犯了概念混淆的错误。这个错误一直延续至今，影响极为恶劣。

有人可能说，李时珍也生活在明朝的中晚期，他说的"脑为元神之府"是否受到了利玛窦的影响？如果受到了利氏的影响，岂不证明李时珍所说的"元神"就是指精神、意识、思维活动，因而"脑"当然就"主神明"了吗？这个问题确有澄清的必要。

那么就要谈一谈李时珍著作并出版《本草纲目》的时间与利玛窦在华传授西方科学的时间是否相符。

李时珍，明朝蕲州（今湖北省蕲春县）人，生于正德十三年（1518），卒于万历二十一年（1593），享年 76 岁。嘉靖三十一年（1552）35 岁，始编《本草纲目》，至万历六年（1578）61 岁时完成，前后历时 27 年之久。临终时撰遗表。万历二十四年十一月（1596），其子李建元以遗表及《本草纲目》上呈，"天子嘉之，命刊行天下，自是士大夫家有其书"（《明史·李时珍传》）。《本草纲目》著作完成时在 1578 年，此时利玛窦并未来华（1583年利玛窦才来广东肇庆定居）。虽然 1596 年利玛窦撰印《西国记法》，但李时珍已于 1593 年去世，不可能见到此书，也不可能据此而云"脑为元神之府"。《本草纲目》虽于 1596 年正式刊印，但亦不可能因为《西国记法》同时刊印而对其修改，因为不论其子，还是他人，即使见到了《西国记法》一书，都不可能有这样的联想，以致认为有如此认知的必要。更为重要的是，李时珍已经详述"脑为元神之府"的本来含义，与利玛窦"脑主记忆"之论有根本的不同，怎能认为李氏之说来源于利氏之说？关于这个问题，将在后文详加论述。

明白了以上道理，对王清任、张锡纯的认知错误就不言自明了。因为此二人的认知完全来源于汪昂。

王清任（1768—1831），字勋臣，直隶省（今河北省）玉田县人，生活于清代嘉庆和道光年间。其所著《医林改错》于 1830 年，即他去世前一年刻版刊行于世。《医林改错》有"脑髓说"一节，王氏明确提出"灵机记性不在心在脑""小儿无记性者，脑髓未满；高年无记性者，脑髓渐空"，并且以"李时珍曰'脑为元神之府'，金正希曰'人之记性皆在脑中'，汪讱庵曰'今人每记忆往事，必闭目上瞪而思索之'"为论据。

张锡纯（1860—1933），字寿甫，河北省盐山县人。生活于清末与民国年间。其所著《医学衷中参西录》从 1918 年至 1934 年分七期陆续刊行。本书在"治癫狂方"一节中曰："金正希曰：'人见一物必留一影于脑中。小儿善忘者，脑髓未满也；老人健忘者，脑髓渐空也。'汪讱庵释之曰：'凡人追忆往事，恒闭目上瞪，凝神于脑，是影留于脑之明证。'由斯观之，是脑原主追忆往事也。"于是断言"人之神明，原在心与脑两处"。

综上所述，可知徐光启与金正希之学源于利玛窦，源于西方医学，与李时珍"脑为元神之府"的中医学说本就毫无关系。从汪昂以后，有的医家硬把两者扯在一起，显然大错特错。其根本原因就在于汪昂不理解李时珍"脑为元神之府"的原意，只是从字面上认为西医的"脑"就是中医的"脑"，于是才有一系列怪论。这种认识，在目前中医界愈演愈烈。他们根本不懂得中医的脏腑名称不过是一个符号，源于阴阳五行学说，而西医的脏腑名称则是解剖学的实体，两者不可混为一谈。把两者对号入座，只能是牛头不对马嘴、风马牛不相及，诸如"辨病论治""中药西用"，以及对中医学一系列概念的泛化、翻新、曲解，皆源于此，严重阻碍中医学的创新发展。

二、阴阳与五行

5. 太虚寥廓，肇基化元，万物资始，五运终天，布气真灵，揔统坤元，九星悬朗，七曜周旋，曰阴曰阳，曰柔曰刚，幽显既位，寒暑弛张，生生化化，品物咸章。（《素问·天元纪大论》）

按： 本条经文载于《黄帝内经素问》"七篇大论"的第一篇《天元纪大论》，是我们祖先对宇宙及其所具万物的整体认识，是中医学基础的基础，意义十分重大。《灵枢·岁露》曰："人与天地相参也，与日月相应也。"天地，代表整个宇宙，日月也是宇宙的内容物，它们的运动变化与人体息息相关，研究人体首先要研究宇宙。本条经文就是论述宇宙的生成及其一切事物运动变化规律的。西汉《淮南子·原道训》曰"横四维而含阴阳，纮宇宙而章三光"，高诱注曰："四方上下曰宇，古往今来曰宙，以喻天地也。"可见，宇即指无限的空间，宙即指无限的时间，整个宇宙的一切均以空间和时间的形式存在，此正如恩格斯在《反杜林论》中所说："一切存在的基本形式是时间和空间。"一切具体科学都是研究具体事物在具体时间与空间中运动变化及其规律的，作为研究人体科学的中医学当然也不例外。更为重要的是，中医学来源于中国古代的天文学，"人与天地相参，与日月相应"是中医学者必须遵循的最基本的思维方式，我们常说的学习中医学首先要有中医思维即源于此，这是我们溯本求源，深入认真体会本条经文的原因。

"太虚寥廓"，言宇宙空间无限辽阔，浩瀚无边。"肇基化元"，则证明古人已意识到宇宙是有开始的。"肇"，即开始；"基"，即基点、基础；"化"，指万物的化生；"元"，即"元始""原始"，此言宇宙万物的开始皆源于一个基点。"万物资始，五运终天"，则说明宇宙万物一开始化生，就有"五运"行于天道，此"五运"即五行，即木、火、土、金、水的运动状态，实指时间的有序变化，时间就是运动，故又曰"五运行"。空间一出现，即有时间的存在，两者是密不可分的。"布气真灵"，"布"，扩展、分布之意；"气"，即宇宙间一切物质、能量和信息；"真"，与前述"元"字有相通之处，故亦称"元真"，实即"真气""祖气""先天之气"；"灵"，谓此气应有灵性，是宇宙间一切事物运动变化的主宰，可见，宇宙产生的开始，即迅速布散元真之气，而此元真之气随之主宰宇宙万物的一切运动变化。"揔统坤元"，"揔"即"总"；"坤"为阴，相当于地，可产生万物，孕育万物；"元"仍有"始"意，此句与"布气真灵"相关联，言真气在外涵盖一切，而坤土则被包含于内，外为阳，内为阴，以阳统阴，故曰"揔统坤元"，而且阴阳交合，进一步化生万物。此即老子《道德经》所谓"道生一，一生二，二生三"的过程。"道生一"，是"肇基化元"；"一生二"，分别"布气真灵"为阳，"揔统坤元"为阴；而后阴阳交合"二生三"。正是在这种情况下，"三生万物"，宇宙的星辰、天体形成了，于是"九星悬朗""七曜周旋"。"九星"，王冰谓指"天蓬""天芮""天冲""天辅""天禽""天心""天任""天柱""天英"，"九"为个位数之最大者，实则"九星"可泛指所有星体。"七曜"，王冰谓指"日月五星"，"五星"即金、木、水、火、土五星。日本人至今对一个星期的每一天均用"七曜"来表示：星期日是日曜日，星期一是月曜日，此后星期二至星期六分别为火、水、木、金、土曜日，实际上是中国的阴阳五行学说在记日法上的应用，体现中国的阴阳五行学说的时空观，实则更重视时间。日为阳，月为阴，日月为阴阳；而五曜，火、水、木、金、土则为五行。合在一起，共同表示时间。以上在"太虚"发生的一切，归根结底，不外阴阳（包括五行）的运动变化，阴则柔，阳则刚，故曰"曰阴曰阳，曰柔曰刚"，其运动变化的表现形式可以是晦暗与明亮的有序交替，即"幽显既位"，在地球上也可以是一年四季寒暑的往来更张，即"寒暑弛张"，于是给地球上万物的变化，尤其是生物体的生长化收藏与生长壮老已创造了必要的条件，故曰"生生化化，品物咸章"。

以上所说的内容，完全阐明了地球上的一切生物体皆源于宇宙的变化。宇宙的变化就是空间与时间的变化，就是阴阳五行的变化，就是一切生物体先天的变化。关于这一点，张仲景认识得最为清楚。他在《伤寒杂病论》的"原序"中明确指出"天布五行，以运万类"，这就是先天，而一旦万类产生，那就是后天了，张仲景把这时的五行称作"五常"，故曰"人禀五常，以有五脏"。前面第1、2条经文即说明了这个道理：人与五脏均生成于"谷入于胃"以后，属于后天。后天与先天紧密地联系在一起，后天要受先天的支配，因此一定要研究先天。

总之，本条经文讲的是一切生物体包括人体的发生学。"人与天地相参，与日月相应"，追溯天地、日月对人体的影响，实即追溯人体先天对人体后天的影响，这就是本书的基本内容。

6. 夫五运阴阳者，天地之道也，万物之纲纪，变化之父母，生杀之本始，神明之府也。（《素问·天元纪大论》）

按： 本条经文与上条经文同出于《素问·天元纪大论》，上条经文实际是对本条经文的具体解释。更应注意的是，《黄帝内经素问》在此前已有《阴阳应象大论》，提出"阴阳者，天地之道也……神明之府也"，同为"大论"，两者区别只在于一有"五运（即五行）"，一则无。可以看出，《天元纪大论》是《阴阳应象大论》的完善和发展，其特点就在于尤其强调"五运"。"阴阳"是指空间，"五运"即"五行"，是指时间。更着重强调时间，体现了中医学术不同于西医学术的根本特点。

"天地"，代表整个宇宙。"五运阴阳者，天地之道也"，"道"即规律，此言阴阳五行的运动变化是宇宙间万事万物变化的基本规律。所谓"万物""变化""生杀"之"纲纪""父母""本始"，都体现了这个规律，这个规律主宰了宇宙间一切事物的运动变化。主宰即"神明"，神明蕴藏于阴阳五行之中，故曰阴阳五行是"神明之府"。

为什么？因为阴阳指空间，五行指时间，"一切存在的基本形式是时间和空间"，这难道不是宇宙间万事万物的基本规律吗？这是科学，是最基本的科学。这是所有道理当中最核心、最根本的道理，一定要讲清楚、说明白，否则必然陷入认为阴阳五行学说是哲学，不是科学，是"朴素的唯物辩证法"的泥潭当中不能自拔，结果为"中医学不是科学"提供了理论根据。

为此，在这里不妨引用《刘保和〈西溪书屋夜话录〉讲用与发挥》（简称《发挥》）（中国中医药出版社 2023 年 11 月第 2 版）及《刘保和抓主症用方传承录》（简称《传承录》）（中国中医药出版社 2019 年 8 月第 1 版）的有关内容于下。

《发挥》在"上篇"载有"'阴阳五行'学说是中国传统文化的时空观，是宇宙间一切事物的总模型"一节，文中说：

有人把"阴阳五行"说得很神秘，既与唯物辩证法相联系，又把它说成是"朴素的"，令人啼笑皆非。其实"阴阳五行"这个概念极其简单，根本毫无必要进行如此引申和发挥。

在古代中国的大地上，我们的祖先基本上从事的是农业劳动。这种以农耕为主的民族与以畜牧为主的西方民族最大的不同点，就是最为重视季节与气候的变化。而这种季节与气候的变化完全是由太阳、地球、月球三者的运转关系所决定的。所谓"日出而作、日落而息"都离不开太阳；所谓二十四节气正是日、月、地三者关系的集中体现。人们从清晨开始，首先必须观察的就是天气，就是太阳。由此，"阴阳"的概念就很自然地产生了，即一切东西，向日一面，称其为"阳"；背日一面，称其为"阴"。就这么简单，根本用不着过多地去思考，去阐发。所以"阴阳"的概念仅仅是"位置"（或是"部位"）的概念，仅此而已。由于向阳的一面与背阳的一面，对于一个物体而言恰为上、下之不同，所以才称"上为阳，下为阴"。由于地球是围绕太阳旋转的，地球也不断地自转，则在地球上一个物体下面的部分就相当于内，上面的部分就相当于外，与太阳悬挂在天空相比较，确实如此，所以又说"外为阳，内为阴"。也可以说，这种地球上物体随着地球而旋转，无数的上下就组成了内外。可见"阴阳"的概念，就是位置的概念，就是"上、下、内、外"的概念。有上就有下，有内就有外，一分为二，所以这是公理，是无须证明的。那么"五行"呢？是不是如同一般书本所说是指"木、火、土、金、水"五种实在的东西，因而才是所谓"唯物的"呢？不是，完全不是。"五行"是由"阴阳"两方面运动而产生的，所以才叫"五行""五运"或"五运行"，是从属于"阴阳"并特别体现阴阳双方运动变化的概念。如以"内外"言，在"内"的部分命名为"土"，在"外"的部分则分为"上下"，在上的下降，上为"火"，降至中间则为"金"，在下的上升，下为"水"，升至中间则为"木"。可见，五行体现的是阴阳位置变化的运动概念。不过，这种运动又是伴随时间变化的，所以同时又有了时间的概念。位置的概念就是空间的概念。一切事物都是以空间、时间的形式而存在。在汉语中"宇宙"二字就代表了一切事物，一切存在。"宇"就是空间，"宙"就是时间，所有事物，概莫能外。小到日、月、地三者，大到整个浩瀚无际的宇宙天体、星辰，都处于旋转状态，都是圆运动的时空变化，因此都是"阴阳五行"的运动状态。所以说"阴阳五行"学说是中国传统文化的时空观，是宇宙间一切事物和存在的总模型。它揭示了主宰一切事物发展变化的总规律，是我们祖先观察宇宙万千变化后，执简驭繁而提炼出的最终结论，是中华民族子孙永远值得自豪的无与伦比的"大智慧"。说它"无与伦比"，不仅是说这个智慧大得非凡，而且是说其他民族的祖先根本不可能具有这种智慧。因为他们没有生活在当时中国农耕社会那样特有的自然环境中，因而缺乏产生这种智慧的客观条件。

在"人体气运动的基本模式是'枢轴—轮周—辐网'协调运转的圆运动"中说：

阴阳五行学说是中华民族祖先才能具有的大智慧，这是由中国古代农耕社会所特有的自然环境所决定的。中国古代先民主要生活在黄河流域的中原一带，在这个地域对自然界进行观察，其空间、时间即方位、季节，以及由此而产生的气候变化特点,是世界上独一无二的。《内经》所谓"东方生风""南方生热""中央生湿""西方生燥""北方生寒"就是证明。而恰恰是东、南、中、西、北和风、热、湿、燥、寒以及伴随着的春、夏、长夏、秋、冬五季的变化,给阴阳五行学说的形成以必要的客观条件。

古人身在中原大地,清晨面南而立,首先确立上(前)南、下(后)北、左东、右西以及所立大地居中的五个方位,随之观察宇宙星辰,尤其是太阳从东方而南方而西方而北方运转不息,不仅一天当中有昼夜时辰冷暖的不同,而且一年五季亦从而产生,气候亦随之变化。太阳从东方升起与从西方降落,体现了阴阳的运动变化。而春、夏、长夏、秋、冬五季,春季多风而树木开始生枝长叶,恰好体现"木曰曲直";夏季炎热而万物蓬勃生长,恰好体现"火曰炎上";长夏多湿而万物盛长以致成熟,恰好体现"土爱稼穑";秋季多燥而萧瑟肃杀,恰好体现"金曰从革";冬季严寒结冰而生物蛰伏,恰好体现"水曰润下",由此五行的运动变化亦昭然若揭。从而证明阴阳五行学说确实来源于古人对自然界季节气候变化的观察。

《传承录》在论文《谈祖国医学的气机升降学说》的"编者按"中,谈到"阴阳五行学说是科学还是哲学"时说:

本文自始至终没有"哲学"字样,也没有"朴素的唯物辩证法"提法,是有原因的。刘师对恩格斯"一切存在的基本形式是时间和空间"的论断极为服膺,因为它体现的是科学。每一种具体的科学研究对象,都有其特定的空间与时间,有其特定的规律性,用一般的、抽象的哲学是不能取代的。作为指导中医临床实践的阴阳五行学说,即"在中医学中的"阴阳五行学说,就体现了中医学所特有的规律性,因此,与其说是哲学,不如直接肯定为科学。

中医学来源于中国古代的多种科学,而阴阳五行学说恰恰是这些科学的集中体现。阴阳,是指"上为阳,下为阴;外为阳,内为阴",是空间的概念;五行则体现阴阳的运动,是时间的概念。首先,在所有科学当中,阴阳五行学说与天文学的关系最为密切,天文学是研究季节变化的,而季节体现的是时间。《内经》所说"地气上为云，天气下为雨，雨出地气，云出天气"就来源于对天文、气象的观察。将这些观察与人体的气运动相对应，就形成了中医学所特有的生理学与病理学。此外，阴阳"高下相召"，难道不是物理学的万有引力吗？"阴阳交泰，故化变由之成也"，难道不是化学吗？阴阳五行的"圆运动"，显然是数学。阴阳升降出入导致的"生长壮老已"与"生长化收藏"，显然是生物学。由此而衍生的五运六气学说更是天文、气象、物候、历法等多种学科之集大成者。凡是中医人都知道，一旦把阴阳五行学说运用于临床的具体实践，都是有其具体所指的，是摸得着、看得见的，而绝不是抽象的、空幻的。

中医学与西医学的根本区别，也来源于阴阳五行学说。由于五行指时间，实由五季而来，所以《素问·六节藏象论》有"五行时"之说："得五行时之胜，各以气命其脏。"恽铁樵也说："《内经》之五脏，非血肉之五脏，乃四时之五脏。"这就证明中医学与西医学的区别，不在于阴阳，而在于五行，不在于空间，而在于时间。空间可以分割，时间不可以分割，所以西医学更重视空间，中医学更重视时间；西医学更重视部分，中医学更重视整体。刘师常比喻说："中医是天文学，西医是地质学；中医看天，西医看地。"天是不可分割的，而地则是可以取出一块，进行化验的。

由此可见，在中医学中的阴阳五行学说确实体现中医学特有的规律性，因此阴阳五行学说和中医学都是科学。正是基于这种认识，刘师才在《刘保和＜西溪书屋夜话录＞讲用与发挥》一书中明确指出："'阴阳五行'学说是中国传统文化的时空观，是宇宙间一切事物的总模型。"用阴阳五行模型指导临床实践，与用实体解剖模型指导临床实践，是中医学与西医学的根本区别。

时至今日，学术界一些人仍然不承认中医学是科学，而中医界有的人则出于维护中医的考虑，辩称中医学是不同于科学的另一种学问，其根本原因就在于没有认识到阴阳是指空间，五行是指时间，在中医学中的阴阳五行学说，研究的是人体在一定空间、时间范围内正常与异常的运动变化，它本来就是科学。说不清这个道理，抹杀了这个事实，就从根本上把中医学置于被动地位，结果只能是任人贬损。

以上内容，集中到一点，就是阐明了阴阳是指空间，五行是指时间，阴阳五行是科学，不是哲学。它从根本上批驳了一些人认为"中医学不是科学"的歪理邪说，并且尤其强调了中医学更重视五行，更重视时间，唯独中医学才研究人体气运动的整体性、连续性、有序性，并对其加以调控的重要特点，从而揭示了这不仅是与西医学的根本区别，也是中医学能够而且只能独自向前发展的根本原因。

三、奇恒之腑、脏、腑

7. 黄帝问曰：余闻方士，或以脑髓为脏，或以肠胃为脏，或以为腑，敢问更相反，皆自谓是，不知其道，愿闻其说。岐伯对曰：脑、髓、骨、脉、胆、女子胞，此六者，地气之所生也，皆藏于阴而象于地，故藏而不泻，名曰奇恒之腑。夫胃、大肠、小肠、三焦、膀胱，此五者，天气之所生也，其气象天，故泻而不藏，此受五脏浊气，名曰传化之腑，此不能久留，输泻者也……所谓五脏者，藏精气而不泻也，故满而不能实；六腑者，传化物而不藏，故实而不能满也。（《素问·五脏别论》）

按：《发挥》在论述王旭高"柔肝"法时，专门有《论叶氏络病与奇经理论》一文。文中说：

在人体除了"脏腑"，《内经》还说了些什么比它更重要的东西呢？看来，能想到这一点，笔者和读者一样，一切就都明朗了，那就是"奇恒之腑"。只不过叶天士比我们想得要早罢了。科学研究的规律告诉我们，谁只要比别人想得早一点点，就能拔得头筹，处于领先地位。

《素问·五脏别论》说："黄帝问曰：余闻方士，或以脑髓为脏，或以肠胃为脏，或以为腑，敢问更相反，皆自谓是，不知其道，愿闻其说。"从这段话可以证明，在《内经》时代以及之前，中医脏腑学说尚未定型，医学界尚有争论。到底谁是脏、谁是腑？为什么它们是脏，而它们却是腑？都没有明确的、肯定的结论。而这涉及中医最基本的理论，是急待解决的，所以，黄帝与岐伯（当然是托名）下最后的结论。"岐伯对曰：脑、髓、骨、脉、胆、女子胞，此六者，地气之所生也，皆藏于阴而象于地，故藏而不泻，名曰奇恒之腑。夫胃、大肠、小肠、三焦、膀胱，此五者，天气之所生也，其气象天，故泻而不藏，此受五脏浊气，名曰传化之腑，此不能久留，输泻者也……所谓五脏者，藏精气而不泻也，故满而不能实；六腑者，传化物而不藏，故实而不能满也。"反复吟咏玩味这段话，从中可以提炼出什么最核心的内容？那就是阴阳学说这一公理在中医脏腑学说中的具体运用。前面已经反复强调，阴阳学说并不神秘，与辩证唯物主义也搭不上界，它不过就是位置的概念而已，不过是上为阳、下为阴、外为阳、内为阴而已。只是由于物质是运动的，因而才又有了时间的概念。所谓"宇宙"就是以空间、时间的形式存在的一切事物，人体脏腑当然亦不例外。首先，"藏于阴而象于地"，由"地气之所生"的是什么？是"奇恒之腑"也。它们位于人体的最内、最深处。那么，位于人体最外、最浅处的是什么，是"胃、大肠、小肠、三焦、膀胱"也，"此五者，天气之所生也，其气象天"。天在上、地在下，当然天为阳，地为阴，当然奇恒之腑为阴，而五腑则为阳。那么"五脏"呢？"五脏"为阴还是为阳？岐伯没有明确指出，但实际上也讲出来了。五腑"此受五脏浊气"，而"五脏者，藏精气而不泻"，证明五脏所藏的精微之气，显然在内。在内的精微之气输向于外，由此可以理解到五脏位置在内，五腑位置在外。五脏为阴，五腑为阳。但五脏浊气只能输送到五腑，却不能输送到奇恒之腑，可见，五脏与奇恒之腑比较，则五脏为阳，奇恒之腑为阴了。如此推导，结论如下：奇恒之腑为阴、五腑为阳，五脏则在奇恒之腑与五腑之间，即阴阳之间。同时，也可以体会到，奇恒之腑的精气在一般情况下是"藏而不泻"的，如果一定要向外输送，那就是输送到五脏五腑了。

以上内容，其中"反复吟咏玩味这段话"至"人体脏腑当然亦不例外"最为重要，强调说明不论奇恒之腑、脏、腑，其部位及功能均与阴阳学说息息相关，为奇恒之腑属于先天、脏腑属于后天奠定了理论基础，从中再一次体会到"阴阳者，天地之道也……神明之府也"的重要性。

四、胆与使道

8. 黄帝问曰：愿闻十二脏之相使，贵贱何如？岐伯对曰：悉乎哉问也，请遂言之。心者，君主之官也，神明出焉。肺者，相傅之官，治节出焉。肝者，将军之官，谋虑出焉。胆者，中正之官，决断出焉。膻中者，臣使之官，喜乐出焉。脾胃者，仓廪之官，五味出焉。大肠者，传道之官，变化出焉。小肠者，受盛之官，化物出焉。肾者，作强之官，伎巧出焉。三焦者，决渎之官，水道出焉。膀胱者，州都之官，津液藏焉，气化则能出矣。凡此十二官者，不得相失也。故主明则下安，以此养生则寿，殁世不殆，以为天下则大昌。主不明则十二官危矣，使道闭塞而不通，形乃大伤。（《素问·灵兰秘典论》）

按： 此段经文关于脏腑十二官的论述，是所有中医学者都熟知的内容，但其中暗藏的玄机则非一般人所知晓。本言"十二官"，却又言"主不明则十二官危"，则此"主"必然在十二官之外，非如一般注家所言，此"主"即是"心"。如果是心为"主"，应当说"主不明则十一官危"，可见，应当另有一"主"，而且此"主"还应有"使道"以传递命令和信息，因此才说"主不明则十二官危矣，使道闭塞而不通，形乃大伤"。注意，此"形"乃有形的人体，当属后天。由此证明，此"主"必属先天。关于到底谁是"主"，谁是"使道"，请见下文。

9. 帝曰：藏象何如？岐伯曰：心者，生之本，神之变也，其华在面，其充在血脉，为阳中之太阳，通于夏气。肺者，气之本，魄之处也，其华在毛，其充在皮，为阳中之太阴，通于秋气。肾者，主蛰，封藏之本，精之处也，其华在发，其充在骨，为阴中之少阴，通于冬气。肝者，罢极之本，魂之居也，其华在爪，其充在筋，以生血气，其味酸，其色苍，此为阴中之少阳，通于春气。脾、胃、大肠、小肠、三焦、膀胱者，仓廪之本，营之居也，名曰器，能化糟粕，转味而入出者也，其华在唇四白，其充在肌，其味甘，其色黄，此至阴之类，通于土气。凡十一脏取决于胆也。（《素问·六节藏象论》）

按：此段经文的奇妙之处在于：①在分述心、肺、肾、肝四脏之后，却把脾脏与胃、大肠、小肠、三焦、膀胱五腑合在一起，谓同属"至阴之类，通于土气"；②上段经文称"胆者，中正之官，决断出焉"，显然将其列入六腑之一，而本段经文却把胆明显地排除于诸腑之外，最后却说"凡十一脏取决于胆也"，把胆的地位和作用提高到惊人的程度。以上两点实在值得深思和研究。

关于"至阴""土气"之旨意，我们将在以后的文章中详加论述，这里主要探讨"凡十一脏取决于胆也"精微奇妙含义，从中可以体会到我们祖先的聪明智慧是如何远超后人水平的。

李东垣在《脾胃论》中说："凡十一脏皆取决于胆也。胆者，少阳春升之气，春气升则万化安，故胆气春升，则余脏从之。"李氏所论，显然与中医的脏腑学说相悖。首先，中医脏腑学说历来以脏居主导地位，如以春气升而言，脏主阴主升，应当是肝，肝统率胆，肝是主导，应当说"凡十一脏取决于肝"才是。此外，中医理论历来以"心为君主之官"，"凡十一脏取决于心"才对，把十一脏说成取决于胆，显然与中医的脏腑学说不符。但从李东垣以后，中医各家对此从来没有疑义，全部遵从李说，结果使《内经》十分珍贵的内容被忽视、曲解和遗弃了，给中医学术造成极大损失。

其实，对这一问题只要回到《内经》的全部语境当中，从全部奇恒之腑、脏、腑来理解，而不是仅仅从脏腑来理解，则"凡十一脏取决于胆"的旨意就立刻有如拨云见日，大白于天下。

首先，要从奇恒之腑说起。从前述第 7 条"奇恒之腑"之论，可知奇恒之腑以脑髓为代表，为"地气之所生""皆藏于阴而象于地"，居人体的阴中之阴，乃属先天。在奇恒之腑中，有一特殊器官，即"胆"。注意：此"胆"在后天脏腑中的腑本来就有，为什么又列入奇恒之腑当中？说明胆既是奇恒之腑，又是腑，身兼两职。奇恒之腑是先天，腑是后天；奇恒之腑为阴中之阴，在人体的最深处，腑为阳中之阳，在人体的最浅处。胆却既在最深处又在最浅处，说明胆布达于人体的表里内外。先天的物质、能量和信息，中医称为元阴、元阳、元精、元气、元神，本来藏聚于脑髓，它们是通过谁以及什么途径到达后天，从而主宰人体一生的生长壮老已的呢？想到这里我们就完全明白了，那就是"胆"。先后天都有"胆"，胆来源于先天，布达于后天，使后天完全在它所代表的先天领导、指挥、影响之下，这难道不是"凡十一脏取决于胆"吗？如果联系现代分子生物学，"胆"是什么？就是信使核糖核酸（mRNA）。通过它把遗传信息传递出去，主宰整个人体的运动变化。同时，它又是传递遗传信息的道路（在脏、腑层面与三焦合为一体），即所谓"使道"。至此我们对"主明则下安……主不明则十二官危矣，使道闭塞而不通"也就完全明白了。原来，脑髓是主，胆是信使，而且还是使道，即信使通过的道路。胆的职能缺失必然导致后天所有脏腑功能的失调。总之，胆虽是后天之腑，但同时又是先天之奇恒之腑，除胆腑之外的后天另有十一脏全靠胆传递的信息行使正常的职能，这难道不是"凡十一脏取决于胆"吗？

说到这里，有人一定要问，我们中医基础理论所说的"胆"不就是一般人所熟知的"胆囊""苦胆"吗？怎么它却成了先天了？提出这个问题的人，连最起码的中医思维都没有。首先，中医的脏腑名称其实是符号，是系统功能状态的模型，它说的"胆"并不是有形的"胆囊""苦胆"，如果是"胆囊""苦胆"，把它切除以后，"凡十一脏取决于胆"，人岂不是立刻就死掉了吗？尤其就先天的胆而言，它更是无形的存在，其实就是遗传信息的载体及其运行的通道。

由此可见，我们要把中医理论讲清楚、说明白，不仅中医基础要深厚、扎实，还确实应当有一些现代科学知识。早在两千多年以前，我们的祖先就意识到在人体微观世界存在如此之"胆"，所以前文才说"从中可以体会到我们祖先的聪明智慧是如何远超后人水平的"。

10. 得五行时之胜，各以气命其脏。（《素问·六节藏象论》）

按：前面第6条按语中已引用本条经文，此处再次着重提出，意在再一次重申"五行"指时间，故曰"五行时"。"五行"不是指木、火、土、金、水五种物质，而是指五种运动状态，是宇宙间一切事物的共同属性和特征，其实体现的就是圆运动。大到宇宙天体、星辰，小到微观世界的生物体 DNA 双螺旋结构皆然，人体当然亦不例外。"五行时"，在地球上指一年四季（加上长夏为五季），"人与天地相参，与日月相应"，人体同样有四季（或五季）的运动变化，那就是五脏的气运动。所以恽铁樵在《群经见智录》中说："《内经》之五脏，非血肉之五脏，乃四时之五脏。不明此理，则触处荆棘，《内经》无一语可通矣。"这才是纯粹的中医思维，它阐明了中医学的基础理论更重视五行，更重视时间，唯独中医学才研究人体气运动的整体性、连续性、有序性，并对其加以调控。换句话说，中医学研究的是"气象"而不是"形质"。这是中西医学的根本区别。一些中医学者，至今不明此理，结果闹出了不少笑话。

《素问·阴阳应象大论》说："天有四时五行，以生长收藏，以生寒暑燥湿风，人有五脏化五气，以生喜怒悲忧恐……东方生风，风生木，木生酸，酸生肝……南方生热，热生火，火生苦，苦生心……中央生湿，湿生土，土生甘，甘生脾……西方生燥，燥生金，金生辛，辛生肺……北方生寒，寒生水，水生咸，咸生肾。"《素问·脏气法时论》说："合人形以法四时五行而治……五行者，金、木、水、火、土也，更贵更贱，以决死生，以决成败，而定五脏之气，间甚之时，死生之期也……肝主春……心主夏……脾主长夏……肺主秋……肾主冬……夫邪气之客于身也，以胜相加，至其所生而愈，至其所不胜而甚，至其所生而持，自得其位而起。必先定五脏之脉，乃可言间甚之时，死生之期也。"

上述经文再一次佐证了中医学的一切基础理论，从人体的生理、病理，到对疾病的诊断、治疗，都离不开对与"五行"即"时间"运动变化关系的认识，研究的完全是"藏气"和"藏象"，而不是内脏的组织结构。"藏气"和"藏象"体现的是五行，是时间，是不可分割的，而组织结构，体现的是阴阳，是空间，是可以分割的。这就是中西医的根本区别。明白了这个道理，也就明白了中医学的"胆"，不是"胆囊""苦胆"，而是指人体先后天气运动信息的载体及其传递通道。

五、神机与气立

11. 出入废则神机化灭，升降息则气立孤危，故非出入则无以生长壮老已，非升降则无以生长化收藏。是以升降出入，无器不有。故器者生化之宇，器散则分之，生化息矣。故无不出入，无不升降。化有小大，期有近远，四者之有，而贵常守，反常则灾害至矣。(《素问·六微旨大论》)

按： 本段经文是《内经》最精彩、最重要的内容，是整个中医基础理论的核心，真正的中医思维皆寓于此。

首先，关于"神机"与"气立"。现代一些中医学者，一见到"神"字，立刻就想到是指精神、意识、思维活动，立刻想到"脑主神明"，于是编造诸如"神机受损""神机失用""神机逆乱""神机错乱""神机失养"等莫名其妙的词语，并声称"病位在脑"。其实，这里的"神机"完全指的是先天，是人体生命的主宰，根本不是指后天的精神、意识、思维活动。学习《内经》原文，还要注意联系和理解《内经》的全部语境，从中互相启发、互相借鉴。《素问·五常政大论》说，"根于中者，命曰神机，神去则机息；根于外者，命曰气立，气止则化绝"，从中又可见到"神机"一词，两者恰好相互比较、印证，从中找出它们的共同旨意。为什么"神机"与"出入"相连？为什么"神机"是"根于中"者？"中"者，内也。人体之最内者，必属奇恒之腑，而奇恒之腑之最内者，当然是"脑"。脑在内，是人体生命的主宰、生长壮老已的根本，所以说"根于中"者就是脑。脑所体现的生命活动就是"神机"。脑在内，与人体其他部位相比，尤其与脏腑相比，后者在外，内在的神机要指挥外在的脏腑，当然属于"出入"。既然如此，当然"出入废"就意味着"神机化灭"，亦即"神去则机息"，没有元神的指挥，一切生命活动都要停止。可见"神机"属于先天。"气立"，乃因气而立之意。"气"与"神"相比较，"气"在外为阳，"神"在内为阴。"气"指人体脏腑之气与自然界之气，这些气体现为人体脏腑及十二经气血之间的上下交流，以及外界环境在天地上下之间对人体的影响，因此"气立"属于后天，是来源于外的"气"的升降，故曰"根于外者，命曰气立"。在外的"气"的升降出现障碍甚至停止，人体就会出现疾病，甚至死亡，故曰"升降息则气立孤危""气止则化绝"。可见，真正读懂这两段原文，关键还在于对阴阳学说深入和正确的理解，真正认识到阴阳是指空间，是位置的概念，以及对阴阳升降出入一系列基本概念的明了洞悉。

关于"非出入则无以生长壮老已，非升降则无以生长化收藏"，从字面理解似乎"出入"关乎生长壮老已，指动物，"升降"关乎生长化收藏，指植物，实则"出入"与"升降"应当连在一起理解，是一语双关。不论"出入"与"升降"，均关乎生长壮老已与生长化收藏，因此才说"升降出入，无器不有"，即不论动物与植物（甚至非生物）都有阴阳的升降出入。在这里尤其值得重视的是"器"字。"器"指有形的物体。前列第 9 条经文，言"脾、胃、大肠、小肠、三焦、膀胱者……名曰器"，王冰云"器，谓天地及诸身也……诸身者，小生化之器宇，太虚者，大生化之器宇也"。"宇"指有形的空间，有一定的空间范围，其中阴阳之气的升降出入当然就有一定的空间范围，并且只限定在这一范围之内，故曰"升降出入，无器不有"。换句话说，离开了具体的"器"，既无所谓升降，亦无所谓出入。"器者生化之宇"，不仅说明"器"即"宇"，指一定的空间，而且说明在这个空间范围内，万物才能发展变化，如果"器散则分之"，万物也就不具备发展变化的基础了，当然就"生化息矣"。所以说，只要是"器"，只要"器"能存在，它就必然"无不出入，无不升降"。这也从另一方面说明，升降出入的正常进行，又是"器"能存在的必要条件。任何有形之物即"器"，都有空间与时间的限制。前面已经说过，一切存在的基本形式是时间和空间，"化有小大"，即指空间；"期有近远"，即指时间。但不论空间与时间的任何变化，都体现为阴阳升降出入的运动变化。而且更为重要的是，升、降、出、入四者，是一个统一的整体，都是维系万物发展变化的必要条件，缺一不可。它们相互依存，互为根本，其中只要一方面出现异常和紊乱，必然影响其他三方面的运动变化。因此，"四者之有，而贵常守"，即四者要恋守勿失，协调有序地运转。与此相反则为"反常"，"反常则灾害至矣"，必然导致整体的气机逆乱，在于人体，则必然发生各种疾病。

六、阴阳清浊与升降出入

12. 天有阴阳，地亦有阴阳。（《素问·天元纪大论》）

按： 本条经文虽然仅仅9个字，却有极为丰富的内涵。上段经文所言的"升降出入"，就是指"阴阳"的升降出入。因此，在这里必须再重申"阴阳"到底是什么。"阴阳"是指空间，是位置的概念。这在前面已经反复强调。它意味着对"阴阳"没有其他的解释。什么"阳轻""阴重""阳清""阴浊"之类，纯属杜撰，根本就不存在。在《内经》全部内容中根本就没有这些说法，而后人却反复地相互引用，俨然成了真理。

首先，最为重要的是，一定要认识和理解："阴"和"阳"不等于"阴气"与"阳气"。这是一些人不明白的根本原因。"阴"与"阳"是指空间的位置，而"阴气"与"阳气"则只是分别存在于"阴"与"阳"位置上的"气"，即存在的物质。此物质可以是"阴气"，也可以是"阳气"，也可以是阴气与阳气的合气。所以，所谓"阴升"，就是在阴这一位置的任何气的上升；所谓"阳降"，就是在阳这一位置的任何气的下降。至于"阴出"与"阳入"，可以类推。

那么，"天有阴阳，地亦有阴阳"与升降出入有何关系呢？王冰注曰"天有阴故能下降，地有阳故能上腾，是以各有阴阳也。阴阳交泰，故化变由之成也"。天在上，地在下，因此就空间的位置而言，天为阳，地为阴，这在《内经》中已反复阐明，毫无疑问。而且空间是可以分割的，阴阳之中又有阴阳，所以"天有阴阳，地亦有阴阳"。然而，问题并没有到此为止，王冰进一步认识到，天（阳）是要下降的，地（阴）是要上腾的，而且还要阐明它们能下降和上腾的原因，以及如此下降与上腾有何重要意义。

首先，天为阳，天（阳）要下降，但由于天有阴阳，所以天（阳）之下降，实际是天（阳）中的阴阳二气的共同下降，而且起主导作用的还是天（阳）中的阴气，故曰"天有阴故能下降"。这在《素问·阴阳应象大论》中被比喻为"天气下为雨"。为什么"天气"能"下为雨"？乃由于"寒气生浊"，寒属阴，是天（阳）中的阴气，在阴气的凝结携带之下，天（阳）中的阴阳二气共同下降，而成为"雨"，这时的"雨"即名曰"浊"。同样，地（阴）之上腾，实际是地（阴）中的阴阳二气的共同上腾，而且起主导作用的还是地（阴）中的阳气，故曰"地有阳故能上腾"。此在上论中又比喻为"地气上为云"。为什么"地气"能"上为云"？乃由于"热气生清"，热属阳，是地（阴）中的阳气，在阳气的蒸腾推动下，地（阴）中的阴阳二气共同上升，而成为"云"，这时的"云"即名曰"清"。由于清生在阴，浊生在阳，故《灵枢·阴阳清浊》明确指出"阴清而阳浊"。营在脉中为阴，卫在脉外为阳，故《灵枢·营卫生会》明确指出"清者为营，浊者为卫"。上述两条经文在一些人看来简直不可思议，于是就胡乱解释，但终究不能自圆其说。现在用阴阳升降出入的理论解释，立刻谜团尽开。

或谓既然如此，岂不证明阴中之阳升就是阳升，阳中之阴降就是阴降，恰好说明"阳升阴降"才是正确的呀！其实，这是在偷换概念，是把阴阳升降的动力当作了阴阳升降的本身。《发挥》书中在谈到"气运动的基本形式是阴升阳降、阴出阳入，而不是阳升阴降、阳出阴入"时说：

有的学者认为，在上面的确实应当降，在下面的确实应当升，但降的并不是阳，而是"阳中之阴"，升的并不是阴，而是"阴中之阳"。这种观点表面看来有些道理，并且也维护了阳升阴降的理论，但仔细分析，则证明是犯了概念混淆的错误。唐代医家王冰在注《素问·天元纪大论》"天有阴阳，地亦有阴阳"一句话时说："天有阴故能下降，地有阳故能上腾，是以各有阴阳也。阴阳交泰，故化变由之成也。"仔细揣摩王氏的原意，可以理解到，

①天在上为阳，地在下为阴。王氏肯定了阴升阳降，即天阳确实是下降，地阴确实是上腾；②阴阳之中又有阴阳，故曰"天有阴阳，地亦有阴阳"。而天阳之所以能下降，是因为阳中有阴，阳中之阴是天阳下降的动力；地阴之所以能上腾，是因为阴中有阳，阴中之阳是地阴上腾的动力；③所说"阴阳交泰"，是天阳与地阴的交泰，即天阳是作为天所具有的阴阳整体而下降的，地阴是作为地所具有的阴阳整体而上腾的，并非只是天阳中的阴下降，地阴中的阳上腾。因此，从根本上来讲，仍然是"阴升阳降"，而非"阳升阴降"。这就好像行驶中的汽车，是汽车在行驶，还是仅仅汽车的发动机在行驶？任何人肯定都会回答，是汽车作为一个整体在行驶。

时至今日，中医界的主流观点依然是"阳升阴降、阳出阴入"，对此《传承录》在论文《谈祖国医学的气机升降学说》的"编者按"中再次阐发上述观点，并且说明：

气的运动称作"气机"。气机的升降出入是有专门所指的，离开了这个特定的对象，根本不能谈升降出入，那就是"器"。所以《内经》才特别申明："升降出入，无器不有。"离开了"器"，无所谓升降，也无所谓出入。而"器"是有形的，所谓"气合而有形""器者生化之宇"，讲的都是这个道理。"有形"与"宇"都说明"器"有一个特定的空间限制。而"器散则分之"则证明这个空间已不复存在，当然就"生化息矣"。人作为一个生活着的有机体，是真正意义上的"器"，是有一定空间的。由于"上为阳，下为阴；外为阳，内为阴"，其气的运动状态必然是阴升阳降、阴出阳入，而不能是相反，否则果然就"器散则分之，生化息矣"。可见，导致今人思维误区的根本原因就在于没有认识到中医学是在"器"的范围内、在"器"的前提下谈气的升降出入运动的。而追根究底，还在于没有认识到阴阳只是位置的概念、空间的概念，没有其他的含义。什么"阳轻""阴重""阳清""阴浊"之类，根本就不存在。正是基于上述认识，刘师才在论文中明确提出"阴升阳降、阴出阳入的气运动形式，使物质构成统一的整体"。《内经》语言千百句、《内经》论述千头万绪，只要理解了"地气上为云，天气下为雨"这10

个字，也就理解了《内经》理论的全部，也就掌握了中医全部理论的核心，用于临床，必然万举万当。

在上述全部论述中，强调阴阳是位置的概念、空间的概念，而没有其他的含义，最为重要。它不仅是气机升降学说中阴升阳降、阴出阳入的理论基础，也是《内经》所有论述的理论基础。现举大家所熟知的一个例子于下。

所有中医人都明白"阴虚内热"的意思，即阴液虚可以产生内热，于是要滋阴清热，以知柏地黄丸等治疗。但《内经》却不这样认识。《素问·调经论》说："帝曰：阴虚生内热奈何？岐伯曰：有所劳倦，形气衰少，谷气不盛，上焦不行，下脘不通，胃气热，热气熏胸中，故内热。"有些中医教材和中医著作常引用此文作为"阴虚内热"的根据，却不解释"阴虚生内热奈何"的具体症状，只是仅仅引用"阴虚生内热"这句话，证明阴虚可以生内热而已。其实他们认为的"阴虚"是阴液虚，这里所说的阴虚则不是阴液虚，而是说"在阴的部位的物质虚"。具体地说，就是"在阴的部位气虚"。"在阴的部位"是什么部位？是脾。"阴虚"者，脾虚也。因为脾为"阴中之至阴"，"至"者，最也，言脾在脏腑之中的最阴、最内处。于是才有如下的解释："有所劳倦"，"劳倦"者，必然伤脾，导致脾的"形气衰少"，即有形之血与无形之气的衰少。在这种情况下，脾的运化功能不足，不能把水谷转化为精微物质，即所谓"谷气不盛"。以上是《素问·经脉别论》所说的"饮入于胃，游溢精气，上输于脾"的过程，这个过程的缺失，必然导致不能"脾气散精，上归于肺"，实即脾气不能上升而"上焦不行"。"四者之有，而贵常守，反常则灾害至矣"，脾气不升必然导致胃气不降，于是"下脘不通"。上、中、下脘均属胃之所在，胃气不能从下脘下降于肠，必然内郁而成热，于是"胃气热"，胃气不降必然上逆，以致"热气熏胸中"，导致心、肺热盛。心主血脉，肺主皮毛，反应到全身就出现一系列热象。曰"内热"，是由于这些热象均非外感，而是源于内伤之"劳倦"，是由脾虚所致。脾虚即阴虚，因而称"阴虚生内热"。可见，这里的阴虚完全没有阴液虚的意思，完全是说在阴的部位之脏虚。在本段经文的上下，尚有"阳虚则外寒""阳盛则外热""阴盛则内寒"等论述，其中"阳虚""阳盛""阴盛"中的"阳"与"阴"都不是在讲"阳气"与"阴液"，而是讲"外"与"内"。这个理论，贯穿于《内经》的全部内容当中。此后，张仲景的《伤寒杂病论》沿用的也是这个理论。

上述《素问·调经论》关于"阴虚生内热"的论述，至金元时期被李东垣用作"甘温除大热"的理论根据，并拟订补中益气汤加以治疗。其中人参、黄芪、当归、白术、炙甘草、生姜、大枣补益人体的"形气"，即气血，使脾有上升之力；再用升麻、柴胡舒达肝气，以助脾之上升；陈皮理气，以解除脾升的障碍。如此，脾气得升，胃气随之得降，"胃气热，热气熏胸中"之证自除，周身之热自愈。李东垣把形成此热的原因称为"阴火"，虽然在理论上有缺陷，但在实践中却是有效的。

现在，谈一谈"清阳"和"浊阴"。这是《内经》乃至整个中医理论最难理解的两个名词。不是说"阴清而阳浊"吗？怎么又说"清阳"和"浊阴"了呢？这不是自相矛盾吗？而且，更令人生厌的是，它似乎给多数人认为的"阳升阴降"提供了理论依据。因为《素问·阴阳应象大论》明确指出"清阳上天，浊阴归地""清阳为天，浊阴为地""清阳出上窍，浊阴出下窍；清阳发腠理，浊阴走五脏；清阳实四肢，浊阴归六腑"，这不是明明在说"阳升阴降、阳出阴入"吗？恰好与这些人一直认为的"清阳"就是"阳气"，"浊阴"就是"阴液"相一致。其实这些人都错了，《内经》则是对的，而且毫无矛盾。《传承录》在《谈祖国医学的气机升降学说》文中谈到"清阳出上窍，浊阴出下窍；清阳发腠理，浊阴走五脏；清阳实四肢，浊阴归六腑"时说："凡此清阳之气与浊阴之气，都是脏腑气机升降的产物，清阳之气的上升与外达，实际是阴之升与阴之出，浊阴之气的下降与内入，实际是阳之降与阳之入。"在这里，因为"阴清而阳浊"，"清阳"就是阴与阳，"浊阴"就是阳与阴，"清阳"是在下之"阴"中的阴阳二气集合体，"浊阴"是在上之"阳"中的阴阳二气集合体，因此，阴升，故曰"清阳上天"，阴在上升的过程中转化为阳，故曰"清阳为天"。阳降，故曰"浊阴归地"，阳在下降的过程中转化为阴，故曰"浊阴为地"。可见，真正理解这些问题，归根结底，还要坚持"阴清而阳浊"这个根本的道理。

　　说到这里，我们就有必要谈一谈应当如何正确对待中医学的一系列概念。概念是人们对客观事物本质的认识，有明确的内涵和外延，对其不应仅凭自我感觉就随心所欲地理解和解释。例如对《内经》所说的"浊"，就不应自以为是地认为指"秽浊之邪"。前述"阴清而阳浊""浊者为卫"的"浊"，就是指人体在阳部位的正气。《素问·五脏别论》既言"五脏者，藏精气而不泻"，则五腑所"受五脏浊气"之"浊气"，必非五脏排出的废物，必非秽浊之物，而是五脏所藏的"精气"。同样，《素问·经脉别论》把"食气入胃，浊气归心，淫精于脉"与"食气入胃，散精于肝，淫气于筋"相提并论，显然此"浊气"就是"精"，是营养物质，而绝非某些学者认为的是导致心脏疾病的秽浊之邪。推而广之，我们对中医学的一系列概念，皆不应泛化，亦不应曲解。要学好中医学，就必须"回到《内经》的原点，学中医思维，走明医之路"。

七、人体后天气运动基本模式

13. 风寒在下，燥热在上，湿气在中，火游行其间也。（《素问·五运行大论》）

按：本条经文体现了人体后天脏腑的气运动模式。我经过对它的深入研究，阐明"人体后天气运动的基本模式是'枢轴—轮周—辐网'协调运转的圆运动"，并以此为标题，在《发挥》中对其进行了全面阐述。现转载于下，作为对本条经文的解释。

《素问·宝命全形论》说，"人以天地之气生，四时之法成"，人与其他生物体一样生活在自然界之中，其内部结构及其生理活动与自然界季节气候息息相关，所以《素问·金匮真言论》说"五脏应四时，各有收受"。"收受"即相应、相通之意。在这个理论指导下，古代医家就进一步确立了阴阳五行与人体五脏之间的关系，即春季属东方风木，与肝相通；夏季属南方热（暑）火，与心相通；长夏属中央湿土，与脾相通；秋季属西方燥金，与肺相通；冬季属北方寒水，与肾相通。以上这些观点，在《素问·阴阳应象大论》与《素问·金匮真言论》都有明确论述。读者应详阅原文，兹不赘述。

一年四季是在不断运动的，此正如《素问·六元正纪大论》所说，"春气西行，夏气北行，秋气东行，冬气南行"，盖上为阳、下为阴，阴升阳降，故在上的夏气由南而西而北地下降，在下的冬气由北而东而南地上升，即阳气从右而降，阴气从左而升，左升右降，周而复始地旋转，表明自然界的气机升降实际是一种"圆运动"，人体气的运动也必然与其相对应，从而衍化成为人体气运动的基本模式。

关于这个问题,《素问·五运行大论》说得最为明快:"风寒在下,燥热在上,湿气在中,火游行其间也。"清代医家张隐庵在《黄帝内经素问集注》中注解这句话时说:"此言六气之游行于天地上下之间也……朱永年曰:肝肾在下,心肺居上,土位中央,三焦之火游行于上下之间,人与天地参也。"这就说明,由于风、寒、热(暑)、湿、燥、火与人体脏腑相对应,自然就可描绘出人体后天的气运动基本模式图(图1)。

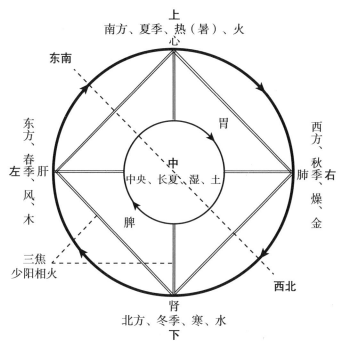

图1　人体后天气运动基本模式图

对该图必须说明的是,由于张隐庵引朱永年说"土位中央",而不是说"脾位中央",显然是出于土分阴阳的考虑。脾为阴土,胃为阳土,各自在气运动中具有特殊的作用,故不可以脾代胃而只言"脾位中央"。有鉴于此,就有必要在该图从东南至西北方向画一条虚线,从而看出肝、肾、脾统属于阴,心、肺、胃统属于阳。阴从左升,阳从右降,其旋转状态可一目了然。至于三焦之火游行其间,则用"辐网"(以下具体论述)的形式加以标示。

该图表达了三方面内容:

第一标示"风寒在下,燥热在上",体现肝、心、肺、肾为气运动的轮周。

风、寒、燥、热实指春、冬、秋、夏四季,春、冬属阴,故曰"在下",秋、夏属阳,故曰"在上"。由于春、夏、秋、冬年复一年地运转不息,且与长夏比较而处于外,故可以看作是外轮,即气运动的轮周。所以清代医家周学海在《读医随笔》中说:"四时之气,春生、夏长、秋收、冬藏,其行也,如轮之转旋至圆者也。"

关于这个问题,《素问·金匮真言论》早有论述,可启发我们进一步加以理解:"夫言人之阴阳,则外为阳,内为阴;言人身之阴阳,则背为阳,腹为阴……所以欲知阴中之阴、阳中之阳者何也?为冬病在阴,夏病在阳,春病在阴,秋病在阳……故背为阳,阳中之阳,心也;背为阳,阳中之阴,肺也。腹为阴,阴中之阴,肾也;腹为阴,阴中之阳,肝也;腹为阴,阴中之至阴,脾也。此皆阴阳表里内外雌雄相输应也,故以应天之阴阳也。"

这段话不仅明确指出春冬属阴,夏秋属阳,而且从背、腹的阴阳上下之别也可看出春冬在下、夏秋在上的道理。这就是此图必须从东南至西北方向画一条虚线,以示这个道理的原因,同时也表明了心为阳中之阳,肺为阳中之阴,肾为阴中之阴,肝为阴中之阳。《素问·五运行大论》说,"上者右行,下者左行,左右周天,余而复会也",春、夏、秋、冬轮旋运转而不息,人体肝、心、肺、肾之气的运动亦轮旋运转而不止。

第二标示"湿气在中",体现脾胃为气运动的枢轴。

明代医家张景岳在《类经》中解释"湿气在中"时说:"地者土也,土之化湿,故曰湿气在中。"在这里,张氏将湿气归属于地气,与风、寒、燥、热之属于天气者显然有阴阳内外之别,故曰"在中"。同样,脾应于土而居四脏之中,故前引《素问·金匮真言论》说:"腹为阴,阴中之至阴,脾也。"盖肝、心、肺、肾四脏在外,其中尽管肾为"阴中之阴"脏,但与脾在中央比较,仍属在外、在阳之列,所以才称脾为"阴中之至阴"。此处"至"应作"最"讲，言其位置在"最阴"，即"最内"处。

不过，在这里值得指出的是，《内经》言"至阴"者，尚有《素问·六节藏象论》一段话："脾、胃、大肠、小肠、三焦、膀胱者，仓廪之本……此至阴之类，通于土气。"可见，"至阴"并非单指脾脏而言。盖土分阴阳，脾为阴土，胃为阳土，《灵枢·本输》说，"大肠、小肠皆属于胃"，而三焦、膀胱亦与胃有密切联系，故此处"至阴"当指脾与胃二者而言。由此推断，"湿气在中"当亦指脾、胃二者。

脾属阴而主升，胃属阳而主降，一升一降，共为水谷之海、气血生化之源。一身脏腑器官生理活动的能源全靠脾胃供给，因此，脾胃是全身动力之所在。可见，如以肝、心、肺、肾为旋转之外轮，则脾胃恰当具有推动力的内轴，轴动则轮转，故前人谓脾胃为全身气运动的枢轴。尤在泾在《金匮要略心典》中说，"中者四运之轴而阴阳之机也"；黄坤载在《四圣心源·卷四·中气》中说，"脾升则肾肝亦升，故水木不郁；胃降则心肺亦降，故金火不滞……中气者，和济水火之机，升降金木之轴"，讲的都是这个道理。

第三标示"火游行其间"，体现三焦是气运动的辐网。

前述张隐庵引朱永年说，"三焦之火游行于上下之间"，此处"上下"即已包括"内外"，实际就是"阴阳"的意思。三焦之火为少阳相火，与心火属少阴君火（即六气之暑）者不同。指出三焦之火游行于全身上下内外之间，这是一个非常重要的论断，也是古今医家多有忽视的一个问题。

指出三焦相火游行于全身上下内外之间，其实也就指出了三焦的位置在全身上下内外之间。反映在图上，则位于轮周与枢轴之间。由于它的功能类似车轮与车轴之间的辐条，但又具有网状的特点，笔者为了叙述得形象和方便，称其为"辐网"。

《内经》作者对三焦极为重视，论述丰富而全面，归纳起来大致有三方面。

1.三焦出于脾胃，将能源不断地输向全身

《灵枢·营卫生会》说："上焦出于胃上口，并咽以上，贯膈而布胸中……中焦亦并胃中，出上焦之后……下焦者，别回肠，注于膀胱而渗入焉。"这段经文指出上焦、中焦均从胃发出，只是下焦从回肠发出。回肠在小肠的下段，上接空肠，下连大肠，由于"大肠、小肠皆属于胃"，所以下焦实际上亦出于胃。

《素问·太阴阳明论》说，"脾与胃以膜相连"，脾胃同属中土，三焦出于胃，其实就是出于脾胃。这可从上、中、下三焦传输水谷精微于全身得以理解。上焦从胃上口发出，达于胸部，输布的是宗气；中焦从中脘发出，输布的是营气；下焦从回肠发出，输布的是卫气。所以《灵枢·邪客》说"宗气积于胸中"，《灵枢·营卫生会》说"营出于中焦，卫出于下焦"。宗气、营气、卫气都是人体的重要物质，是生命活动的能源，而均源于脾胃。三焦从脾胃出发，将这些能源不断地输布全身，这就是该图把三焦画成辐网，以示其为连接于脾胃与肝、心、肺、肾之间道路的理由。关于这个问题，《难经·三十一难》也说，"三焦者，水谷之道路，气之所终始也"，可见，三焦确是脾胃之气的运行通道。

2. 三焦的动力来源于肾，并将肾气输向全身，参与全身的气化功能

三焦之所以具有输布营养物质的功能，主要在于它本身就有强大的动力，这个动力就是肾气，或称"原气（元气）"。《灵枢·本脏》说，"肾合三焦膀胱"，膀胱的气化功能依赖于肾的元气人皆知之，而这里更指出肾合三焦，证明肾不但向膀胱输送原气，同时也向三焦输送原气。关于这一点，《难经·六十六难》说得更清楚："三焦者，原气之别使也，主通行三气，经历于五脏六腑。"

可见，除了三气（宗气、营气、卫气）以外，肾气也输向三焦并布达于全身。肾的阳气通过三焦而输布全身具有重要的生理意义，它除了给予三焦输布脾胃能源所需的动力以外，还能给予三焦本身气化功能特别是水液代谢所需的能量。《素问·灵兰秘典论》说，"三焦者，决渎之官，水道出焉"，三焦的决渎之力，就来源于其中的肾阳之气。

3."三焦—膜原—腠理"构成了一个具有气化功能的网络与传输系统

从《内经》所说"三焦者，决渎之官，水道出焉"及《难经》所说"三焦者，原气之别使也，主通行三气，经历于五脏六腑"，充分证明三焦是水道及气道，即气水运行的道路。其中的"气"字，应理解为包括气、血、津、液、精在内的广泛"气"的含义。只是由于三焦尤其具有通行水液的功能，才特别提出它是"水道"。道路有大、有小，就《内经》而言，是把较大的通道直接称为"三焦"，此即前面所说的从脾胃发出的三焦，而把具有三焦功能，只是偏于局部或微细部位的通路，称为"膜原"或"腠理"。

关于"腠理"，《灵枢·本脏》说，"三焦膀胱者，腠理毫毛其应"，说明毫毛应于膀胱，腠理则是三焦的组成部分。对此，《金匮要略》说得更为明确：

"腠者，是三焦通会元真之处，为血气所注；理者，是皮肤脏腑之文理也。"可见，腠理是三焦的微细部位，内及脏腑，外达皮肤，遍布于人体的表里内外。

关于"膜原"，《素问·太阴阳明论》说："脾与胃以膜相连耳，而能为之行其津液。"这句话可说明两个问题，一是脾与胃之间有连接物叫作"膜"，二是此膜具有通行津液的功能。脾为阴，胃为阳，脾为里，胃为表，"膜"连接于其间，显然是位于阴阳之间、半表半里，这与少阳三焦的特点完全一致。"膜原"的"原"字有至阔广大而成片之意，如屈原《九歌·国殇》"平原忽兮路超远"便是。

所以张隐庵注《素问·举痛论》"寒气客于肠胃之间，膜原之下，血不得散，小络急引故痛"时说："膜原者，连于肠胃之脂膜，亦气分之腠理。《金匮要略》云'腠者，是三焦通会元真之处；理者，皮肤脏腑之文理也'。盖在外则为皮肤肌肉之腠理，在内则为横连脏腑之膜原，皆三焦通会元真之处。"可见，膜原实即脏腑之间的"膜"连成一片而形成的广阔之物，同样属于三焦的组成部分。

此外，《内经》尚有"募原"之说，盖此"募原"即为"膜原"，如《素问·疟论》说："邪气内薄于五脏，横连募原也。"对此，张隐庵注曰："募原者，横连脏腑之膏膜，即《金匮》所谓'皮肤脏腑之文理'，乃卫气游行之腠理也。"

在这里，张隐庵将"三焦—膜原—腠理"自然地连属在一起，使我们清晰地看到这样一个大系统：它分布于人体的表里内外，一直到最微细部位，传输精、气、血、津、液，并将人体各部紧密地联系在一起。

因此，它处于一身的阴阳之间，即一身的半表半里。与经络和血脉不同的是，由于这个系统本身就具有独立而强大的气化功能，因此，它属于脏腑之中的一个"大腑"。这就是三焦的特殊性和重要性，也是该图将它标示在脏腑之中，并视其为"辐网"的原因。

行文至此，笔者已将"枢轴""轮周""辐网"等基本概念，以及伴随这些概念而提出的"人体气运动的基本模式"解释清楚了。从中可以清楚地看出，"阴阳五行"学说来源于四时季节及气候的变化，是我们祖先对导致这些变化的日、月、地三者运转关系加以研究而做出的理论概括和建立的理论模型，即"系统状态模型"，而中医"脏腑"模型又与"阴阳五行"模型是同构的层次关系，同样是"系统状态模型"。

所以近代医家恽铁樵在《群经见智录》中说："《内经》之五脏非血肉之五脏，乃四时之五脏，不明此理，则触处荆棘，《内经》无一语可通矣。"不难看出，恽氏所阐述的这种关系，正是笔者提出"人体气运动的基本模式是'枢轴—轮周—辐网'协调运转的圆运动（后天）"理论的依据。根据这个理论，我们就可以完全明确地认识到，今后将要讲到的《夜话录》中的"肝"乃四时之"肝"，非血肉之"肝"；是"系统状态模型"的组成部分，而不是西医解剖学的实体。

这就是中医的思维，是学习中医、掌握和运用中医学术须臾不可违背的思维。

八、三阴三阳与六经

14. 阴阳之气各有多少，故曰三阴三阳也。（《素问·天元纪大论》）

按：本条经文是张仲景《伤寒论》所言"六经"的来源。目前多数医家认为《伤寒论》的六经来源于《素问·热论》，其实，只要稍加研究，就知道这种认识是错误的。最主要一点，就是《素问·热论》完全谈的是热病，即发热性疾病，尤其三阴病热势更甚。"太阴……腹满而嗌干""少阴……口燥舌干而渴""厥阴……烦满而囊缩"，这里哪有寒象？而在《伤寒论》的三阴病中，大部分说的是虚寒之证。为什么深陷如此认知泥潭而不能自拔？其根本原因就在于把"六经"的"经"字理解为"经脉"，而恰好《素问·热论》所谓的六经完全讲的是六条经脉的病，结果与一些人的想法一拍即合。此外，《素问·热论》说"今夫热病者，皆伤寒之类也"，恰与《伤寒论》所说的"伤寒"用词相同，不得不使人联想到《伤寒论》所说的"伤寒"就是《素问·热论》的"伤寒"。其实稍加思考也可以理解到，《伤寒论》是对所有疾病进行辨证论治的书，并不限于热病，其所言的三阴病就不是热病而是一般的杂病，怎么还当作热病来理解？再有，《素问·热论》说"伤寒一日，巨阳受之，故头项痛，腰脊强"，恰好与《伤寒论》所言"太阳之为病，脉浮，头项强痛而恶寒"大体相符，于是就把足太阳膀胱经的热病认为是《伤寒论》的太阳病。其他五个病也就顺势而成了《伤寒论》的六经病，即六条经脉的病。其实，稍加思考，就知道两者是有区别的。《素问·热论》说的确实是足太阳膀胱经的病，故曰"巨阳者，诸阳之属也，其脉连于风府"，于是"伤寒一日，巨阳受之，故头项痛，腰脊强"。但《伤寒论》则不然。《伤寒论》说，"太阳之为病，脉浮，头项强痛而恶寒"，是说"太阳"，未说"巨阳"，更没有说是指足太阳膀胱经；只是说"头项强痛"，并未说涉及整个足太阳膀胱经的"腰脊强"。可见，这里说的"太阳"，并非指足太阳膀胱经。正因为以上原因，我们应当对一般认为《伤寒论》的六经辨证来源于《素问·热论》的说法质疑，不应人云亦云，而应独立思考，做出正确的判断，从而为《伤寒论》的学习和研究打开一个崭新的局面。那么，在《内经》中，有关"三阴三阳"还有哪些论述？只要通读《内经》，就能立刻想到本条所引的经文。而恰恰是本条经文，才是《伤寒论》六经辨证理论的来源。

"阴阳之气各有多少，故曰三阴三阳也"，前面已经反复强调，在《内经》中，阴阳是指空间，是位置的概念，在这里也指层面。"阴阳之气"，言在阴与在阳的不同层面上的"气"，这个"气"是指阳气，其多少的含量是不同的，故曰"各有多少"，由此才能分辨出谁是阴的层面，谁是阳的层面。而且在阴的层面又可按照其所含阳气的多少再分为三个层面，谓之"三阴"；在阳的层面又可按照其所含阳气的多少再分为三个层面，谓之"三阳"。可见，全句应理解为"由于在阴与在阳的不同层面所含阳气有多少的不同，于是才有三阴三阳的不同命名"。"不同"层面、"不同"阳气，导致了"不同"命名，读者应对这三个"不同"深加体会。

首先，层面有何不同？还是来源于阴阳学说。《素问·六节藏象论》说，"心者……为阳中之太阳，通于夏气""肺者……为阳中之太阴，通于秋气""肾者……为阴中之少阴，通于冬气""肝者……此为阴中之少阳，通于春气""脾、胃、大肠、小肠、三焦、膀胱者……此至阴之类，通于土气"。由此可见，从阴阳层面上讲，心为"阳中之太阳"，即"阳中之阳"；肺为"阳中之太阴"，即"阳中之阴"；肾为"阴中之少阴"，即"阴中之阴"；肝为"阴中之少阳"，即"阴中之阳"；脾、胃、大肠、小肠、三焦、膀胱为"至阴之类"，"至阴"者，最阴也，言位置在人体的最内处，其实就是前述

"人体后天气运动基本模式图"的枢轴。枢轴在内，与心、肺、肾、肝轮周相比在内，甚至与肾之"阴中之阴"相比亦在内，故曰"阴中之至阴"。上述不同层面的命名，与《伤寒论》所说的六病，有的顺序相同，有的则不同，那么再应如何理解？这就要援引《内经》的其他条文。《素问·至真要大论》说："帝曰……愿闻阴阳之三也何谓？岐伯曰：气有多少，异用也。帝曰：阳明何谓也？岐伯曰：两阳合明也。帝曰：厥阴何也？岐伯曰：两阴交尽也。"按常理说，既然询问"阴阳之三也何谓"，应当把三阴三阳全部回答出来，但岐伯却只回答了阳明与厥阴，这是为什么？原来，回答了这两者，其他自然也就清楚了。首先，既然"两阳合明"，肯定在一前一后各有一阳，那当然是太阳与少阳，太阳在前，少阳在后，其合在一起而明，故曰"合明"，此为"阳明"。那么，"太阳"是谁？"太阳"是心，"心为阳中之太阳"。"少阳"是谁？"少阳"是三焦与胆。少阳三焦在于全身的阴阳之间，是一身的半表半里，不论从功能还是从经络走向，都在一身的阴阳之间，故曰"少阳"。"少阳"者，小阳也。进一步发展就到了三阴的层面，那么"阳明"是谁就可以理解了。从"人体后天气运动基本模式图"可知，在心与三焦之间应当有肺、胃，因此在《伤寒论》中，阳明病虽然重点讲胃（包括肠），但仍然涉及肺（前人把栀子豉汤证认为在阳明之表就是证明）。"两阴交尽"谓之"厥阴"，说明厥阴一定是两阴走向的最尽头，那么，"两阴"是谁？从"人体后天气运动基本模式图"可知少阳三焦在阳明胃与太阴脾之间，少阳一过，就是太阴脾，再发展下去，就是少阴肾，因此，"两阴"就是太阴和少阴。要理解上述所有问题，关键就在于要理解"少阳"是谁。这是涉及整个《伤寒论》的根本问题，一定要明确，"少阳"就是三焦。为什么少阳有胆却不强调胆？因为胆与三焦不同，胆尚有先天的职能，而在这里的"少阳"只是指后天的脏腑，先天奇恒之腑的胆只有在进入后天之后，与三焦才能相伴而行。三焦在脾与胃之间，"脾与胃以膜相连"，此"膜"即膜原，即三焦。三焦布达于全身的表里内外，位居全身的阴阳之间，少阳就是全身的半表半里，所以《伤寒论》与《内经》一样，都把少阳置于全身的阴与阳之间。少阳主要是三焦，其次才是胆。在全部《伤寒论》中，没有一字提到"胆"，倒是不断提到三焦，如"血弱气尽腠理开"，"腠理"即属三焦，而"腠理"遍达全身各处。又如"理中者，理中焦，此利在下焦"；又如"无犯胃气及上二焦，必自愈"；又如"小便白者，以下焦虚有寒"；又如"其人发狂者，以热在下焦"；又如"食谷欲呕，属阳明也，吴茱萸汤主之，得汤反剧者，属上焦也"；尤其在用小柴胡汤治疗"胁下硬满，不大便而呕，舌上白苔者"，阐述其机理为"上焦得通，津液得下，胃气因和，身濈然汗出而解"，明显地把少阳病主方小柴胡汤用于通利三焦。病邪从三焦入于阴分，病在太阴；从三焦出于阳分，病在阳明，因此《伤寒论》才把少阳排在阳明与太阴之间，以示少阳在一身的阴阳之间、半表半里。许多医家不明此理，擅自把少阳排在太阳与阳明之间，是完全错误的。太阳与阳明之间是局部的半表半里，即阳分的半表半里，不是全身的半表半里。导致这种情况的原因，还是从根本上不懂阴阳，不懂得阴阳是空间的概念、位置的概念。在中医学术中的许多争论，除了由于西化，对于阴阳这个概念认知的不同，是另一个主要原因。再说太阴，虽然太阴是"至阴"，虽然从"人体后天气运动基本模式图"上看是枢轴，在一身之里，但从"阴阳之气各有多少"而言，"太"者"大"也，少阳一过，就是太阴，太阴应当是在阴的层面所含阳气之最多者，故曰"太阴"。"太阴"不是说含阴气最多的阴，而是说含阳气最多的阴。本条开始就说过，所谓"阴阳之气"的"气"是指所含的阳气，从其所含阳气的多少才能把人体分成六个层面。正因如此，《伤寒论》才把"太阴"放在三阴之首。继而"阴中之少阴"为肾，于是"少阴"主要指肾。太阴发展到少阴，再由少阴发展到阴之尽，故曰"两阴交尽"，此为"厥阴"，厥者尽也，相应的内脏为肝。但由于阴尽则阳生，故曰"阴中之少阳"。此体现了厥阴肝的极为重要的生理特点，《伤寒论》对其极为重视，在"厥阴篇"中反复论述。遗憾的是，许多医家对此并不理解，有的医家甚至认为"厥阴篇"是杂凑。

　　行文至此，总结以上所述，我们可把《伤寒论》的所谓"六经辨证"改称为"六病辨证"，因为张仲景并没有"六经辨证"的说法，反而有"辨太阳病脉证并治"与"太阳之为病，脉浮，头项强痛而恶寒"的说法。可见，张仲景的"六病辨证"就是辨人体阴阳六个层面的病，与《素问·热论》辨的六条经脉的病完全不同，只是在行文说理的过程中，与人体的十二经脉有一定关系。据此，我们按下列顺序排列，以示每一个病与其脏腑的对应关系。

太阳病—心，阳明病—肺与胃，少阳病—三焦（包括胆），太阴病—脾，少阴病—肾，厥阴病—肝。

为了给本书后面的内容作出铺垫，这里专门谈一谈肝的问题。现将《发挥》书中《从气机升降学说谈"肝者，罢极之本"》论文转载于下。

"肝者，罢极之本"这句话，关键词是"罢极"二字，对此中医界争论颇多。本书在肝生理部分列出的两种说法，前者为主流。此外，尚有不下11种说法。如有：①将"罢极"训为"四肢"；②将"罢"训"能（nài）"，即"耐"，"极"训"疲困"，因而为"耐受疲劳"；③将"罢"训"能（néng）"，"极"训"栋"，因而为"人体功能的栋梁"；④将"罢"训"免去"，"极"训"劳"，因而为"消除疲劳"；⑤将"罢"训"黑"，"极"训"劳"，因而为"如能黑之任劳"；⑥将"罢"读作"罢（bà）"，训"停止"，"极"训"极点"，因而为"调节、制止脏腑功能紊乱，使之恢复正常生理功能"；⑦将"罢"训"归止"，"极"训"终始"，因而为"归止于终始"；⑧将"罢"训"遣"，"极"训"急"，因而为"网罗精微物质，以备人体应急之用"；⑨将"罢"训"遣散"，"极"训"疆限"，因而为"遣散人身气血布散于周身"；⑩将"罢"训"疏散""布散"，"极"训"适中""正常"，因而为"疏泄正常"或"敷和"；将"罢"训"疲"，意为软弱、松弛，"极"训"急"，意为刚强、紧张，因而为"缓（松弛）急（紧张）"。

导致如此众多的不同理解，完全是由于汉字的原因。汉字为形声字，常常一字多音，一字多义，且由先秦至今，音义多有变化，更给读者造成困难。中医之不易学，这也是其中原因。就以上述十余种解释为例，见仁见智，均有一定道理，却均又难以否定其他，非如"存在而且唯一"者之有说服力。那么，读者应当如何对待呢？笔者认为，诸种解释均可供参考，"到什么山唱什么歌"，兼收并蓄，随机选用可也。

笔者并且考虑，能否参考上述诸种解释，结合《内经》原著，对"肝者，罢极之本"有更深入地探讨，使理论与实践紧密结合，给这句话赋予新义，使之显现出更加夺目的光彩？这就要研究《内经》的全部理论，把这句话放回到《内经》的全部语境之中，从而挖掘出《内经》作者的真实而准确的旨意，这要比只是打笔墨官司强出不知多少倍。

笔者从医50年，一直研究气机升降学说，那就从此开始探讨。

首先对比一下《内经》的两处原文。

《素问·金匮真言论篇第四》曰："夫言人之阴阳，则外为阳，内为阴。言人身之阴阳，则背为阳，腹为阴。言人身之脏腑中阴阳，则脏者为阴，腑者为阳。肝、心、脾、肺、肾五脏皆为阴，胆、胃、大肠、小肠、膀胱、三焦六腑皆为阳。所以欲知阴中之阴、阳中之阳者何也？为冬病在阴，夏病在阳，春病在阴，秋病在阳……故背为阳，阳中之阳，心也；背为阳，阳中之阴，肺也；腹为阴，阴中之阴，肾也；腹为阴，阴中之阳，肝也；腹为阴，阴中之至阴，脾也。此皆阴阳表里内外雌雄相输应也，故以应天之阴阳也。"

《素问·六节藏象论篇第九》曰："帝曰：藏象何如？岐伯曰：心者，生之本，神之变也，其华在面，其充在血脉，为阳中之太阳，通于夏气；肺者，气之本，魄之处也，其华在毛，其充在皮，为阳中之太阴，通于秋气；肾者，主蛰，封藏之本，精之处也，其华在发，其充在骨，为阴中之少阴，通于冬气；肝者，罢极之本，魂之居也，其华在爪，其充在筋，以生血气，其味酸，其色苍，此为阴中之少阳，通于春气；脾、胃、大肠、小肠、三焦、膀胱者，仓廪之本，营之居也，名曰器，能化糟粕，转味而入出者也，其华在唇四白，其充在肌，其味甘，其色黄，此至阴之类，通于土气。凡十一脏取决于胆也。"笔者之所以在两篇标题中注明"篇第四""篇第九"，是强调其先后出现次序，以示其理论上的因果关系。

首先看《素问·金匮真言论》。此段原文是笔者勾画"人体气运动基本模式图（后天）"理论根据之一。阴阳是位置的概念，故外为阳，内为阴，上为阳，下为阴，在于人体，则背为阳，腹为阴。心、肺在上，故为阳，肾、肝、脾在下，故为阴。但阴阳之中又可再分阴阳，心为阳中之阳，肺为阳中之阴，肾为阴中之阴，肝为阴中之阳，此四者乃气运动的轮周，与枢轴比较，均属于阳。

即使肾为阴中之阴，仍然属于轮周在外，而作为枢轴的脾，则居于内，故称为"阴中之至阴"。"至阴"者，最阴也。

心应于夏，居南方，在上；肺应于秋，居西方，在右；肾应于冬，居北方，在下；肝应于春，居东方，在左。经文明确指出"夏病在阳""秋病在阳""冬病在阴""春病在阴"，因此，应从东南至西北方向画一条线，将轮周一分为二，明确表明心为阳中之阳，肺为阳中之阴，肾为阴中之阴，肝为阴中之阳，由此可见，人体阳气从右而降，即心肺之气从右而降；阴气从左而升，即肾肝之气从左而升。

再看《素问·六节藏象论》。"心者……为阳中之太阳"，即"阳中之阳"，故"通于夏气"；"肺者……为阳中之太阴"，即"阳中之阴"，故"通于秋气"；"肾者……为阴中之少阴"，即"阴中之阴"，故"通于冬气"；"肝者……为阴中之少阳"，即"阴中之阳"，故"通于春气"。其意义与《金匮真言论》完全一致。

那么，明确两段经文的上述含义与探讨"肝者，罢极之本"有何关系呢？这就要从"肾者，主蛰，封藏之本"谈起。肾"通于冬气"，为"阴中之阴"，自然界至于冬季，动物蛰伏，精气封藏，应于人体，肾亦主持此种封藏精气之功能，故曰"封藏之本"。那么，何时不封藏了呢？这就要到春季了。此时动物从冬眠状态而苏醒，其实就是由静转动，由阴转阳。在于人体，这种功能由肝来主持，以"肝者……通于春气"，为"阴中之阳"也，所以，才曰"肝者，罢极之本"。这时，"罢极"的真正含义就显露出来了。由我国著名语言学家王力先生等主编的《古汉语常用字字典（第4

版）》（2011年3月第1版，商务印书馆出版）在古汉语文字学的释义方面应当具有权威性。我们可以从中理解"罢极"二字。关于"罢"，①读作bà，义为"停止"，如《论语·子罕》："欲罢不能"；②读作pí，通"疲"，义为"疲劳""疲乏"，如《孙子兵法·军争》："劲者先，罢者后。"关于"极"，《内经》原文本写作"極"，而"極"的含义有①"尽头""极点"，如《诗经·唐风·鸨羽》："悠悠苍天，曷有其极。"引申为"到极点"，如《吕氏春秋·大乐》"天地车轮，终则复始，极则复反"；②"疲乏""疲劳"，如《汉书·王褒传》："匈喘肤汗，人极马倦。"由此可见，一般主流观点，将"罢极"解释为"疲累劳困"是有根据的。其缺点就在于此乃病理症状，与本段原文上下均言脏腑生理者义不连属，故多被诸家否定。那么，与气机升降学说相联系，应取何种解释最为适合呢？笔者认为，将"罢"读作bà，义为"停止"，将"极"引申为"到极点"最佳。《内经》认为，春、夏、秋、冬体现出来的生、长、收、藏，是自然界万物的共同变化规律。人体肾主冬藏，故谓其"主蛰，封藏之本"。冬藏为"罢"，为"停止"，故为阴；"极"为"到极点"。冬藏到了极点，故为"罢极"，为阴极。阴极则阳生，恰如"天地车轮，终则复始，极则复反"，冬去则春来，此时人体春生之气由肝来主持，故曰"肝者，罢极之本"。换作气机升降学说理解，即可认为"肝乃人体气运动从阴转阳的开始之主宰"。这一理解，可以囊括肝生理、病理的一切表现。如以生理言，肝象春生，故主疏泄、主敷和、主输布、主升发；以病理言，则恰恰相反，不能由冬藏之蛰伏状态转为春生之苏醒状态，人体仍然难以运动，从而表现为沉困、疲累。经文言"肝者，罢极之本……以生血气"，如此则不能"生血气"，故导致上述症状。此种解释，亦能将"罢极"释为"疲累劳困"的主流观点落到实处，使其具有实用价值即临床意义。

肝不能主持"罢极"的原因是什么呢？正是由于"肝虚"。这里的"肝虚"，泛指肝的气、血、阴、阳之虚，因而主持"罢极"的功能不足，继而变生各种疾病。本书前面在肝病理部分列出的肝虚症状于此类疾病中均可出现。那么最常见、最典型的主症是什么呢？笔者体会，就是一个字："累。"

"累"，即疲乏、疲困、疲倦之意。这个症状在诸多脏腑发病中，不论虚证、实证均可出现，本非肝虚证所独有。简单而言，实证之"累"，往往安静时出现和加重，活动后反而减轻；虚证之"累"则相反。再细分不同之脏虚，心虚之"累"必伴心悸少寐；肺虚之"累"必伴少气自汗；脾虚之"累"必伴饿时心空；肾虚之"累"必伴腰膝酸软。而肝虚之"累"则独具特点。经文曰"肝者，罢极之本……其充在筋，以生血气"，表现为在气血不足基础上"筋"的疲累。患者在主诉"累"的同时，常诉四肢关节虽欲伸展却运动无力，拘紧沉重，因而嗜卧而懒动，"疲惫不堪"。除面色不华外，其他诸脏的虚象并不兼见（如兼见则为兼证）。

治疗方法有二：一为补益气血阴阳，一为升发肝气。王旭高《夜话录》最后所列补益肝的气血阴阳四法即可治疗本病。

在以上文章中，突出说明"肝乃人体气运动从阴转阳的开始之主宰"，有极其重要的临床意义。后天之病邪侵犯人体，阳气耗损极其严重，以至达到"尽"的程度，此时应有两个转归，一个是死亡，一个是从阴转阳。所谓"阴尽则阳生"，是指在阴的层面阳气将尽，此时阳气反而可能借助某种机制逐渐生长，人体则可转危为安。此时主持人体从阴转阳的内脏就是肝。这在《伤寒论·辨厥阴病脉证并治》中有详尽的论述。另外，先天病邪（后面再讲，这里先作铺垫）从命门外溢，能否泛溢全身，首先面临"将军之官"肝的抵御，则肝是否强壮有力，是否能履行其"将军之官"的职能，就成了疾病发展转归的决定因素。强壮有力，就能将溢出之先天病邪围歼消灭，反之则先天病邪即可泛溢全身，最终酿成大病，导致人体死亡。从中可以看出肝的"从阴转阳"的主宰功能对于人体的存亡何等重要。关于先天病邪及其如何导致人体疾病，后面再讲。

15. 善诊者，查色按脉，先别阴阳……审其阴阳，以别柔刚，阳病治阴，阴病治阳，定其血气，各守其乡。（《素问·阴阳应象大论》）

按：此条经文是谈中医学治病的基本原则。这个原则适用于治疗一切疾病。必须强调说明的是，张仲景《伤寒论》从一开始，就运用这个原则。现在我们看他在《伤寒论》中是怎样"先别阴阳"的。

前面说过，《伤寒论》所言六病，是把人体分为六个层面的疾病，这六个层面分别为太阳、阳明、少阳、太阴、少阴、厥阴，是以它们所含阳气的多少作为判定依据的。太阳所含阳气最多，对应人体的脏腑应当是心，因为心为阳中之太阳。既然如此，第一个层面的疾病，即太阳病，其病位应当在心。所以《伤寒论·辨太阳病脉证并治》的"太阳之为病"，说的就是心的病。"太阳之为病，脉浮，头项强痛而恶寒"则完全证明确实是心的病。首先，"脉浮"，浮为阳中之阳脉，心亦为阳中之阳，恰好相对应。"头项强痛"为什么亦属心？《素问·金匮真言论》曰"背为阳，阳中之阳，心也；背为阳，阳中之阴，肺也"，阴阳是位置的概念，阳中之阳要比阳中之阴的位置高，因此，强调"头项强痛"，"头项"在背的上部，属心无疑。"恶寒"，是风邪尤其是兼有寒邪，侵犯人体，阳气首先受损，并郁闭阳气的运行，人身体表失于阳气的温煦，故"恶寒"。可见，外邪，尤其是寒邪损伤体表的阳气，体表为阳中之阳，恰好与心为阳中之阳相符，实际就是损伤了心的阳气。由于这个原因，必然想到治太阳病首先要温壮心阳，其基本方剂，就是桂枝甘草汤。桂枝温壮心阳，炙甘草补益心气，通达心的血脉，共奏温壮心阳之功。

这是"察色按脉，先别阴阳"的第一步，即断定太阳病的基本病位在心。但是，还应有第二步，还要再"别阴阳"。怎样"别"，那就要分清是阳中之阴，还是阴中之阳。从"人体后天气运动基本模式图"可知，以心为首脑，其两翼则有肺与肝。肺则属于阳中之阴，肝则属于阴中之阳，所谓"阳病"所治的"阴"就是肺，"阴病"所治的"阳"就是肝。所谓"审其阴阳，以别柔刚"，肺为阳中之阴，则柔；肝为阴中之阳，则刚。于是，继则应探讨肺之病与肝之病有何不同。随之定治病方法，肺主气，肝主血，总之要"定其血气，各守其乡"。

首先谈肺之病。《灵枢·邪气脏腑病形》曰"形寒寒饮则伤肺"，寒邪侵犯人体，首当其冲者为肺，因此，凡外感风寒之邪而以寒邪为甚者，必现肺之病，此病即为"太阳伤寒"。《伤寒论·辨太阳病脉证并治》曰，"太阳病，或已发热，或未发热，必恶寒，体痛，呕逆，脉阴阳俱紧者，名为伤寒"，又曰"太阳病，头痛发热，身疼腰痛，骨节疼痛，恶风无汗而喘者，麻黄汤主之"。本病的关键症状是"无汗"，营血为阴，卫气为阳，此皆由寒邪外束，肺气不宣，营阴阻滞，卫阳被郁所致。此时强调"体痛""身疼腰痛，骨节疼痛"，说明疼痛范围较太阳病病位仅在心的"头项强痛"不仅靠下，而且范围广泛。此外，由于寒邪郁闭，肺气不宣，不仅恶风寒无汗，而且喘。卫阳郁闭，邪正相争而发热。寒邪紧束而凝滞，脉随之"阴阳俱紧"。病本在心，且延及于肺，此当心肺兼治，故以桂枝甘草汤温壮心阳为基础方，加麻黄宣肺于上，且散寒邪；杏仁降肺于下，共同恢复肺的宣发肃降功能，治其无汗及喘。如此营卫协调，其他诸症亦随之而愈。

再谈肝之病。《素问·阴阳应象大论》曰"风气通于肝"，凡风邪最易伤肝。如风寒之邪侵犯人体而以风邪为主者，必现肝之病，此病即为"太阳中风"。《伤寒论·辨太阳病脉证并治（上）》曰"太阳病，发热汗出，恶风，脉缓者，名为中风"，又曰"太阳中风，阳浮而阴弱。阳浮者，热自发；阴弱者，汗自出。啬啬恶寒，淅淅恶风，翕翕发热，鼻鸣干呕者，桂枝汤主之"。本病的关键症状是"汗出"，此由风邪主疏散，导致肝的疏泄太过。风性疏散，而卫阳趋于肌表与风邪相争，结果肝的营阴即从卫阳疏漏之处而外泄，于是"汗自出"。此营阴受伤乃由卫阳不固所致，但营阴一旦由于汗出而衰减，更不能引卫阳入里而固护营阴，此即"营卫不和"之原因。针对此种证候，除了从本治，从心治，因此用桂枝甘草汤以外，还要从肝治，尤其要从补益肝的营阴治，这就是桂枝汤的组方原理。其中芍药养肝阴，并敛汗，引卫阳入内，生姜、大枣与桂枝甘草汤中的炙甘草配伍，健脾养胃，以资助营阴与卫阳化生的来源。

由上述可见，所谓"太阳伤寒"，所谓"太阳中风"，其病位除了太阳病的基础病位在心以外，就是分别在肺与肝。从中既可以体会"伤寒"与"中风"病名的道理和来源，亦可体会"无汗"与"汗出"的病因，继而彻底明白了"太阳伤寒"与"太阳中风"为什么都用桂枝甘草汤为底方治疗，以及麻黄汤为什么用麻黄，桂枝汤为什么用芍药。在有些教材中，把麻黄汤证说成是风寒感冒的重症，把桂枝汤证说成是风寒感冒的轻症，其实，这是病因、病位的不同，何来轻重之别？

下面附带谈一谈"营卫不和"。《灵枢·营卫生会》曰，"清者为营，浊者为卫，营在脉中，卫在脉外"，这个条文很容易理解，由于"营在脉中"为阴，"卫在脉外"为阳，既然"阴清而阳浊"，所以说"清者为营，浊者为卫"。在这种情况下，营卫之间应当是什么关系，现在先不说。再看《伤寒论·辨太阳病脉证并治（中）》曰，"病常自汗出者，此为荣气和。荣气和者，外不谐，以卫气不共荣气谐和故尔。以荣行脉中，卫行脉外，荣卫和则愈，宜桂枝汤"；又曰"病人脏无他病，时发热自汗出而不愈者，此卫气不和也。先其时发汗则愈，宜桂枝汤"。此两条文，提出了"营（荣）卫和"与"营（荣）卫不和"的概念。什么叫营卫和？营在脉中（内）为阴，卫在脉外为阳，根据阴出阳入的理论，营应出于外与卫相交，卫应入于内与营相交，也就是说，营卫相交即为营卫和。现在"病常自汗出"是由于卫气不仅不入于内，反而出于外，结果导致营阴失去了卫气的固护，而从卫气（阳）的疏漏之处外泄，结果"常自汗出""时发热自汗出而不愈"。可见，这与荣气无关，完全是由于"卫气不和""卫气不共荣气谐和"，即卫气出于外不入于内，不与营（荣）气相交所致。对于这种疾病的机理，张仲景用了"以荣行脉中，卫行脉外"来阐明，体现了仲景对中医的气机升降学说理解得何等深刻，令我们赞叹不已。要知道，与《内经》"营在脉中，卫在脉外"比较，其文字只有"行"与"在"的不同。"行"是病理状态，"在"则是生理状态。"营在脉中，卫在脉外"，是说营为阴，卫为阳，根据阴出阳入的气运动规律，营虽在脉中，却要出于脉外，卫虽在脉外，却要入于脉内，如此营出卫入，即阴出阳入，才是正常的生理状态。但是，现在却"荣行脉中，卫行脉外"，此"行"字，是言"只是自行于"的意思，即营（荣）只是自行于脉内，卫只是自行于脉外，如此营卫不仅不相交，反而相离，显然与阴出阳入的气运动正常状态相悖，是病理状态。此由卫气在风邪的疏散作用下，或者虽无风邪，而是在肝气的过度疏泄的情况下，卫气外散，与营气的距离遥远，营气从卫气疏漏之处外泄，以致"常自汗出""时发热自汗出而不愈"。对此如何治疗？关键在于发挥营阴的作用，即要设法增加营阴，补益营阴，同时使营阴外出，与卫阳相交，引卫阳内入。增加营阴，补益营阴，就要"酸甘化阴"，用芍药，配伍炙甘草、大枣；同时，要使营阴外出，也需要卫阳的推动，故用桂枝，配伍炙甘草、大枣、生姜，"辛甘化阳"。如此在营阴充足的情况下，阳助阴出，使营阴外达于卫阳，卫阳自然又在营阴的携带下回复于内，固护营阴，则汗出自愈。问题在于为什么要"先其时发汗"，只有如此才能"愈"？原来，此病是"时发热自汗出"，即有时不自汗，有时却自汗。当自汗时，营卫相离遥远，而且营阴是从卫阳疏漏之处外泄，虽自汗，营卫亦未相交；当不自汗时营卫相离不远，此时用药使其发汗，则此汗，实为营阴，即可便捷地遍达卫阳，与卫阳相交，从而引卫阳内入，可谓既快捷又便宜，不损耗人体的正气。这是张仲景超人的聪明之举，值得我们认真理解和学习。

从桂枝汤对本证的应用，不仅使我们理解芍药、炙甘草、大枣是怎样滋肝、柔肝和敛肝，而治肝气疏泄太过的自汗的，同时也使我们更加明确地认识到桂枝汤是治肝的，从而对前述"阴病治阳"有更深刻的认识，"治阳"，就是治阴中之阳，就是治肝。

以上提出"营卫不和"的概念，似乎只适合桂枝汤证。其实，既然凡营卫之气不相交即称作"营卫不和"，则麻黄汤证亦然。麻黄汤证，营阴被风寒之邪尤其是寒邪所郁闭、所阻滞而不能外出与卫气相交，是导致无汗而且周身疼痛的根本原因；同时，卫气被风寒之邪尤其是寒邪所郁闭、所阻滞而不能内入与营阴相交，也是导致无汗而且恶寒尤甚的根本原因。可见，同样是营卫不能相交，只是桂枝汤证由于风邪之发散或肝气之疏泄太过，使卫气浮于外而不能固护营阴，营阴从卫气疏漏之处外泄故自汗出；麻黄汤证由于寒邪之凝滞、收敛，一方面使营阴受阻而不能外达，一方面使卫气郁闭而不能内入故无汗。可见，麻黄汤证与桂枝汤证虽然表现症状不同，实际上都是营气与卫气不能相交，均属营卫不和。营卫不和不仅是所有外感表证的基本病机，也是某些内伤疾病出现汗出异常症状的基本病机。如此理解，可以扩大我们对许多疾病病机的认识，从而便于找出正确的治疗方法。

太阳病从太阳伤寒与太阳中风两翼开始，虽然分属于肺与肝，但归根结底，病位都在肺与肝之表，在于肌表的皮毛与血脉，涉及卫气与营阴。足太阳膀胱经亦行于肌表。肌表总的来说属于心，因为"心为阳中之太阳"，它才主一身之表，因此才把太阳伤寒与太阳中风统属于太阳病。病情由此继续向内侧发展，仍然循着两个途径。一个是从肺向内（胃），一个是从肝向内（脾）。从肺向内，有大青龙汤证、麻杏石甘汤证、栀子豉汤证、白虎汤证、大黄黄连泻心汤证、大陷胸汤证、承气汤证。从肝向内，有小建中汤证、桂枝加芍药汤证、苓桂术甘汤证。如果向内之胃与向内之脾同时兼见，互有交集，则有半夏泻心汤证、小陷胸汤证、桂枝加大黄汤证。上述诸方证，绝大部分均列入《辨太阳病脉证并治》中。《伤寒论》诸篇以"太阳病"篇内容最多，其主要原因就在于仲景要以此种论述方法阐明整个疾病的发展过程。由于整个疾病的发展还要比这些更为复杂，于是又有最终影响到脾的甘草干姜汤证，最终影响到肾的四逆汤证，以及最终影响到心与肝的炙甘草汤证。至于后人所谓的蓄水证与蓄血证，绝非所谓"膀胱蓄水"与"膀胱蓄血"，两证均与膀胱毫无关系。此仍由"心"病发展而来，最终病位其实均在小肠。由于心与小肠相表里，心阳不足，必然导致小肠阳气随之不足，小肠下段为回肠，"下焦者，别回肠，注于膀胱而渗入焉"，在此地域阳气不足，随之导致小肠泌别清浊的功能失常，三焦（下焦）和膀胱的气化功能亦同时失常，于是出现小便不利的症状。在此附带说明，《伤寒论》所言"小便不利"，并非单指小便量少或小便次数少，而且亦指小便量多或小便次数多，总之，凡是小便量及次数的异常，均属"小便不利"。同理，由于心与小肠相表里，心有邪热同样亦下移小肠，心热与小肠之热共同作用于小肠血络，于是迫血溢出脉道，从回肠下达大肠，以致出现大便下血。此时膀胱没有任何疾病，小便也正常，何来"膀胱蓄血"？由上述小便异常与大便下血，再一次证明"太阳病"的原发病位在心，而不在膀胱。对于小便不利与大便下血，均要治心，因此都用桂枝以固护心阳。但一是心阳不足，基本属于虚证，故要加补脾气及通阳之品，即白术、茯苓、猪苓、泽泻，为五苓散，温阳、通阳以化气行水。一是虽然心阳亦有不足，但基本属于实证，主要在于邪热亢盛，热虽来源于心，但却集中于肠，故虽用桂枝、甘草固护心阳，更用调胃承气汤（大黄、芒硝、甘草）清泻胃肠之热，加桃仁活血化瘀，由于"大肠、小肠皆属于胃"，清胃（调胃承气汤）即所以清大小肠，于是使邪热从大小肠排出体外。

为什么要用如此多的篇幅讲整个"太阳病"的主要内容？归根结底就是要证明《内经》所说的"阴阳之气各有多少，故曰三阴三阳也"才是《伤寒论》的理论根据，从中尤其阐明"太阳病"不是足太阳膀胱经的病，而是心的病。

至于"定其血气，各守其乡"，从麻黄汤与桂枝汤的应用亦可看出端倪。叶天士说："人身左升属肝，右降属肺，当两和气血，使升降得宜。"麻黄汤证乃由于肺气不宣引起肺气不降，故以麻黄汤通过宣肺气达到降肺气的目的，以治无汗之咳喘，其治在气。而桂枝汤证虽由卫阳之气浮于外，不能入内固护营阴而营阴外泄，但其根本原因还在于营阴不足，不能与卫阳相交引卫阳内入，故以桂枝汤通过滋营阴而达到敛卫阳的目的，以治汗出之恶风，其治在血。以肺主气，肝藏血也。如此则肺气宣降与肝气疏泄归于正常，故曰"两和气血，使升降得宜"，亦曰"定其血气，各守其乡"。

由以上论述可知，仲景著作《伤寒杂病论》的理论根据确实来源于《内经》，所以他在"原序"中说，"撰用《素问》（即《黄帝内经素问》）《九卷》（即《黄帝内经灵枢》）……《阴阳大论》（即《黄帝内经素问》之"七篇大论"）"，我们学习《伤寒论》与《金匮》（《金匮要略》，下同），必须溯本求源，才能真正得其精髓。例如，在《伤寒论·辨厥阴病脉证并治》中，仲景谓"凡厥者，阴阳气不相顺接便为厥，厥者，手足逆冷者是也"，此"阴阳气不相顺接"恰好与《内经》"阴阳之气各有多少，故曰三阴三阳也"两相对应。盖此"阴阳气不相顺接"其实就是说"在阴的部位与在阳的部位的阳气不能在手足相顺接"，于是手足失于阳气的温煦而出现厥冷。这里，"在阴的部位"，即指手足之阴经，"在阳的部位"，即指手足之阳经。不论是由于阳气的衰少而不能达于外，还是由于阳气被病邪郁闭而不能达于外，最终都导致阳气不能在手足十指相顺接，这就是"厥"的病机。又例如，《伤寒论·辨太阳病脉证并治（上）》曰："病有发热恶寒者，发于阳也；无热恶寒者，发于阴也。发于阳，七日愈；发于阴，六日愈。"有医家认为此"发于阳"与"发于阴"，是指发于三阳经与发于三阴经。果然如此，他们痊愈日期能如此接近吗？其实，"太阳之为病，脉浮，头项强痛而恶寒"，上述发于阳与发于阴均"恶寒"，均是"太阳病"，只是一个"发热"，一个"无热"。什么"发热"？太阳中风也，故曰"太阳病，发热，汗出，恶风，脉缓者，名为中风"；什么"无热"？太阳伤寒也，故曰"太阳病，或已发热，或未发热，必恶寒，体痛，呕逆，脉阴阳俱紧者，名为伤寒"。可见，太阳伤寒有"未发热"者，但一定恶寒。既然凡太阳病均恶寒，则太阳中风亦必恶寒。可见，太阳中风与太阳伤寒之区别，不在于是否恶寒，而在于是否发热。太阳中风发热，太阳伤寒可不发热，这就是区别。联系前述"察色按脉，先别阴阳"，即判定一切疾病，先要判定其原发病位，太阳病的原发病位就是在心，以"心为阳中之太阳"。但判定原发病位后，还要再"别阴阳"，那么，从全身阴阳分辨，阳中之阴就是肺，阴中之阳就是肝，从而"阳病治阴"要治肺，"阴病治阳"要治肝。于是在肺者则为太阳伤寒，以麻黄汤治疗；在肝者则为太阳中风，以桂枝汤治疗。麻黄汤证则为"发于阴"者，桂枝汤证则为"发于阳"者，但不论"发于阳"与"发于阴"，病皆在肌表，即十二经脉的表层，实为手足六经之表层，外邪每日行进一经，至六日行其经尽，故发于阴者，病发在肺而六日愈，以其毕竟在气分也；发于阳者，病发在肝而七日愈，以其毕竟在血分也。由于两者气血相关，均在肌表，故病愈的时间差别并不大。可见，用《内经》的理论来解释《伤寒论》的内容，就能使我们明明白白、一清二楚。像这样的例子，在《伤寒论》与《金匮》中不胜枚举，比比皆是，我们应当特别重视。

九、命门与脑

16. 脏各有一耳，肾独有两者，何也？然，肾两者，非皆肾也，其左者为肾，右者为命门。命门者，诸神精之所舍，原气之所系也，男子以藏精，女子以系胞，故知肾有一也。（《难经·第三十六难》）

按：现代医家一致认为，《难经》是以问难的方式回答古代医经中一些十分重要，却又被人所忽视而且难以解释的问题。医家对《内经》的成书年代尚有争论，跨度长达战国至两汉时期，但多数医家认为在西汉前期成编的可能性最大。对《难经》的成书年代也没有统一意见，但从其内容与《内经》的密切关系来看，其成书年代应较《内经》稍晚。我们从学习《难经》的过程中可以体会到，《难经》的一些理论早已经超出了《内经》理论的范围，可见，其学术思想应当还另有师承。恰好在这些方面，我们可以看出中医学术是如何向前不断发展的。《难经》的这些学术思想对我们中医学的发展意义十分重大。它的某些论述堪称经典，我们如深入学习，并把它发扬光大，在今天甚至会有划时代意义。《难经》的命门学说就是其中之一。

对于本条经文"肾两者……其左者为肾，右者为命门"，后世医家有所争议，这里暂且不谈。这里主要讨论"命门者，诸神精之所舍，原气之所系也，男子以藏精，女子以系胞"，这是在《难经》中第一次出现"命门"一词。此后在《难经·第三十九难》中又第二次出现，"经言腑有五，脏有六者，何也？然，六腑者，正有五腑也，五脏亦有六脏者，谓肾有两脏也，其左为肾，右为命门"，并再次申明"命门者，精神之所舍也，男子以藏精，女子以系胞"。后一条经文较前一条仅少"原气之所系也"一句，恰恰是这一句，是"命门"这一概念的最关键处。

"命门者……原气之所系也"，此言原气所在之处就是命门之所在。那么，原气在人体何处呢？

17. 齐下肾间动气者，人之生命也，十二经之根本也，故名曰原。(《难经·第六十六难》)

按："齐下"即"脐下"，脐下按之有"动气"者，谓"肾间动气"，此处是"人之生命""十二经之根本"，而且特别指出，它就是"原"，可见，《难经·第三十六难》所说的"原气之所系也"，其部位就在"肾间动气"，此处就是命门之所在。此说虽与"肾两者……右者为命门"似有矛盾，但其实是各有所指，我们稍后再加讨论。不过，在这里强调"肾间动气"就是命门之所在，则是本书的核心观点。

既然是"脐下肾间动气"，其位置肯定在"脐下"，那么，到底在"脐"以下多长的距离，《难经》没有交代，这只有通过临床实践来体会，这是后话。

"命门"一词，首见于《内经》。①《灵枢·根结》曰，"太阳根于至阴，结于命门，命门者，目也"；②《灵枢·卫气》曰，"足太阳之本，在跟以上五寸中，标在两络命门，命门者目也"；③《素问·阴阳离合论》曰，"太阳根起于至阴，结于命门，名曰阴中之阳"。以上第③条经文，联系上①②条，显然此处"命门"也是指眼睛。可见，在《内经》中，"命门"一词只是指眼睛。"命门"，顾名思义，乃"生命之门"，那么，眼睛为什么会被称作"命门"呢？清代医家张隐庵在《黄帝内经灵枢集注》中说："根者，经气相合而始生。结者，经气相将而归结于命门葱笼之间，复从此而出于气街，走空窍而仍行于脉外也。命门者，太阳为水火生命之原，目窍，乃经气所出之门也。"可见，眼睛之所以被称作"命门"，是它能反映人体水火生命之原的特征。此正如《灵枢·大惑论》所说："五脏六腑之精气，皆上注于目而为之精。"

到了《难经》则对"命门"赋予了更神圣的意义。其部位已不在眼睛，而在于"齐下肾间动气"。这个理论是符合中医学基础阴阳学说的。因为作为人体生命之根，"十二经之根本"，就部位而言，必然在人体的最下部，即"脐下"，此处为阴中之阴，而不可能在最上部即头部的眼睛，因为此处乃阳中之阳。其根本机理，还是由阴阳是指空间而来。对这一点，我们始终应牢记心中，在中医学中，亦可称作"放之四海而皆准"。它是打开中医学许多未解之谜的钥匙。

18. 寸口脉平而死者，何谓也？然：诸十二经脉者，皆系于生气之原，所谓生气之原者，谓十二经之根本也，谓肾间动气也。此五脏六腑之本，十二经脉之根，呼吸之门，三焦之原，一名守邪之神。故气者，人之根本也，根绝则茎叶枯矣。寸口脉平而死者，生气独绝于内也。（《难经·第八难》）

按：本节经文是《难经》全部经文之最精彩，也是最伟大者。它告知了我们至今仍不了解，而且从来也没有想过要探讨的奥秘。人为什么会"寸口脉平而死"？"寸口脉平"难道会有病吗？没有病为什么会死？这是多么尖锐而鲜明的问题！但就是这样一个问题，从古至今没有一个医家给予正确的解释。多数医家不懂装懂，或者故意自圆其说，把"寸口脉"说成是"寸脉"，谓虽然"寸脉"无病，但尺脉一定有病，尺脉是"根"，是肾，肾绝当然人就死了。这些人忘记了，《难经·第一难》一开始就明确交代"十二经皆有动脉，独取寸口，以决五脏六腑死生吉凶之法，何谓也？然：寸口者，脉之大会，手太阴之脉动也……故五十度复会于手太阴寸口者，五脏六腑之所终始，故法取于寸口也"。此段经文明确说明，"寸口脉"是整个"手太阴之脉动"，是"手太阴寸口"，"独取寸口"是"决五脏六腑死生吉凶之法"，怎么成了"寸脉"？《难经·第二难》确实说"脉有尺寸，何谓也？然：尺寸者，脉之大会也。从关至尺是尺内，阴之所治也；从关至鱼际是寸口内，阳之所治也"，但这里是把"从关至鱼际"称作"寸口内"，而不是"寸口"，更不是"寸脉"，可见，一些医家把"寸口脉"说成是"寸脉"是完全错误的，完全是出于对本节经文的不理解而故做的强解。

既然"寸口脉"是"手太阴之脉动"，"独取寸口"是"决五脏六腑死生吉凶之法"，那么"寸口脉平"，不仅说明"手太阴无病"，而且证明"五脏六腑"均无病。"手太阴"与"五脏六腑"均属后天，它们无病，那么什么地方有病？只能是在先天部位有病。先天部位是什么？那就是"命门"。

以上三条经文，我们可以归纳总结一下，看命门究竟意味着什么。命门，"谓肾间动气""齐下肾间动气""诸神精之所舍，原气之所系也""男子以藏精，女子以系胞""人之生命也，十二经之根本也，故名曰原""所谓生气之原者""五脏六腑之本，十二经脉之根，呼吸之门，三焦之原""一名守邪之神"。

把上述经文做了如此归纳以后，可以得出以下结论：①命门的部位在"齐下肾间动气"；②先有命门，然后才有五脏六腑、十二经脉、三焦，因此才说命门是"五脏六腑之本，十二经脉之根""三焦之原"；③命门藏有人体的元神、元精、原（元）气，故曰"诸神精之所舍，原气之所系也"，是"生气"，即人体一切"气"的本原，故曰"生气之原"；④命门尤其与人体的生殖机能密切相关，而生殖机能则与人体的先天相关，故曰"男子以藏精，女子以系胞"，把人体的生殖、孕育、遗传与命门的"藏精"功能联系在一起；⑤尤其重要和伟大的是，《难经》提出了命门是"守邪之神"的论断。

前面已经阐明，"寸口脉"绝对不是"寸脉"，"寸口脉平"则"五脏六腑"无病，五脏六腑没有病邪。一些注家称命门是防守外邪的，避免外邪侵犯于肾，这同样是于理不通的。如果真的是外邪进入了，其他脏腑会无病吗？况且肾也是五脏六腑之一，假如命门防守外邪失职，它同样也会出现疾病，不仅在寸口脉的其他部位，就是在尺脉也会出现病态的。现在却全部"寸口脉"皆"平"，证明五脏六腑，包括肾，都没有病邪。这些部位没有病邪却会"死"，只能说明病邪来自它处，来自比五脏六腑更深层次的部位。这个部位就是命门之内。道理很简单，命门是五脏六腑之本，十二经脉之根，命门之内的部位当然要比五脏六腑与十二经脉的部位深。

说到这里，问题就明朗了。原来命门防守的病邪竟然来自命门之内。本来在正常情况下，命门是可以封守住这些内邪的，故曰命门为"守邪之神"，但由于"生气独绝于"命门之"内"，命门已无力封守内邪，则此内邪即乘机由命门向外溢出。一旦溢出，整个人体的五脏六腑、十二经脉全部受损，最终导致死亡。这就是"寸口脉平而死"的根本原因。《难经》把这个问题提出来了，但此后的人们并没有理会。同时，更深层次的问题《难经》也没有揭示，即在命门之内，还有什么比五脏六腑、十二经脉对于人体来说是更为重要的存在？这个存在，《内经》揭示过吗？

其实，前面所引的第7条经文已经阐明，在于人体，"脑、髓、骨、脉、胆、女子胞"是比五脏六腑与十二经脉更深的部位。这个部位，就是本条经文所说的命门之内的部位。换句话说，命门之内的存在就是奇恒之腑，它与命门一样，是整个人体的先天。从它与本书所引第1条经文的关联亦可证明，"人始生，先成精，精成而脑髓生，骨为干，脉为营，筋为刚，肉为墙，皮肤坚而毛发长"，其中"脑、髓、骨、脉"恰好两两相对，余则"胆"与"筋"相对，由于"肉、皮肤、毛发"最后都在"女子胞"中生长成熟，则"女子胞"与"肉、皮肤、毛发"亦属两两相对，此皆在"谷入于胃"之前出现，故为先天。行文至此，我们终于明白了，命门与奇恒之腑一样，不仅藏聚人体的元阴、元阳、元精、元气、元神，更为重要的是，还有我们所有人都忽视的一个极其重要的事实：它们还藏有先天的病邪。揭示了这个存在，简直让我们震惊。我们都习惯于讨论外来的六淫之邪及疫疠之邪，也知道在脏腑可以存在"气、食、痰、瘀、虫"等病邪，但从未想过我们自己体内会在先天部位就存在病邪，而且这个病邪还会致命。

以上内容除了提出先天病邪之外，是不是在说命门就是奇恒之腑，奇恒之腑就是命门？应当说命门并不是奇恒之腑，而主要是指奇恒之腑中的"脑髓"。对这个问题的揭示，其首功非李时珍莫属。

现摘引《传承录》中《"元神"为"元始之神"——"脑为元神之府"刍议》论文的部分内容于下。

《本草纲目·木部·第三十四卷》在论述辛夷的功用时说："脑为元神之府，而鼻为命门之窍。"这是两相对应之句，在这里脑与鼻对应，元神与命门对应，府与窍对应。

笔者通读《本草纲目》，发现李时珍十分重视"命门"，对"命门"有精辟而独到的见解。《本草纲目·果部·第三十卷》在论述胡桃仁的功用时，用大量的篇幅论述"命门"："三焦者，元气之别使。命门者，三焦之本原。盖一原一委也。命门指所居之府而名，为藏精系胞之物。三焦指分治之部而名，为出纳腐熟之司。盖一以体名，一以用名。其体非脂非肉，白膜裹之，在七节之旁，两肾之间，二系著脊，下通二肾，上通心肺，贯属于脑。为生命之原，相火之主，精气之府。人物皆有之。生人生物，皆由此出。《灵枢·本脏》论已著其厚薄缓急直结之状，而扁鹊《难经》不知原委体用之分，以右肾为命门，谓三焦有名无状……至朱肱《南阳活人书》……始著说辟之。"

从这段话，我们可以体会到，李时珍认为命门确有其物，在七节之旁，两肾之间，因此，他不同意《难经》关于"肾两者，非皆肾也，其左者为肾，右者为命门"的说法。而"命门"又"二系著脊……贯属于脑"，这就把命门与脑的关系明白无误地提示出来了。原来命门虽然为"生命之原，相火之主，精气之府"，但亦必"贯属于脑"。研究至此，我们也就明白李时珍将"元神"与"命门"相对应的道理了。原来，脑、元神、命门，三位一体。讲命门，就是讲脑，也就是讲元神。不过，命门与脑是藏物之府，而元神则是命门与脑所藏的物质。

那么，这种物质的功能是什么呢？李时珍说："命门……为生命之原，相火之主，精气之府。人物皆有之。生人生物，皆由此出。"这就完全清楚了，原来，命门及脑所藏的是人与物（应理解为生物）生命初始的本原物质，如用现代语言，或者可以理解为"基因""遗传物质""遗传信息"。这种物质，不仅决定了人与物的生成，而且决定了人与物的一切生命活动过程。事实很清楚，既然"生人生物，皆由此出"，那么，人体在肝、心、脾、肺、肾五脏产生之前，"命门"与"脑"就早已出现了。这与《内经》的论述何等一致。《灵枢·经脉》说："人始生，先成精，精成而脑髓生，骨为干，脉为营，筋为刚，肉为墙，皮肤坚而毛发长；谷入于胃，脉道以通，血气乃行。"即在骨、脉、筋、肉、皮毛（这里可理解为肾、心、肝、脾、肺诸脏腑）生成之前，脑髓就早已生成了。

上述引文，尤其强调李时珍所说"命门……在七节之旁，两肾之间，二系著脊，下通二肾，上通心肺，贯属于脑"中的"贯属于脑"四字的重要。注意，"贯"，是直达、连贯之意；"属"是从属之意，说明尽管命门如此重要，但亦必通过"二系"的连贯而从属于脑，脑的地位甚至比命门还要高，比命门还重要。这样，我们就可明白"脑为元神之府，而鼻为命门之窍"的本意了。其中"脑"与"鼻"对应，"元神"与"命门"对应，"府"与"窍"对应。既然"脑为元神之府"，而"元神"又与"命门"对应，完全证明脑、元神、命门其实是三位一体，所以说"讲命门，就是讲脑，也就是讲元神"，从而解释了为什么说"命门并不是奇恒之腑，而主要是指奇恒之腑中的脑髓"，以及"对这个问题的揭示，其首功非李时珍莫属"。由于这个缘故，我们可以确认，凡李时珍讲命门处，其实就是讲脑；同样，凡是讲脑处，就是讲命门。本书宗于此，也是把脑与命门相提并论并且相互取代。读者对此应当注意和理解。

既然如此，命门之内的先天病邪应当藏于何处？当然就是脑了。由于《素问·五脏生成》曰"诸髓者皆属于脑"，脑与髓本为一体，故亦可认为藏于脑髓。这是本书选讲本条经文，并且详论命门与脑髓关系的基本目的。

在这里附带谈一下，为什么李时珍说"鼻"为命门之窍，命门与鼻有什么关系？在《内经》与《难经》中都查不到两者的关系，但是在《黄庭经集释》却查到了。《黄庭经》是道教上清派的经典之一，相传为晋代魏华存所传。其中的《黄庭内景经》则由唐·梁丘子注，名曰《黄庭内景玉经注》。书中云"命门者，鼻也，开通阴阳，会耳目，故令聪明也"；又云"鼻引真气，昼夜绵绵，鼻为天根"；又云"庐，鼻也，谓吐故纳新之要"。此书中所指"命门"虽然与《难经》所言不同，但却有密切关联。《难经》说命门是"呼吸之门"，而此书云"鼻引真气""吐故纳新"，其中"真气"就是命门之气，"吐故纳新"就是呼吸，鼻在上，命门在下，上下阴阳交通，即鼻与命门交通，故曰"开通阴阳"，因此，从这个意义上来说，"命门者，鼻也"实际上就是说"命门之窍者，鼻也"。李时珍所说的"鼻为命门之窍"，很可能由此而来。

十、三焦与使道

19. 三焦者，原气之别使也，主通行三气，经历于五脏六腑。（《难经·第六十六难》）

按：本条经文前接"齐下肾间动气者，人之生命也，十二经之根本也，故名曰原"，而脐下肾间动气实即命门之所在，可见，这里所说的"原"，即"肾间动气"，亦即命门之"原气"。本条经文是对三焦部位及其功能的最经典论述。既往一般医家，多将三焦当作三部，即上焦心肺，中焦脾胃，下焦肝肾，这不仅与《难经》理论相悖，也与《内经》理论根本不同。不论《难经》还是《内经》，都把三焦当作一个独立的、整体的"腑"来看待，如果把上焦等同于心肺，把中焦等同于脾胃，把下焦等同于肝肾，那么三焦还有什么独立的意义？其实，三焦就是道路，《难经》说得非常明确。第一，"三焦者，原气之别使也"，"原气"即"元气"。《难经·第三十八难》又说："三焦也，有原气之别焉，主持诸气。"如此，我们可扩展"诸气"的含义，可以认为包括"原气"在内的所有元阴、元阳、元精、元气、元神，三焦是这些气的"别使"。"别"者，派也；"使"者，出也。"别使"就是"派出"的意思，言三焦的气是由命门派出来的原气。此外，"使"既然有"出使"之意，则必然有出使的道路，即所谓"使道"。三焦之气要在"使道"中运行。前面在谈到"胆"的时候，《内经》已有"使道闭塞而不通"之论，这个"使道"实际上指先天的"胆"在人体后天其气运行的道路，亦即先天"脑髓"的信使及其运行的道路。同样，后天三焦的道路同样也具有"使道"的功能，与胆一起担负起信息传导的使命；第二，"主通行三气"，前面已经说过，"三气"指宗气、营气、卫气，是由脾胃化生的人体重要的营养物质，并且有重要的生理功能。此"三气"在三焦中"通行"，其通行的能力则要靠命门派出的"原气"。在"原气"的推动下，"三气"才能通过三焦布达全身；第三，"经历于五脏六腑"，三焦作为道路，可以四通八达，一直深入到人体最微细部位。所以《金匮》说："腠者，是三焦通会元真之处，为血气所注；理者，是皮肤脏腑之文理也。"此处"元真"，即《难经》所说的"原气"；此处"血气"，即《难经》所说的"经历于五脏六腑"，而且内可达脏腑，外可达皮肤的"三气"。腠理是三焦的组成部分，可通达于人体的表里内外，一直到"文理"，即最微细处。说到这里，它使我们联想到一个很重要的事实，既然三焦的原气从命门派出来，那么命门之内的先天病邪当然亦可从命门溢出，并通过三焦而漫溢全身。关于这个问题，下面还要讲述。

十一、奇经八脉与人体先后天气运动模式如陀螺运转

20. 脉有奇经八脉者，不拘于十二经，何也？然：有阳维，有阴维，有阳跷，有阴跷，有冲，有督，有任，有带之脉。凡此八脉者，皆不拘于经，故曰奇经八脉也。

经有十二，络有十五，凡二十七气，相随上下，何独不拘于经也？然：圣人图设沟渠，通利水道，以备不然。天雨降下，沟渠满溢，当此之时，滂沛妄行，圣人不能复图也，此络脉满溢，诸经不能复拘也。（《难经·第二十七难》)

按：关于这段经文，《发挥》在《论叶氏络病与奇经理论》文中说：

这段经文中所言奇经八脉的名称，以及十二经、十五络的含义乃读者所熟知，兹不赘。这里主要研究"圣人图设沟渠"至"诸经不能复拘也"一段话的重要含义。与此相似，《难经·二十八难》在分述奇经八脉循行和起止点后，又说："比于圣人图设沟渠，沟渠满溢，流于深湖，故圣人不能拘通也。"对这两段话的含义，《十四经发挥》是这样理解的："诸经满溢，则入奇经焉。"又说："譬犹圣人图设沟渠，以备水潦，斯无滥溢之患，人有奇经，亦若是也。"李时珍在《奇经八脉考》中也是这种观点："奇经八脉，不拘制于十二经，无表里配合，故谓之奇。盖正经犹夫沟渠，奇经犹夫湖泽，正经之脉隆盛则溢于奇经，故秦越人比之天雨降下，沟渠溢满，滂沛妄行，流于湖泽。此发《灵》《素》未发之秘旨也。"二者的观点相同，都认为是由正经

流入奇经。果真如此吗？现在我们看叶天士的理解，在《叶氏医案存真》中叶天士说："八脉隧道纡远……《难经》谓十二经属通渠，旋转循环无端，惟奇经如沟渠，满溢流入深河，不与十二经并行者也。"仔细诵读叶氏与前二者的论述，可以发现其观点恰好相反。叶氏认为是奇经流入正经。所谓"奇经如沟渠，满溢流入深河"，此"深河"即《难经》所谓之"深湖"，也就是正经十二经脉及其所属的各个脏腑、组织、器官。对《难经》原文的理解，为什么会得出如此相反的结论？到底谁的结论正确？笔者认为《难经》原文文意比较模糊，是导致理解相反的主要原因；其次，就是医家阅历与水平的问题了。显然，叶氏不愧是临床大家，有深厚的理论功底。他从基础理论与临床的结合上，看出《难经》原意就是奇经流入正经。道理很简单，奇经源于奇恒之腑，奇恒之腑属阴；正经源于五脏六腑，脏腑属阳。作为人体正气的流注，显然首先是从阴出阳，《灵枢·逆顺肥瘦》所说"冲脉者，五脏六腑之海也，五脏六腑皆禀焉"就是最好的证明。这与前述六经阳气是从阴出阳的规律是一致的。而病邪的入侵，则是从阳入阴，与此相反。

"奇经八脉"这一名称，首先见于《难经》。《难经》指出，奇经八脉在里，十二经脉在表，此正如奇恒之腑在里，脏腑在表一样。奇经八脉发于奇恒之腑，同属先天；十二经脉发于脏腑，同属后天。这对我们研究先天疾病，意义十分重大。

21. 其奇经八脉者，既不拘于十二经，皆何起何继也？

然：督脉者，起于下极之俞，并于脊里，上至风府，入属于脑。

任脉者，起于中极之下，以上毛际，循腹里，上关元，至喉咽。

冲脉者，起于气冲，并足阳明之经，夹脐上行，至胸中而散也。

带脉者，起于季胁，回身一周。

阳跷脉者，起于跟中，循外踝上行，入风池。

阴跷脉者，亦起于跟中，循内踝上行，至咽喉，交贯冲脉。

阳维、阴维者，维络于身，溢蓄不能环流灌溉诸经者也，故阳维起于诸阳会也，阴维起于诸阴交也。（《难经·第二十八难》）

按：此言全部奇经八脉的循行路线、起止点。

督脉"起于下极之俞"，即躯干最下部前后二阴之间的"会阴"穴。"风府"，穴名，在项后正中线，入发际一寸宛宛中。

任脉"起于中极之下"，"中极"，穴名，在脐下四寸处。"关元"，穴名，在脐下三寸处。

冲脉"起于气冲"，"气冲"，穴名，又名"气街"，在少腹部"归来"穴下一寸、"曲骨"穴旁开二寸处。

带脉"起于季胁"，"季胁"即侧胸部最下最短的肋骨处。

阳跷脉与阴跷脉均起于足跟，分别沿外踝与内踝上行。

阳跷脉从外踝下"申脉"穴分出。

阴跷脉从内踝下"照海"穴分出。

阳维脉起于"诸阳之会"，即在"申脉"穴前下方的"金门"穴。

阴维脉起于"诸阴之交"，即小腿内侧的"筑宾"穴。

以上八脉，除带脉"起于季胁，回身一周"外，余皆从人体最下部开始向人体最上部循行。而且带脉实际上也是循行于整个人体的中央，"中"者内也，实为《内经》所说的上下升降之中的"天枢"，属于阴中之阴。可见，八脉与十二正经比较，皆属阴脉，其循行路线亦与"阴升"相符，均从下向上。

实则八脉皆与奇恒之腑相联系。《灵枢·五音五味》明确指出"冲脉、任脉皆起于胞中"。"胞"，即女子胞，为奇恒之腑。《素问·骨空论》曰，"督脉者，起于少腹以下骨中央，女子入系廷孔，其孔，溺孔之端也，其络循阴器合篡间绕篡后……其男子循茎下至篡，与女子等"，可见，督脉之起点亦与女子胞密切相关。故王冰曰"任脉、冲脉、督脉者，一源而三歧也"，张子和《儒门事亲·卷一》亦称"冲、任、督三脉，同起而异行，一源而三歧，皆络带脉"。

明代医家李时珍对奇经八脉有深入研究。《发挥》结合李氏的论述对人体的气运动模式进行了更深层次的阐发，在《关于人体气运动基本模式的再思考》文中说：

前述"人体后天气运动基本模式图"表达的是后天脏腑的气运动状态，

而先天奇恒之腑显然在其视野之外。如果要彻底地表达奇恒之腑、脏腑的全部，上述模式图是不够用的。而且，这个模式图是平面图，人体乃至宇宙则是立体的，这是最大的缺陷。如何勾画一张新图，体现宇宙星辰的立体旋转关系，进而体现整个人体先后天的气运动状态，一直是笔者不断思考的问题。虽然有所想法，但终觉不够成熟。为引起中医界对此问题的重视和研究，这里仅作为抛砖引玉，谈谈自己肤浅的思路。

李时珍在《奇经八脉考》一书中有一段十分精辟的论述："奇经八脉者，阴维也，阳维也，阴跷也，阳跷也，冲也，任也，督也，带也。阳维起于诸阳之会，由外踝而上行于卫分；阴维起于诸阴之交，由内踝而上行于营分，所以为一身之纲维也。阳跷起于跟中，循外踝上行于身之左右；阴跷起于跟中，循内踝上行于身之左右，所以使机关之跷捷也。督脉起于会阴，循背而行于身之后，为阳脉之总督，故曰'阳脉之海'。任脉起于会阴，循腹而行于身之前，为阴脉之承任，故曰'阴脉之海'。冲脉起于会阴，夹脐上行，直冲于上，为诸脉之冲要，故曰'十二经脉之海'。带脉则横围于腰，状如束带，所以总约诸脉者也。是故阳维主一身之表，阴维主一身之里，以乾坤言也。阳跷主一身左右之阳，阴跷主一身左右之阴，以东西言也。督主身后之阳，任、冲主身前之阴，以南北言也。带脉横束诸脉，以六合言也。是故医而知乎八脉，则十二经、十五络之大旨得矣；仙而知乎八脉，则虎龙升降、玄牝幽微之窍妙得矣。"

根据李氏的理论，笔者在原"人体后天气运动基本模式图"中做了如下的标示，以示奇经八脉在人体气运动中的循行状态（图2）。

此图再与《素问·五脏别论》所说"脑、髓、骨、脉、胆、女子胞，此六者……名奇恒之腑"以及《灵枢·经脉》所说"人始生，先成精，精成而脑髓生，骨为干，脉为营，筋为刚，肉为墙，皮肤坚而毛发长"相联系，就又可画出图3，即"人体先后天气运动模式图之一"。

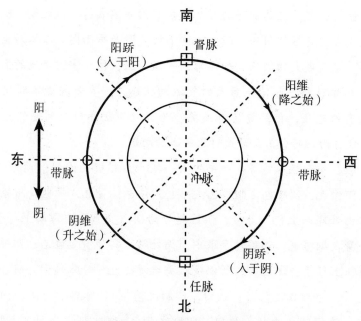

图2　奇经八脉在人体气运动中的循行状态

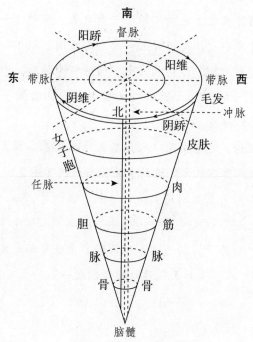

图3　人体先后天气运动模式图之一

由图3可以明显看出，将人体先天与后天联系在一起，由奇经八脉以为维系、贯通，恰似一个陀螺在旋转。其中的支点在于"脑髓"，它是人体的根本，所以才说"人始生，先成精，精成而脑髓生"。有了脑髓，才有了人体从胎儿到长成为人的一切生长过程。其中最重要的就是冲脉，它从脑髓直达于后天人体的中央，是人体的核心，是先天与后天的冲要。它虽然起于胞宫并隶于肝肾，但却并足阳明胃经而上行，足见其极其重要。胎儿降生以后，"谷入于胃"，立刻"脉道以通，血气乃行"，其后天十二经脉即首先从手太阴肺脉开始运行。而手太阴肺脉恰恰"起于中焦，下络大肠，还循胃口"，足见经脉的开始运行与后天之本胃的关系。由此开始，以脾胃为枢轴，整个人体就像陀螺一样旋转起来，其中央的支撑和转轴即在足阳明胃经与冲脉。如此运转，一直到生命的结束。而生命之所以结束，还是由于胃气的消亡、动力的消失。所以古人说"有胃气则生，无胃气则死"。胃气是人体这一陀螺得以旋转下去的能源。

上图把人体标示为一个陀螺形象，这就使原来"人体后天气运动基本模式图"由平面图变成了立体图，从而更接近于实际。

此图应于人体，已如上述；如应于宇宙天体，则原来平面图类似太阳系的一部分，以日、月、地为例，其中心点就像太阳，其图内的小圆则是地球的运行轨迹，图外的大圆则是月球的运行轨迹。而立体陀螺所示的"脑髓"一点，则是银河系的中心，此时太阳系又要围绕它而旋转了。所以，如依此类推到各个星系，则此图可以代表整个宇宙。由小则代表人体，大则代表宇宙的这一张图，就可以把《内经》所谓"人与天地相参也，与日月相应也"揭示得一清二楚。

行文至此，我们就可以将上述图1至图3各图综合在一起，最终勾画出图4，即"人体先后天气运动模式图之二"，从而完整、全面地体现后天脏腑与先天奇恒之腑的关系，完全证明人体先后天气运动模式如陀螺运转。

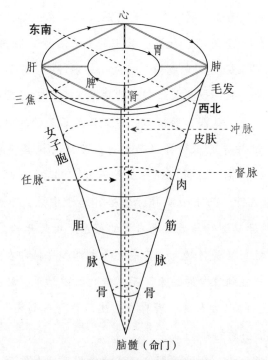

图4　人体先后天气运动模式图之二

十二、奇 邪

22. 岐伯曰：孙络三百六十五穴会，亦以应一岁，以溢奇邪……溪谷三百六十五穴会，亦应一岁……孙络之脉别经者，其血盛而当泻者，亦三百六十五脉，并注于络，传注十二络脉，非独十四络脉也。(《素问·气穴论》)

按："孙络"，指人体全部奇经八脉与十二正经所属的细小络脉。"溪谷"，本论说"肉之大会为谷，肉之小会为溪，分肉之间，溪谷之会"，可见，"溪谷"即肌肉组织之间隙。前引《金匮》"腠者，是三焦通会元真之处，为血气所注；理者，是皮肤脏腑之文理也"，"溪谷"即肌肉之间的文理，属于腠理，实即三焦的组成部分，以其通行津液，故谓之"溪谷"。本段经文将孙络与溪谷相提并论，两者的穴位也是相同的，证明经络与腠理是紧密地连接在一起，互相输送气血津液，互相渗透的。当然有病邪也会互相传布。其实，这也体现了全部经脉与整个三焦水道的关系，它们构成了一个完整的循环系统。

本条经文的极端重要性在于"奇邪"概念的提出。虽然在《内经》中，"奇邪"一词已在多处出现，但迄今为止，在中医教科书中都没有提出过。导致这种情况的根本原因，是从基础理论上对其缺乏认识，只从字面理解，认为"奇邪"就是"奇怪的病邪"而已，没有实际意义。本段经文明确指出"奇邪"是要"溢"的。什么叫"溢"？从内向外流动而出才叫"溢"。那么"奇邪"是从何处向外溢出的？这就要联系前面的第18条经文，"寸口脉平而死者，何谓也……一名守邪之神"，提出命门即肾间动气，即"守邪之神"，它守的就是人体最深部的病邪，这种病邪来源于先天之"精"，来源于奇恒之腑（脑髓），来源于奇经八脉。经过一番这样的思考和理解，本条经文"奇邪"的含义就完全清楚了。原来，人体在内外因素的影响之下，命门失去了"守邪之神"的职能，奇邪就从命门溢出，并随着奇经八脉的络脉（孙络）及三焦的腠理继续外溢而遍达全身。对此，本段经文说得很明白："孙络之脉别经者……亦三百六十五脉，并注于络，传注十二络脉，非独十四络脉也。"原来，溢出的奇邪最初在十四络脉，即在督、任二脉的络脉与十二正经的络脉传注，后来则只传注于十二正经的络脉，"非独"，即不再在十四络脉传注，显然，意谓不再在督、任二脉的络脉传注了。从中明显看出奇经八脉的奇邪已经完全溢出到十二正经了。由此可见，这段经文完全讲述了奇邪由内向外溢出的过程，从而完全证明奇邪来源于奇经八脉，继而证明来源于奇恒之腑，来源于命门之内。由于我们在既往的中医理论中没有这个认识，读者可能一时难以接受，但只要把上述几个条文的内容连贯起来理解，也就容易明白了。这部分内容，对整个中医基础理论可谓具有颠覆性，对我们中医学术的发展具有划时代意义，读者切勿等闲视之。

十三、奇　病

23. 任脉为病，男子内结七疝，女子带下瘕聚。冲脉为病，逆气里急。（《素问·骨空论》）

按： 在《难经·第二十九难》亦有"冲之为病，逆气而里急……任之为病，其内苦结，男子为七疝，女子为瘕聚"的论述。可见，我们祖先对冲任二脉所引发的疾病都是极其重视的。我们对它深入研究，可以发现以前不了解的深层次问题。

我们现在需要探讨的是，所谓"七疝""带下瘕聚""逆气里急"，到底是什么病？它们体现了什么病机？研究它们有何临床意义，或者说对中医学术的发展有何重大意义？

首先，《难经》把《内经》的"任脉为病，男子内结七疝，女子带下瘕聚"改为"任之为病，其内苦结，男子为七疝，女子为瘕聚"，是颇有深意的。第一，言不论男女，其任脉发病的病机都是"苦结"；第二，强调了"瘕聚"，而剔除了与此无关的"带下"。

那么，什么是"苦结"？"苦结"，就是体内结有病块，因此，所谓"七疝"就绝不是后世医家妄加解释的所谓七种"疝气"。其实，从字面上理解，亦可体会到"疝"字从山，意谓体内有病块，如山中的岩石凹凸不平。此病有实在的病块在，怎么倒成了"气"了。正因如此，女子同样"苦结"，其"瘕聚"同样也是有形的病块。此种病块，均由病邪阻滞导致气血津液结聚所致。"带下"，则不一定必有病块，故剔除于外。至于"冲之为病，逆气而里急",则说明此类疾病必备的共同症状,即气逆于上而筋脉拘急,其筋脉拘急也是出现病块的原因。因此,冲任二脉疾病的共同特点就是结有病块。这个病块是什么?一语道破之,就是癌瘤,是恶性肿瘤,而不是《内经》在其他篇章提到的各种"瘤"。关于这个问题,下面还要详加讲述。

24.黄帝问曰:人有重身,九月而瘖,此为何也?

岐伯对曰:胞之络脉绝也。

帝曰:何以言之?

岐伯曰:胞络者,系于肾,少阴之脉贯肾系舌本,故不能言。

帝曰:治之奈何?

岐伯曰:无治也,当十月复。

帝曰:病胁下满气逆,二三岁不已,是为何病?

岐伯曰:病名曰息积。此不妨于食,不可灸刺。积为导引服药,药不能独治也。

帝曰:人有身体髀股䯒皆肿,环脐而痛,是为何病?

岐伯曰:病名曰伏梁,此风根也。其气溢于大肠而著于肓,肓之原在脐下,故环脐而痛也。不可动之,动之为水溺涩之病也。

帝曰:人有尺脉数甚,筋急而见,此为何病?

岐伯曰:此所谓疹筋,是人腹必急,白色黑色见,则病甚。

帝曰:人有病头痛以数岁不已,此安得之,名为何病?

岐伯曰:当有所犯大寒,内至骨髓,髓者以脑为主,脑逆,故令头痛、齿亦痛,病名曰厥逆。

帝曰:善。

帝曰:有病口甘者,病名为何?何以得之?

岐伯曰:此五气之溢也,名曰脾瘅。夫五味入口,藏于胃,脾为之行其精气,津液在脾,故令人口甘也。此肥美之所发也。此人必数食甘美而多肥也。肥者令人内热,甘者令人中满,故其气上溢,转为消渴。治之以兰,除陈气也。

帝曰：有病口苦，取阳陵泉。口苦者，病名为何？何以得之？

岐伯曰：病名曰胆瘅。夫肝者，中之将也，取决于胆，咽为之使。此人者，数谋虑不决，故胆虚，气上溢，而口为之苦。

帝曰：有癃者，一日数十溲，此不足也。身热如炭，颈膺如格，人迎躁盛，喘息气逆，此有余也。太阴脉微细如发者，此不足也。其病安在？名为何病？

岐伯曰：病在太阴，其盛在胃，颇在肺，病名曰厥，死不治。此所谓得五有余二不足也。

帝曰：何谓五有余二不足？

岐伯曰：所谓五有余者，五病气之有余也。二不足者，亦病气之不足也。今外得五有余，内得二不足，此其身不表不里，亦正死明矣。

帝曰：人生而有病巅疾者，病名曰何？安所得之？

岐伯曰：病名为胎病。此得之在母腹中时，其母有所大惊，气上而不下，精气并居，故令子发为巅疾也。

帝曰：有病庞然如有水状，切其脉大紧，身无痛者，形不瘦，不能食，食少，名为何病？

岐伯曰：病生在肾，名为肾风，肾风而不能食，善惊，惊已，心气痿者死。

帝曰：善。（《素问·奇病论》）

按：《素问·奇病论》是《内经》中极为重要的一个篇章。但历代医家把此篇与它篇同等对待，没有挖掘出其独特之处，不得不说是对中医学发展的一大损失。

关键在于对"奇病"的"奇"字的理解。"奇"在何处？是"奇怪""奇特"之义还是别有它义？

在《发挥》书中，论文《论叶氏络病与奇经理论》对其进行了全面阐释：

目前中医学以脏腑辨证为代表的所有辨证论治方法，治的都是后天疾病，而与先天疾病有关的病位，显然在我们的寻常视野之外。

那么，哪些疾病属于先天疾病呢？《内经》早已告知读者了，只是我们没有在意罢了，那就是"奇病"。这是多么奇怪的名字，为什么取这个名字？道理再简单不过了，就是"奇恒之腑的病"的意思。有根据吗？有。《素问·奇病论》的第一句话就说："黄帝问曰：人有重身，九月而喑，此为何也？"清代医家张隐庵独具慧眼，明确而果断地注释说："此论奇恒之腑，而为奇恒之病也。《五脏别论》曰：脑、髓、骨、脉、胆、女子胞，此六者名为奇恒之腑，是以本篇之所论，有犯大寒内至骨髓，上逆于脑之脑髓骨病；《脉解》篇（笔者按：应为《大奇论》篇，此处为张氏误写）之脉病；口苦之胆病；九月而喑，及母腹中受惊之女子胞病，皆奇恒之腑而为病也。盖此六者，地气之所生，皆藏于阴而象于地，与气之通于天，病之变化者不同，故所谓奇病也。"这里所说的"皆奇恒之腑而为病也"难道不是"奇恒之腑的病"吗？而且再一次申明，这就是"所谓奇病也"。可见，"奇病"就是"奇恒之腑的病"。现在，我们有必要再看一看《素问·奇病论》中都记述了哪些奇病？再一次体会一下，它们到底是不是奇恒之腑的病，或者说得明白一些，它们到底是不是先天性疾病？①"人有重身，九月而喑"，即妇女怀孕已9个月，突然说不出话来。岐伯认为是"胞之络脉绝也"，"胞"即女子胞，属奇恒之腑，这是《素问·奇病论》的第一个病，显然示人以下诸"奇病"均属奇恒之腑病。而且张景岳更明确指出："胞中之络，冲任之络也。"由此可见冲任二脉与奇恒之腑的关系；②"息积"。其"病胁下满，气逆，二三岁不已"，虽然目前"不妨于食"，却"不可灸刺"，"药不能独治"，只能"积为导引"，即渐次予以导引之法，并配合"服药"。张隐庵认为此病即"肺之积曰息贲"。高士宗在《黄帝素问直解》中认为是"先天经脉受亏"之病，并曰："此息积为先天奇病，而药不能治也。"此先天经脉，即冲任二脉。盖《素问·骨空论》曰，"冲脉为病，逆气里急""任脉为病，男子内结七疝，女子带下瘕聚"。凡此"疝""瘕""聚"皆属腹中癥积痞块即肿瘤之类。而"息贲"可由右胁下延及中脘，当为肝肿大之疾，其发二三岁不已，很有可能是肝硬化并发为肝癌之病；③"伏梁"。其症状为人体"髀股胻皆肿""环脐而痛"。病因是"风根"，"其气溢于大肠而著于肓"，而"肓之原在脐下"，因此"环脐而痛"。亦"不可动之"。否则必"为水溺涩之病也"。可见，这种在脐腹部出现的肿物，不仅疼痛，而且导致人体大腿、小腿皆肿胀，这是腹腔满布恶性肿瘤，以致阻碍了下肢静脉血液以及淋巴液回流的表现，为发源于胞宫的冲任二脉"疝""瘕"类疾病。此病最终"其气"皆"溢于大肠而著于肓"。"肓"属膜原，为三焦的组成部分，三焦之原在肾间动气，发源于脐下气海。病至于此种地步，实际是癌肿在腹腔淋巴的广泛浸润与转移，不论"灸刺"，还是外科疗法，不仅无效，而且有害，故绝对"不可动之"。否则终至二便不通而亡。早在两千多年前的《内经》时代，古代医家对癌症的认识就如此精确，不能不使人赞叹祖先的聪明和伟大；④"疹筋"。此病除腹部筋脉拘急以外，并且在面部不定处出现白色与黑色，乃肺、肾的真藏色见。最重要一点就是"尺脉数甚"。这是什么疾病？这只能从大量的临床中才能体会得到。笔者诊治大量癌症患者，总是仔细查其脉象，以求从中探索其病因病位。结果得到了这样的发现：癌症晚期，一般可出现3种脉象，一种是脉弦紧大而有力；一种是脉空大虚软无力，偏迟；一种是脉沉细弦劲而数，尤以尺脉数甚。最后一种脉象，就是"疹筋"的脉象，明显证明病位在人体的最深处，实际是真肾脉，即肾的真藏脉见，必死无疑。显然，"疹筋"亦应属于癌症之列；⑤"头痛"且"数岁不已"者。岐伯认为"当有所犯大寒，内至骨髓，髓者以脑为主，脑逆故令头痛，齿亦痛，病名曰厥逆"。什么样的头痛可以数岁不已，并且齿亦痛？什么样的头痛才是"脑逆""厥逆"，即气逆于上，或可出现严重的呕吐？笔者推断，当属脑瘤之类。这里强调病位在"骨""髓""脑"，显然属奇恒之腑疾病无疑；⑥"口甘"。此名曰"脾瘅"病。由其人"必数食甘美而多肥"所致。"肥者令人内热，甘者令人中满，故其气上溢，转为消渴"。其口甘乃脾土之味，正是内热熏蒸，使脾的津液不能正常输布，反而上溢于口所致。那么，这种病与先天有关吗？当然有关。只要认真临床，大量诊治患者，就可知这里所说的"消渴"病，即西医学的"糖尿病"，它与遗传有多么密切的关系；⑦"口苦"。此名曰"胆瘅"病。由其人"数谋虑不决，故胆虚气上溢，而口为之苦"。口苦一般认为病位在肝。虽然"肝者中之将也"，但"取决于胆"，而"咽为之使"，所以肝胆同病而出现口苦。胆为奇恒之腑之一，所以本病属于奇恒之腑病无疑。说到这里，就要特别谈一谈"胆"。《素问·五脏别论》把胆列入奇恒之腑，而对"传化之府"却只言"胃、大肠、小肠、三焦、膀胱"，明显地把胆排除在外，此与我们常说的五脏六腑完全不同。《素问·六节藏象论》在论述"藏象何如"时，先谈心、肺、肾、肝；后谈脾、胃、大肠、小肠、三焦、膀胱，也没有胆，只是最后才说"凡十一脏取决于胆也"。这里的意义太玄妙深奥了。一般认为，在十一脏中心为君主之官，"十一脏取决于心"才对，为什么却说"十一脏取决于胆"？很多人重复李东垣的话，认为是由于胆木春升之气带动了各个脏腑发挥功能，这与《内经》原意大相径庭。其实，"胆"一脏而兼两职，既是奇恒之腑，又是六腑之一。奇恒之腑在最深、最内处，六腑在最浅、最外处，胆的位置既在内，又在外，遍布于表里内外，并且沟通于表里内外，来源于先天，却布达于后天，试问，人体什么内脏能有如此之本领？胆布达于后天，却来源于先天，使后天完全在它所代表的先天领导之下、影响之下，难道不是"十一脏取决于胆"吗？另外，笔者从临床中体会到，凡胆病多数遗传，尤其是母系遗传。经常见到，母女之间、姐妹之间都同时患胆病，其急躁易怒的性格完全一致，常常用小柴胡汤加减治疗，可以一方而多人同时取效。由此可以推断，以小柴胡汤治疗遗传性疾病大有可为；⑧"癃"。此名曰"厥"病。它是"五有余二不足"的死证。"五有余"，表现为"身热如炭""颈膺如格（即咽喉、颈部连及胸部格拒不通，如有物阻塞之感）""人迎躁盛（即结喉两旁人迎脉躁动急数）""喘息""气逆"；"二不足"表现为"癃（即小便排出不畅利）"以至"一日数十溲"，而且"太阴脉微细如发（即寸口脉微细如发丝）"。岐伯认为此病"病在太阴，其盛在胃，颇在肺"，即病在太阴脾肺与阳明胃。笔者认为，本病乃典型的肺癌及其继发的"上腔静脉综合征"。从目前中医理论而言，病应涉及肺胃。肺胃热盛，其气不降反而上逆，故出现"五有余"；肺胃之气不降必然导致脾气不升，脾被约束不能为胃行其津液，津液一方面因邪热消灼而损伤，一方面又因脾气不升而偏渗膀胱，故既小便短少不畅又小便频数。那么，本病为什么亦属于奇恒之腑病呢？古人可能并不知此病乃肺内癌肿所致，但毕竟是"冲脉为病，逆气里急"，而内有"疝""瘕"则是客观存在的，属于任脉病无疑。冲任二脉均发源于女子胞，故此病确属奇恒之腑病。病本在奇恒之腑，病根如此深邃，只治肺胃和脾，恰似隔靴搔痒，肯定无济于事，至今仍无良策，更何况古人，故"死不治"。这是古代医家治疗大量此类疾病以后得出的肯定结论；⑨"巅疾"。此名曰"胎病"。此"巅"应为"癫"，即癫痫病。黄帝问曰，"人生而有巅疾者"，即幼儿自出生后就患有癫痫病，"安所得之"？岐伯认为："此得之在母腹中时，其母有所大惊，气上而不下，精气并居，故令子发为巅疾也。""在母腹中"当然是在女子胞中，病根在此，当然是奇恒之腑病，属先天疾病。早在母腹中患儿即留下如此病根，对此，张景岳注曰："惊则气乱而逆，故气上不下。气乱则精亦从之，故精气并及于胎，令子为巅痫疾也。"⑩"肾风"病。此病"疮然如有水状"，即面色不荣而浮肿，好像有水气一样，并且"切其脉大紧"。虽然"身无痛者，形不瘦"，却"不能食、食少"。岐伯认为"病生在肾，名为肾风。肾风而不能食，善惊，惊已，心气痿者死"。按此"肾风"病在《素问·评热病论》亦有论述，并且还有"少气时热，时热从胸背上至头，汗出，手热，口干苦渴，小便黄，目下肿，腹中鸣，身重难以行，月事不来，烦而不能食，不能正偃，正偃则咳甚"等症状。这些症状确实类似西医学所说的各种严重肾病的晚期症状，因此最后"心气痿"而死，实即心力衰竭而亡。但这种病为什么也属于奇恒之腑病，说它属于奇恒之腑病是否过于牵强？其实，在本篇已有解释："月事不来者，胞脉闭也，胞脉者属心而络于胞中，今气上迫肺，心气不得下通，故月事不来也。"胞脉，即络于女子胞中的经脉，病至于此而胞脉闭，显然属奇恒之腑病无疑。

《素问·奇病论》以孕妇九月而瘖由"胞之络脉绝也"开始，《素问·评热病论》与《素问·奇病论》最后都以"肾风"病的论述结束，而前者并更以"月事不来"由"胞脉闭"而结尾，有极为重要的含义。它告知读者，不论热病与内伤杂病，其最终阶段并没有至肾而止，而是更深一步进入奇恒之腑。具体地说，首先影响到奇恒之腑的经脉，而奇恒之腑的经脉其实就是奇经八脉及其络脉。

行文至此，我们可以清晰地看到人体存在一个远比五脏六腑更为宏大的系统，即"脏腑（五脏六腑）—奇经八脉（络脉）—奇恒之腑"系统。其中对脏腑与奇恒之腑起联络、沟通、影响以及精气出入输布作用的就是奇经八脉及其络脉。

在以上全部内容中，读者应尤其重视：①张隐庵明确说明，"奇病"就是奇恒之腑的病；②高士宗明确指出"息积"是"先天经脉受亏"之病，"此息积为先天奇病，而药不能治也"。联系"冲脉为病，逆气里急"与"任脉为病，男子内结七疝，女子带下瘕聚"，阐明了人体内的癥积痞块即癌肿与人体先天，与奇恒之腑、奇经八脉的关系；③阐明"伏梁"病就是腹腔满布的恶性肿瘤。其发源于"肓"，而"肓之原在脐下"，肓即三焦膜原，三焦之原在肾间动气，肾间动气即在脐下，实即命门。从中完全可以体会到命门这一"守邪之神"与恶性肿瘤发病的关系。而且在发病后"其气溢于大肠""髀、股、胻皆肿""环脐而痛"，显然是腹腔恶性肿瘤的广泛浸润与转移，并且严重阻碍了下肢的静脉血液及淋巴的回流，从而证明三焦与恶性肿瘤发病的密切关系。如此恶疾，古代外科疗法，甚至现代外科，治疗效果极差，故曰"不可动之"，否则必致二便不通而亡；④强调了"胆"与先天、与遗传的关系，对我们今后治疗包括恶性肿瘤在内的先天性疾病有极其重大和深远的影响；⑤对"肾风"病的探讨，使我们进一步认识到，后天性疾病也会影响先天，最终亦可能导致先天层面的疾病，这为我们研究外界因素导致恶性肿瘤的病机及治法提供了思路和线索；⑥通过对"疹筋"脉象的研究，可知恶性肿瘤应有其特殊的脉象，进一步对其探讨，对确定癌病的病因、病位、病机、诊断、治疗具有重大意义。

说到这里，就可以顺利地谈一谈命门究竟在于人体何处了。《素问·举痛论》曰，"冲脉起于关元，随腹直上"，而关元乃任脉穴位，证明于此处冲任二脉乃相互重合，一并上行。原来，由此冲任二脉的关系就可判断出命门在于何处。在《传承录》论文《谈用经方如何抓主症》的"编者按"中说：

与命门相关，刘师又发现对冲脉的研究有重要的临床意义，有必要回过头来再谈冲脉。命门与脑髓同属先天，而命门恰恰在肾间动气，为冲脉循行所过之处，因此，研究冲脉也就是研究先天、研究奇恒之腑、研究命门。《难经·第三十一难》又曰，"三焦者……何始何终……其府在气街"，即三焦之气的汇聚处（终）在气街，而冲脉亦"起于气冲"，气冲即气街，证明冲脉又与三焦关系密切，命门之气恰恰是通过冲脉才注入三焦的，不论研究命门，还是研究三焦，都离不开冲脉。此外，由于冲脉与任脉重合，从任脉的穴位也可以探知命门与冲脉的关系。任脉从下及上，除了第一个穴位"曲骨"，第二个穴位就是"中极"，"中"者内也，内者阴也；"极"者，到极点也。阴阳是位置的概念，阴至极点，说明此处是人体藏精气的最深处，非奇恒之腑莫属，实即"女子胞"所在之处。此"女子"乃"阴"之意，不可把女子胞简单地理解为孕育胎儿的胞宫（子宫），否则怎么理解男女均有奇恒之腑，均有女子胞？女子胞乃人体阴精之所在，谓藏物之府也。第三个穴位即是"关元"。"关"者，关住、关闭也；"元"者，即先天之元精、元气，亦即阴精也。于此处先天之阴精被关闭于内。还应当特别注意"冲脉起于关元，随腹直上"，证明藏于中极部位女子胞的阴精是从关元开始而向上输布全身的，并且同时推知，奇邪亦可由此而外发。第四个穴位即"石门"。此"石门"二字，有重镇、封闭之意，真正的命门应当在此，故称其为"守邪之神"。于此处既可防止外邪之内侵，又可防止内邪之外溢。但毕竟在正常生理状态下，元精、元气由此而外出，脏腑的气血由此而内入，则石门又是先后天气血阴精的出入之所。由此先天之精（泛指元气、元阴、元精、元阳、元神）进一步上达于第五个穴位"气海"，则属于后天肾气之所在了。可见，所谓"肾间动气"实为命门之气外出后所聚之气，既然是"肾间"的动气，应当属于后天，而石门才属于先天，所以刘师认为真正的命门应当在"石门"，这是刘师的理解与《难经》理论的不同处。

十四、"揆度""奇恒"与转陀螺治癌法

25. 黄帝问曰：余闻《揆度》《奇恒》，所指不同，用之奈何？

岐伯对曰：《揆度》者，度病之浅深也。《奇恒》者，言奇病也……《揆度》《奇恒》道在于一：神转不回。回则不转，乃失其机。（《素问·玉版论要》）

按：对本条经文的理解，历代医家均莫衷一是，没有一位医家能解释"揆度"与"奇恒"是什么意思。

《揆度》与《奇恒》是曾经与《内经》同时存在但已经失传的两部医书。到底"揆度"与"奇恒"是什么意思，只能从《内经》文中寻找。《素问·经脉别论》说："饮入于胃，游溢精气，上输于脾，脾气散精，上归于肺，通调水道，下输膀胱，水精四布，五经并行，合于四时五脏阴阳，《揆度》以为常也。"这段经文最后一句出现了"《揆度》以为常也"，"常"，当然可作"正常""平常""寻常"等解释，显然，《揆度》的作者是把"饮入于胃"直至"五经并行，合于四时五脏阴阳"均当作人体正常的生理状态。更应当引起注意的，是一开始说的"饮入于胃"，此与本书第1条所引经文"谷入于胃"完全相同，在"饮入于胃"以后发生的生理过程全属于后天，证明这里所说的"常"，指的完全是后天。既然如此，本条经文所说的"《揆度》者，度病之浅深也"，也完全指"度"的是后天疾病的浅深，即揣度、诊断、思考、断定后天疾病的浅深。既然《揆度》一书是研究后天疾病诊断的，我们对"奇恒"也就随之明白了。"奇"者，异也；"恒"者，常也。"奇

恒"即异常，显然《奇恒》一书恰好与《揆度》一书相反，是研究异常疾病的。什么异常的疾病？本条经文明确道出：“《奇恒》者，言奇病也。”“奇病”，就是《素问·奇病论》所说的“奇病”，就是先天性疾病，就是奇恒之腑的病。行文至此，对《内经》和《难经》与“奇”字有关的概念就可以汇总一下了，即“奇恒之腑”“奇经八脉”“奇邪”“奇病”，全部属于先天。

对本条经文下半部分的理解，即从“《揆度》《奇恒》”至“乃失其机”，要有与一般注《内经》者不同的句读：在“道在于一”与“神转不回”之间用冒号（：），在“神转不回”与“回则不转”之间用句号（。）。其意是说：不论《揆度》还是《奇恒》，其规律即“神”所主宰的运动状态，都是“转”，而且要“神转不回”，即要按照自然界阴阳五行的运动状态运转，显然，要阴升阳降（和阴出阳入），而不能相反。相反即“回”，即《素问·六微旨大论》所说的“反常则灾害至矣”。反常则不转，故曰“回则不转”。“回”者逆也，逆阴阳五行常态而运动，不论“揆度”还是“奇恒”，即不论后天还是先天，都会导致人体气运动的停止，“乃失其机”，生命停止，人体消亡，所谓“气散则分之，生化息矣”。

这段经文提示，既然在生理状态下，人体要顺应阴阳五行的运动状态而运动，那么对在病理状态下的逆行状态就要加以调整，使其恢复正常状态。对于后天，就要按照“人体后天气运动基本模式图”的理论，使人体之气左升右降，即脾从左升，胃从右降；肝肾之气从左而升，心肺之气从右而降。此外，根据阴出阳入的道理，尤其要重视脾胃的升降，从而使营卫出入之机正常。对于先天，则要采取转陀螺的方法，实现先后天之气的协调有序运转。具体方法，《内经》早有明示。

26. 行奇恒之法，以太阴始。（《素问·玉版论要》）

按： 此短短 9 个字，却道出了“转陀螺”法的奥秘、诀窍和关键：从宣降手太阴肺气开始。或问此“太阴”是否为足太阴脾？答曰：不是。因为此是“转陀螺”，要使陀螺运转，根据杠杆原理，最省力者，应当是从“陀螺”

的边缘抽打，即作为轮周的手太阴肺，对此用力、由此发力，最为省力。而足太阴脾在枢轴，在中央，其转动较轮周要费力。故知此"太阴"应为手太阴肺。且"肺手太阴之脉，起于中焦，下络大肠，还循胃口，上膈属肺"，是人体出生后首先运转的经脉，由它把水谷精微输布全身，全身各处随之开始正常的生理活动，所谓"肺主一身之气"。又或问足厥阴肝亦居轮周，为什么"行奇恒之法"不"以厥阴始"？这由于足厥阴肝气在正常情况下是从左上升的，而"转陀螺"是要重心向下而旋转，因此这样的使命当然非手太阴肺莫属，以肺气主肃降也。更为重要的是，《素问·玉版论要》在此句话后立刻紧接"行所不胜曰逆，逆则死；行所胜曰从，从则活"，从"人体后天气运动基本模式图"可知，肺气下降，从右向左旋转直接影响到肝，是金克木，为"形所胜"，是正常的；而肝气上升从左向右旋转，直接影响到肺，是木反侮金，为"行所不胜"，是反常的。正常为"从"，"从则活"；反常为"逆"，"逆则死"。以上论述，充分说明"行奇恒之法"确实应"以太阴始"，即从宣降（宣为其降）手太阴肺气开始。

"行奇恒之法，以太阴始"，是启动陀螺正常旋转的关键一招，也是对恶性肿瘤采取先后天并治的中心环节。行文至此，我们即可专门论述恶性肿瘤的治疗方法。

恶性肿瘤，西医学称作癌瘤，其导致的疾病称作"癌症"。但从中医理论而言，"症"是症状，"病"才是疾病，因此中医术语应当称作"癌病"。

中医学早在北宋时期即有"癌"字。1170年问世的北宋东轩居士所著《卫济宝书》即载有"痈疽五发，一曰癌"，可见，癌是一种独立的疾病。关于癌病的症状，南宋杨士瀛《仁斋直指方》中有载："癌者，上高下深，岩穴之状，颗颗累垂，裂如瞽眼，其中带青，由是簇头，各露一舌，毒根深藏，穿孔透里。男则多发于腹，女则多发于乳，或项或肩或臂，外证令人昏迷。"古代癌、嵒、岩通用，癌字从嵒，嵒即岩，因此亦常用"岩"字作为病名，指质地坚硬，表面凹凸不平，形如岩石的肿物，如乳岩（今之乳癌）、肾岩（今之阴茎癌）、舌岩（今之舌癌）等。这些肿物不痛不痒，根深蒂固，逐渐长大，却不破溃，而一旦破溃也是溃流血水，臭秽难闻，穿破脏腑，病情向里而不是向外发展，极为凶毒险恶，纯属阴中之阴病，已超出了脏腑病的范围，用一般治疗方法均无效。

以上这些癌病，是从外面可以用肉眼看到的属于中医外科学的疾病，其实，对绝大多数癌病，中医学在古代并不称其为"癌"，而是归入内科和妇科疾病中，有另外一些称谓。前面已经说过，《内经》与《难经》所言之"疝""瘕""聚"皆属体内的肿物，即属此类。另外，《素问·疏五过论》所说的"脱营""失精"病可能亦属于癌病。尤其《难经·第五十六难》所说的五脏积病就更可能是癌病了，"肝之积，名曰肥气，在左胁下，如覆杯，有头足，久不愈，令人发咳逆、瘖疟，连岁不已""心之积，名曰伏梁，起齐上，大如臂，上至心下，久不愈，令人病烦心""脾之积，名曰痞气，在胃脘，复大如盘，久不愈，令人四肢不收，发黄疸，饮食不为肌肤""肺之积，名曰息贲，在右胁下，复大如杯，久不已，令人洒淅寒热，喘咳发肺壅""肾之积，名曰贲豚，发于少腹，上至心下，若豚状，或上或下无时，久不已，令人喘逆，骨痿少气"。前面已经说过，《素问·奇病论》中所说的奇病，多数属于癌病。虽然如此，既然西医学对癌病已有明确的分类和命名，并有明确的诊断依据，中医学就应当对西医学所说的癌病加以肯定，并围绕它们进行研究和治疗。但要立足于中医学的辨证论治原则，形成中医学的"癌病治疗学"，从病因、病机，到一系列理、法、方、药，构成自己一套完整的理论体系。

首先，癌病的病因是什么？如果我们还是重复以往的诸如"劳倦过度""情志失调""寒温失节""饮食不周"等陈词滥调，那就体现不出癌病与其他一般疾病的不同，结果又陷入了"扶正固本""清热解毒""疏肝理气""活血化瘀"等一系列老套、俗套之中，对癌病的治疗显现不出特色，接触不到问题的实质，结果仍然是毫无突破。

那么，癌病的病因到底是什么？那就是"奇邪"，而绝不是目前中医界流传的所谓"癌毒"。如果说是"癌毒"，用解毒药好了，为什么用那么多所谓抗癌的解毒药却无效？更何况从现代的所谓中药药理学研究，绝大部分中药都抗癌，那为什么对癌病应用之后却无效？这里所说的有效，是指要把肿瘤消灭掉，所谓的"带瘤生存"不能认为有效，因为既然"带瘤"，终归是要复发、要发展，最后还是要死亡，只是延长一点生命的存在时间而已。如果说这是无奈之举还可以，但要认为是治癌的成绩甚至目的，就有些夸张了。

奇邪，不是外感六淫与疫疠之邪，也不是一般的"气""食""痰""瘀""虫"，以上这些都是后天病邪，奇邪是先天的病邪，这些病邪与生俱来，存在于命门之内。一旦时机成熟，它就要溢出命门，导致人体发病，成为癌病。

那么，什么是它外溢的时机？溢出以后为什么会导致癌病？

奇邪能够溢出命门的原因就是"生气独绝于内"。"生气"为什么"独绝于内"？年老是一个根本原因。人与其他生物体一样，生老病死是一个普遍存在的、不可改变的新陈代谢自然规律，"人始生，先成精"，这个精就已内含这个规律的主宰，即"元神"，故曰"精成而脑髓生""两精相搏谓之神"，此"神"，决定了人体的一生的生长壮老已。而人体出现"老"和"已"，其主要的疾病就是"癌病"。《素问·阴阳应象大论》说，"年四十，而阴气自半也"，此"阴气"，即先天之"元精""元气"，是人体的正气。先天之奇邪就趁"阴气"，即《难经》所谓之"生气"的衰减而溢出命门之外。这就是癌病多发于 40 岁以后人群的根本原因。

但是，人类在 40 岁以后即面临癌病的威胁，甚至因此而导致死亡，则是绝对不可接受的。人类在 40 岁以后，除了生殖机能减退之外，正是知识丰富、精力旺盛，能够对社会作出贡献的大好时机，怎能容忍此时患如此恶疾而痛苦地死去？此时死去，对家庭、对社会都是巨大的损失。更何况我们人类奋斗的目标，归根结底就是要幸福地长寿。所以，作为医务工作者，应当把攻克癌病视为己任，下定决心找出办法，阻滞甚至逆转人类患癌的机制。

抗癌，归根结底就是抗衰老。导致人体衰老的关键就在于命门的状态。命门即脑髓，位于"陀螺"的最下、最尖端。我们要用"转陀螺"的方法，使重心向下，一面夯实基础，补益命门的元阴、元阳、元精、元气、元神，一面封固命门，制止命门之内奇邪的外溢。具体方法的第一个也是最重要的步骤，就是"行奇恒之法，以太阴始"。

在"行奇恒之法，以太阴始"的同时，即在宣降肺气的同时，就要舒达肝气。注意，这里用的"舒达"二字，是使肝气舒服而畅达之义，不是"疏散"的意思，因此是"舒肝"而不是"疏肝"。肝气非常舒畅有序地到达全身各处，从而使全身气血津液的运行毫无阻滞，当然也就形成不了癌瘤。更重要的是，肝是"将军之官"，它本身就有平息内乱、消灭病邪的职能。就临床所见，许多癌病患者在发病前都曾经受过较强的精神刺激，如过度的愤怒、悲伤、思虑、忧愁，从而导致"将军之官""谋虑"的功能受到了压抑，以致不能识别出奇邪，不仅不能消灭奇邪，反而造成奇邪肆无忌惮地泛溢成灾。在癌病出现以后，患者情绪压抑，心情悲观，往往导致病情迅速恶化，均可证明肝在抗击癌病当中的重大作用，所以一定要"舒达肝气"。为"舒达肝气"就要补肝、养肝、滋肝、柔肝，肝的阴血充足，肝气自然舒畅。如此肝气正常上升，与肺气正常下降协调进行，相互为用，即叶天士所说的"人身左升属肝，右降属肺，当两和气血，使升降得宜"，达到了朱丹溪所说的"气血冲和，万病不生"的理想结果。

以上，"宣降肺气"与"舒达肝气"是对所有癌病必须同时应用的方法，要贯穿于治疗的全过程。此外，就是要根据具体病情，或升降脾胃，或交通心肾，或畅利三焦了。这里所强调的"具体病情"，是指每一个癌病患者都有其各自独特的病因、病位及症状，要因人而异，辨证论治，不可固执于一两个死板的方剂。

上述一系列治疗方法，显然只属于治疗后天疾病的范围，即属于"人体后天气运动基本模式图"所指示的范围，而对先天方面，还要进一步加以调控。先天，就是指命门及其内的奇恒之腑、奇经八脉、精。《金匮》曰，"阴阳相得，其气乃行；大气一转，其气乃散"，我们应当把它作为治疗一切疾病的基本法则。"阴阳"，是指全身的阴阳；"相得"，就是阴阳相交，就是要设法恢复"阴升阳降，阴出阳入"的正常气运动状态。如此才能行使其生理功能，故曰"其气乃行"。"大气"，是指全身之气，既包括后天之气，也包括先天之气，设法使先后天气运动如陀螺正常运转，故曰"大气一转"；于是不仅在后天部位的邪气得以消散，先天部位的邪气亦可消失，故曰"其气乃散"。尤其应当认识到，癌病的发生源于基因序列出现异常，而我们中医学正是由于运用"转陀螺"的方法，才能使人体气运动在旋转过程中重心向下，透过命门，直达脑髓，人体元阴、元阳、元精、元气、元神的运动状态继续在旋转中从无序变为有序，从异常变为正常，恢复了正常的生理功能，封堵并消除奇邪于内，最终达到根治癌病的目的。

下 篇

根治癌病的基本方略

一、癌病与胆、三焦

这里提出一个在中医学术史上、在《内》《难》之后从来没有涉及的学术问题，即胆和三焦与先天奇病有何关系。

奇邪本来源于先天，在脑髓之中，在命门之内，它是通过什么途径溢出命门，并泛溢全身的？目前的中医理论对此根本不涉及，把中医学术中极为重要、堪称"精华"的部分遗弃了。把它挖掘出来，讲清楚、说明白，就可比翼西医学，甚至超出西医学的现有水平，这绝不是毫无道理的夸张。

现代分子生物学与人工智能，是现代科学的两大前沿科学，前者的基因学说已经彻底改变了西医学的面貌。从上世纪 50 年代至今，基因学说的迅速发展令人惊讶不已，难以想象。它为人类彻底攻克癌病带来了曙光。

法国科学家埃玛纽埃尔·沙尔庞捷和美国科学家珍妮弗·A·杜德纳发现了基因技术最锋利的工具之一：CRISPR/Cas9 基因剪刀。这项技术对生命科学产生了革命性的影响，为癌病新疗法作出了重大贡献，还可能实现治愈遗传疾病的梦想。二人由于这一成就，共同获得了 2020 年诺贝尔奖。CRISPR/Cas9 基因编辑系统使科学家得以对脱氧核糖核酸（DNA）进行精确修改。以色列特拉维夫大学的丹·皮尔教授发表在美国《科学进展》杂志上的同行评议报告称，研究表明，这一系统可用于治疗动物的癌症，"用这种方式治疗的癌细胞永远不会再活跃起来"，"我们希望它有朝一日能够治愈这种疾病"，因为它"能够从根本上剪短癌细胞的 DNA，使这些细胞无法存在"。皮尔说，该疗法将针对每名患者进行个性化定制，以确定他们是接受普遍注射还是直接注射到肿瘤中。注射剂由信使核糖核酸（mRNA）、一种识别癌细胞的系统和一种脂质纳米颗粒组成。mRNA能够通过"编码"起到剪除DNA的"微型剪刀的作用"。他说："我相信，在不久的将来，我们将看到许多基于遗传信使的个性化疗法，用于治疗癌症和各种遗传疾病。"

生命科学是与人类生存和发展息息相关的科学，在现代科学的飞速发展面前，我们中医学显得相形见绌。我们为什么不能根治癌病，难道真的没有根治它的办法吗？在1978年，我考取了原北京中医学院首届中医研究生，入学后我去拜望仰慕已久的恩师刘渡舟教授，我直截了当地问刘老："刘老，为什么我们中医不能治癌症？"问完后，我立刻觉得问得有点唐突，恐怕受到刘老的批评。但刘老和蔼地说："是的，我们中医是不能治癌症，根本原因是我们不知道它的病因病机。"刘老是多么好的老师呀，他并没有否认中医的不足，并且明确指出了不足的原因，为我们进一步研究它、解决它指明了方向。自此之后，我结合在此之前治疗癌病的经验，在治疗过程中，就着重研究它的病因、病机。

谈到癌病的病因病机，不就是一般认为的"癌毒"吗？不就是"气滞血瘀""癌毒内伏""痰气相结""正气亏损"吗？因此要"理气活血""清热解毒""化痰散结""扶助正气"。基本理论，还是"脏腑辨证""六经辨证""卫气营血辨证"。各种临床书籍和论文中，所论皆如上述，丝毫没有特色。所举案例，很少有用中药单独治愈者。多数是在西医手术后，肿瘤已被切除，且未复发，或在放疗、化疗及其他疗法之后或同时，再用中医中药治疗，多数只能减轻症状，延长生命，达不到清除癌瘤的效果，于是才说要"带瘤生存"。由于是与西医方法并用，即使有一些疗效，也不能认为是中医中药起主要作用。更为严重的问题是，这些个案所拟的方药，完全没有可重复性。我们重复使用，仍然没有可信服的疗效。我们至今没有组织全国的中医专家对中医治癌的效果进行同行评议，各说各话，真实效果如何，无从得知。

事实上，用"脏腑辨证""六经辨证""卫气营血辨证"是不能治愈癌病的，因为癌病是我们中医理论中的先天性疾病。癌病的病因是深伏于脑髓的"奇邪"，而不是在后天脏腑的"六淫""疫疠之邪""气、食、痰、瘀、虫"，这是导致用上述治疗方法无效的根本原因。解决癌病的方法必须从先天论治，从奇恒之腑、从奇经八脉、从精论治，即深入到命门之内论治。这些论治原则，《内经》《难经》早有提示，我们的任务是对其深入挖掘，系统地总结出规律，并寻找出具体有效的方法。

上述二位科学家发现和发明的基因编辑系统，能通过信使核糖核酸（mRNA）进行编码，起到剪除DNA的"微型剪刀的作用"，从而对其进行精确修改，最终达到治愈癌病的目的。我们中医学当然不可能具有这种方法，因为中医学治的是"气"，而不是西医学的"器"，不可能达到"剪除"DNA的目的。但是，正是由于我们治的是"气"，却可以通过"调气"的方法，使DNA恢复到正常状态。

这是痴人说梦吗？绝对不是。请允许我慢慢道来。

"人与天地相参也，与日月相应也"，什么"相参""相应"？归根结底就是运动状态的"相参""相应"。什么运动状态？就是"圆运动"。从宏观的宇宙天体、星辰，到微观的生物体DNA的双螺旋结构，其运动状态都是"圆运动"，而且都是螺旋式的圆运动。这就是整个宇宙运动的根本规律。我们人体当然亦不例外，人体就相当于一个陀螺，在能量供给正常的情况下，它就呈现螺旋式的圆运动，一旦能量供给减少，其运动就会出现障碍，人体则发病，一旦能量供给消失，陀螺的运转停止，人即死亡。

在于人体，也有宏观与微观的不同。后天部分，相当于"人体后天气运动基本模式图"体现的脏腑部位，我们可以用一般"调气"的方法，使肺气下降，肝气上升，脾气上升，胃气下降，心火下降，肾水上升，并使三焦气道调畅。但对先天部分，即奇恒之腑部位，则鞭长莫及，此处即相当于存在基因、遗传物质、遗传信息的微观部位。此处对人体的影响，我比喻为"转图钉"。我们让图钉旋转，是用手指捏住图钉的钉尖，然后捻动钉尖，则图钉自然旋转起来。当然此后维持图钉的旋转，还要像转陀螺一样供给能量，那就需要脏腑的气运动了。可见，人体的先天，就是转图钉；人体的后天，就是转陀螺。从整个人体的先后天气运动而言，转图钉是阴之升，转陀螺则为阳之降，阴升而阳降，先后天协调运转，其实是转图钉与转陀螺的相互影响和共同作用，即所谓"阴阳相得，其气乃行"。

"转图钉"阶段，就是"人始生，先成精，精成而脑髓生，骨为干，脉为营，筋为刚，肉为墙，皮肤坚而毛发长"；"转陀螺"阶段，就是"谷入于胃，脉道以通，血气已和，荣卫已通，五脏已成，神气舍心，魂魄毕具，乃成为人"。

关键是"图钉"与"陀螺"的运转怎样有机地沟通联系起来？这就要靠胆与三焦。

还是要回顾《内经》与《难经》的论述。

关于胆，《内经》曰，"脑、髓、骨、脉、胆、女子胞，此六者，地气之所生也，皆藏于阴而象于地，故藏而不泻，名曰奇恒之腑""愿闻十二脏之相使……胆者，中正之官，决断出焉""凡此十二官者，不得相失也，故主明则下安，以此养生则寿，殁世不殆，以为天下则大昌，主不明则十二官危，使道闭塞而不通，形乃大伤，以此养生则殃，以为天下者，其宗大危""心者……肺者……肾者……肝者……脾、胃、大肠、小肠、三焦、膀胱者……名曰器……此至阴之类，通于土气。凡十一脏取决于胆也"。

关于三焦，《内经》曰，"风寒在下，燥热在上，湿气在中，火游行其间也""上焦出于胃上口，并咽以上，贯膈而布胸中……中焦亦并胃中，出上焦之后……下焦者，别回肠，注于膀胱而渗入焉""三焦者，决渎之官，水道出焉""三焦膀胱者，腠理毫毛其应""脾与胃以膜相连耳，而能为之行其津液""寒气客于肠胃之间，膜原以下""邪气内薄于五脏，横连募原也"。《难经》曰，"三焦者，有原气之别焉，主持诸气""三焦者，水谷之道路，气之所终始也""三焦者，原气之别使也，主通行三气，经历于五脏六腑""所谓生气之原者，谓十二经之根本也，谓肾间动气也。此五脏六腑之本，十二经脉之根，呼吸之门，三焦之原，一名守邪之神"。

由上述引文可知，胆既为先天之奇恒之腑之一，又为后天之"十二官"之一。由于是"十二官"之一，曰"凡十一脏取决于胆也"，则证明此胆的地位及职能要高于其他十一官，包括心。但云"主不明则十二官危"，此"十二官"又包括胆在内，可见，胆并非这里所言的"主"。此"主"为何？赵献可认为是命门，他在《医贯》中说，"命门为十二经之主"，并称命门"是立命之门，谓之元神"。实则从《内经》而言，此"主"其实是"脑髓"，有脑髓才有其后人体的一切，包括十二官。但如李时珍所言，命门与脑髓本为一体，则此处之脑髓确可作命门解。那么胆的作用是什么？胆是脑髓（或命门）的"使道"。"使道"者，信使通行的道路也。脑髓（或命门）失职，则"使道闭塞而不通"。其实在这里，胆不仅是信使通行的道路，它本身就是信使，把脑髓发出的指令通过它以及它所通行的道路传达于后天脏腑，使后天脏腑完全在它所代表的先天领导、指挥和影响之下，故曰"凡十一脏取决于胆也"

再看三焦。三焦也是信使及其通行的道路，但胆是先天，三焦是后天，是在后天人体各处运行的信使及其道路。此故曰"水谷之道路"，"水谷"者，后天也。至于"三焦者，原气之别使也"，则证明三焦是命门派出原气的使者，而且是在后天把命门的指令传达于全身各处，故曰"经历于五脏六腑"。三焦本身就是后天之腑，是气水运行的道路，同时，又是在命门之外传达先天指令的使者。三焦可以把命门的指令传达于全身，一直到最微细处，所以《金匮》说："腠者，是三焦通会元真之处，为血气所注；理者，是皮肤脏腑之文理也。"

总结上述内容，可知胆从先天部位开始，即从命门之内把脑髓的指令通过命门传达于后天脏腑；三焦则在命门之外把先天的指令传达于后天脏腑及全身各处。在后天脏腑部位，胆与三焦的功能是并行的，而且是一致的。

阐明上述问题，到底想达到什么目的？那就是与本节文章刚开始所说的内容相呼应。前述二位科学家所使用的信使核糖核酸（mRNA）就是传递遗传信息的，而在这里所说的胆与三焦，同样是传递遗传信息。胆与三焦的不同，只是在其传递的起始部位不同而已。需要注意的是，信使核糖核酸不但传递对人体有益的信息，亦能传递对人体有害的信息，如癌基因信息，从而导致人体发生癌病。胆与三焦亦然，它们传递从脑髓、命门发出的有益信息，使人体可以正常发育、生活，同样，也可以传递从脑髓、命门发出的有害信息，这些有害信息，其实就是"奇邪"，从而导致人体发生癌病。既然如此，我们在临床中对胆与三焦进行治理和调节就显得十分重要了。我们一方面可以设法使其传递好的信息，而不是坏的信息；一方面也可以设法使其传递信息的道路发生改变，只能传递好的信息而不能传递坏的信息。更有趣者，我们还可以人为地研制与坏的信息相对抗的好信息及其载体，并通过"转陀螺"法，先使胆与三焦将好信息及其载体，在旋转中逆行向下直达于先天之命门，继而由胆通过命门将好信息传达于脑髓，对导致癌病的奇邪加以抑制甚至消除。前面所说的二位科学家，是对 DNA 片段进行剪除，我们则不剪除，而是利用"转陀螺"的旋转之力，使基因序列从异常转变为正常。这就是中医学"调气"的方法，它可使整个人体的气运动从无序转变为有序。如果有效，其科学性和先进性将远超前者。

二、癌病与脉象

在《刘保和中医学术体系图解》(中国中医药出版社 2020 年 9 月第 1 版)中有这样一段话,阐明了胆与三焦在人体气运动中的状态:

三焦将人体后天脏腑联系起来,胆将人体先天奇恒之腑与后天脏腑联系起来。命门元气即奇恒之腑之精气,先从胆与三焦布达到全身脏腑,从下及上;而后人体胃气即脏腑之气,又随胆与三焦深入奇恒之腑,从上向下,从而形成人体先后天气运动的循环。

上述运动状态表明,胆与三焦虽然在后天部位是并行的,但其起点和终点都有其各自的特殊性,因此反映到脉象方面亦应有所不同。这些不同,对研究先天性疾病尤其是癌病的治疗具有非常重要的意义,必须单独提出来对其进行探讨。

如何探讨?由于胆与三焦之气的运行是在奇恒之腑、脏、腑之间进行的,对其探讨就离不开对整体气运动所反映脉象的研究。

《难经》的诊脉法,虽总曰"独取寸口",从中分辨所主之脏腑,但具体操作则有两种方法:一是分寸、关、尺;一是分浮、中、沉。前者寸为阳,心肺所主;尺为阴,肝肾所主;关居中,脾胃所主。后者浮主心肺,沉主肾肝,中主脾。《难经·第十六难》故曰"三部九候"。三部,即寸、关、尺;九候,即浮、中、沉。后世医家对此各有不同见解。晋·王叔和在《脉经》中说,"肝、心出左,脾、肺出右,肾与命门,俱出尺部""心部在左手关前寸口是也,即手少阴经也。与手太阳为表里,以小肠合为府,合于上焦，名曰神庭，在龟尾下五分""肝部在左手关上是也，足厥阴经也。与足少阳为表里，以胆合于府，合于中焦，名曰胞门，在太仓左右三寸""肾部在左手关后尺中是也，足少阴经也。与足太阳为表里，以膀胱合为府，合为三焦，在关元右""肺部在右手关前寸口是也，手太阴经也。与手阳明为表里，以大肠合为府，合于上焦，名呼吸之门，在云门""脾部在右手关上是也，足太阴经也。与足阳明为表里，以胃合为府，合于中焦，脾胃之间，名曰章门，在季胁前一寸半""肾部在右手关后尺中是也，足少阴经也。与足太阳为表里，以膀胱合为府，合于下焦，在关元右。左属肾，右为子户，名曰三焦"。由此可见，王叔和基本继承了《难经》的说法，只是将肝移入左关，并提出"肾与命门，俱出尺部"，但未确定各自在尺部的左尺还是右尺。更应注意的是，着重提出右尺"合于下焦，在关元右"，并且"左属肾，右为子户，名曰三焦"。"子户"应为胞宫的附属部分，而奇恒之腑的女子胞在女子应为胞宫，则隐然提示右尺与奇恒之腑应有一定关系。

此后历代医家，如孙思邈、李中梓、张景岳、李时珍等均提出各自的观点，但大同小异，这里不再引述。上述王叔和的说法，我是比较认同的，尤其指出"肾与命门，俱出尺部"，不仅左右尺部皆"合于三焦（下焦）"，更特别提出"右为子户，名曰三焦"，意义尤其重大。它为我们进一步研究三焦与奇恒之腑、三焦与命门的关系提供了线索。下面，专门谈一谈这个问题。

《难经·第三十六难》曰，"脏各有一耳，肾独有两者，何也？然：肾两者，非皆肾也，其左者为肾，右者为命门"，而且指出"命门者，诸神精之所舍，原气之所系也"。那么"原气"何在？《难经·第八难》曰，"诸十二经脉者，皆系于生气之原"，可见，"生气之原"即"原气"之所在，"谓十二经之根本也，谓肾间动气也"。正是此"肾间动气"才是"五脏六腑之本，十二经脉之根，呼吸之门，三焦之原，一名守邪之神"，证明此"肾间动气"其实就是命门之所在。因此《难经·第三十六难》最后才肯定地说"故知肾有一也"。这里的问题在于，肾确实左右各有一个，现又说"右者为命门"，则与言其在"肾间动气"处明显不符。因为既然是"肾间"的"动气"，就应当在两肾之间。对此应当如何理解？我认为，这就要联系脉象了。这里所说的"右者为命门"，不应当认为"右肾为命门"，而是"右尺脉为命门脉"，此处反映的是命门在气运动中的状态，而不是指命门所在的部位。命门所在的部位应当在两肾之间的"肾间动气"处。这种理解，直接与我们研究癌病的脉象密切相关，十分重要。

前面说过，"《揆度》《奇恒》道在于一：神转不回。回则不转，乃失其机"，从"人体后天气运动基本模式图"可知，在生理状态下，不论是先天还是后天，都是顺时针旋转，此则为"神转不回"；而在病理状态下，则是逆时针旋转，于是"回则不转，乃失其机"。

现在，先谈一谈在生理状态下，即在"神转不回"的顺时针旋转的情况下，整体脉象是怎样反映人体正常气运动的。

先天之元阴、元阳、元精、元气、元神来源于奇恒之腑的脑髓，由奇经八脉通过命门达于三焦继而达于全身。此外，奇恒之腑的胆也携带上述先天之精、气、神达于后天。因此，在正常的气运动脉象中，由奇经八脉通过命门达于三焦的精气，其运动状态应当体现在右尺部，右尺脉沉而有力、有根，但按之和缓，体现先天正气的存在及其旺盛的生命力。胆则通过命门直接达于肾，此时胆进入人体，而为少阳甲木。为何从肾进入人体？乃因肾属水，癸水生甲木也。此时，胆虽进入了张仲景所说"人禀五常，以有五脏"的后天阶段，但仍具有先天的性质。甲木既属少阳，且由水中生，故反映在左尺脉应含蓄于内，脉沉缓而细弦。沉缓而细，乃水象，体现肾藏五脏六腑之精，脉弦则为木气升发之象，主胆之少阳甲木。人体之脉，左为阴，右为阳，左尺主要体现肾中的阴液，右尺因兼有三焦少阳相火，命门亦以元阳为主导，故右尺主要体现阳气的蒸腾。如此，根据顺时针的生理运行状态，右尺体现的阳气必然作用于左尺体现的阴液，阳助阴升，两者的共同作用，使水化为气而上达于全身。水生木，首先上达于肝，在肝，其左关脉必中取弦而柔和，体现春生之气。此时肝气旺盛，肝的阴血充足，即可上达于心，为木生火。心为阳中之太阳，通于夏气，其左寸脉必浮，《难经》且谓其"浮而大散"，因此，上可达于鱼际。由于手厥阴心包与手少阳三焦相表里，此时三焦（尤其是上焦）的运动状态就可从左寸脉体现出来。而且上焦主宣布宗气，宗气贯心脉而积于胸中，则左寸脉亦因此而主三焦。

背为阳，阳中之阳为心，阳中之阴为肺，阳中之阳位置偏上（此所以《伤寒论》云"太阳病""头项强痛"），而阳中之阴位置则相对偏下（此所以《伤寒论》云"太阳伤寒"之麻黄汤证向下延及"腰痛"），故《难经》谓右寸主肺，并"浮而短涩"。此因为"浮"虽为阳，但"短"与"涩"则为阴。其右寸脉虽亦浮，却不达于鱼际，故曰"短"。《难经》此论，被王叔和的《脉经》完全继承。

说到这里，必须注意的是，从奇恒之腑而来的胆，因奇恒之腑属阴中之阴，阴则主升，体现的是先天的性质，于是一直上达于人体最高、最阳处，即心，完成了将先天之信息传达于后天"君主之官"的使命。心为阳中之阳，此时胆已从人体最深、最内处上行于人体最浅、最外处。此后胆则改变为后天之一腑，腑为阳，阳则下降。胆应从何处开始下降呢？肺为华盖，应从肺的上部下降。人体上部除了心以外，肺的位置最高，胆从心的位置下行，最先到达的就是肺，可见胆腑之气的下降是从肺的上部开始的。因此，胆在脉象中的位置应当在右寸部，而且在右寸的上部，但是，仍然达不到鱼际，仍然在属于右寸脉"浮而短涩"的范围之内。

这样，从左右寸的长短高低位置来看，由于左寸"浮而大散"，而右寸"浮而短涩"，"大散"则达于鱼际，"短涩"则未达鱼际，说明三焦的位置显然高于胆的位置，也说明胆气下降要早于三焦之气的下降。此由经络的循行状态亦可得知。足少阳胆经的起点在头部目外眦的瞳子髎，由此下行于全身，但其接受的却是由手走头，达于目外眦丝竹空的手少阳三焦经的经气。这就像接力赛跑一样，足少阳胆经在前，手少阳三焦经在后，前者要接受后者的接力棒，说明足少阳胆的位置应当在手少阳三焦的前面，这就是手少阳三焦在左寸，而足少阳胆在右寸的另一个原因。

肺主一身之气，肺气降则一身之气皆降，此正如"行奇恒之法，以太阴始"，作为轮周的肺气下降，必然导致作为枢轴的胃气下降。胃气得降，则脾气得升，此时脾胃之气的运行状态就在右关脉体现出来了。脾胃属土，位居中焦，在脉象则体现于右关的中候，而且必然和缓有力，即《内经》所谓"脉弱以滑，是有胃气"。"脉弱"，乃雍容和缓之象，"滑"则为相对有力，且有生气。右寸之胆与肺，其脉偏浮；右关主脾与胃，其脉偏于中候，由此可见胆、肺、胃之气是逐次下降的，且胆、肺之气下降才推动胃气下降。而且胆、肺、胃为阳，脾、肾、肝为阴，阳降有助于阴升，相辅相成，有重要的临床意义。更为重要的是，由于脾升、胃降，作为枢轴的脾胃正常旋转，则作为陀螺的中央部位即中轴亦随之旋转，从而重心向下，直达命门。命门在右尺脉，命门运动状态直接影响先天之精气，并且由右尺的脉象体现出来。右尺脉沉而有力、有根，而按之和缓，就体现了命门正常的运动状态。全身气的运动，始于命门，又终于命门，从而完成了先后天气运动的循环。其中，由于"肾者主水，受五脏六腑之精而藏之"，则肾亦同时受纳了后天水谷精微之气所化生的气、血、津、液，并进一步资助命门之内的先天之精，如此，先后天相互资生，相互贯注，形成了人体正常的生理状态。

　　再谈在病理状态下，整体脉象是怎样反映人体异常气运动的。

　　"《揆度》《奇恒》道在于一……回则不转，乃失其机"，所谓"回"，即逆时针而旋转，"回则不转"，人体先后天气运动的逆时针旋转所出现的病理状态，从整体脉象均可显现出来。

　　在正常生理状态下，右尺应沉而有力、有根，但按之和缓。在病理状态下，奇邪从命门溢出，右尺脉则从和缓转为躁动，脉呈紧象，甚则呈弹石之感。此时按之仍沉而有力，但从中候即已触及脉之搏动，显现奇邪已进入三焦，并由此而溢于全身。脉从和缓转为躁动甚则如弹石之有力，绝非命门"守邪之神"有力之象，反而证明守邪无力而病邪鸱张，乃正不胜邪之虚象。这是癌病患者中最常见的脉象，可以看作癌病脉象的特征，病情越严重，此脉象就越明显。

由此逆时针旋转，则奇邪首先上干于脾胃。由于人体先天体质的不同，于是疾病呈现"从化"现象。脾为阴，胃为阳，病情即可分为两途，一为"从阴化寒"，一为"从阳化热"。从阴化寒者，则为脾气之不升；从阳化热者，则为胃气之不降。但不论脾气不升或胃气不降，最终均相互影响，导致清阳不升与浊阴不降并见。偏清阳不升者，脉浮缓无力，或沉细无力，以其脾气虚也。偏浊阴不降者，则脉中候以下按之有力，缺乏和缓之象，乃胃气实也，此"实"乃邪气实之谓，非正气之实，即如仲景所谓"阳明之为病，胃家实是也"。然清阳不升与浊阴不降必相互影响，互为因果，均导致胃气上逆，而在寸关之间出现突起之脉象，即所谓"聚关脉"。"聚关脉"者，征之临床，其脉之突起并非聚在关脉，而是聚在寸关之间，由此才说明是胃气之上逆。由是或清阳不升而腹泻，或浊阴不降而嗳气、呕吐且大便不畅，或清浊混淆而搏结于中，胃脘或胀或痛，但必均见食欲不振。由于奇邪侵犯人体，脾胃首当其冲，此症也是癌病的重要特征，常常是始发症状，多数在中后期始终存在，是导致人体死亡的最终原因。

由此逆行至肺。胃气上逆必迫肺气上逆，右寸脉原本"浮而短涩"，因其"短"，是不可能达于鱼际的，但因肺气上逆，此时右寸脉却反而达于鱼际，甚则"上鱼际"。此"上鱼际"不仅是肺气上逆，更是胆气上逆。胆、肺、胃之气均上逆，结果导致全身气逆，病情愈加严重。表现在症状上则或咳或喘，甚则胸痛咳血。其中有痰瘀相结或痰水相结者，其脉却不达于鱼际，反而沉涩而短，显然是肺气郁闭之象，患者尤其感到胸中窒塞憋闷，呼吸不畅。

由此逆行至心，心气亏损，心血虚衰，心阳不振，心阴不足，其左寸脉已非"浮而大散"，反而转为沉而无力，甚则短涩。其人心悸怔忡，气短自汗，语声低微，难以入睡，四肢末梢紫晦肿胀，唇甲青紫。由于食管位居胸部中央，由心所主，患者可出现进食梗阻，吞咽困难，频吐涎沫，此由心气心阳衰微，浊阴凝聚而不降，亦由冲气上逆所致。或兼三焦气化不行，水道不通，而现周身浮肿，大小便均不利。

由此逆行至肝，肝之阴血亏损，肝之阳气不足，而出现肝气郁结，或反而肝阳上亢、肝风内动，其左关脉中取已显虚弦，重按空濡，或反而出现左关弦硬，弹动搏指，突起于左寸关之间，亦为"聚关"。其人胸胁满闷，腹胀硬而痛，大小便不畅或不通，或头痛、眩晕，四肢麻木震颤，高度厌食，心情悲观。此时在周身不定某处已出现明显肿物块垒，按之坚硬，凹凸不平，疼痛剧烈，或发黄疸，鼓胀水肿，或发热难退，疲惫不堪，或多处出血而难止。

由此逆行至肾，肾阴大伤，水不济火，或阴损及阳，阴阳两伤，病已届危重之晚期。患者极度消瘦，形销骨立，不能进食，二便不通，气逆攻冲于上，频繁呕哕，喘促抬肩，眩晕自汗，精神疲惫。左尺脉或见沉细弦劲而数，或见虚细而空软，重按则无。以其肾水枯竭，故口燥咽干，舌紫晦光绛无苔，如阴损及阳，则手足厥冷，汗出不止，危象毕现。

三、癌病与抓主症

治疗癌病与治疗其他疾病一样，皆应遵循辨证论治的原则。辨证，即辨疾病的病因、病位、病性，实即辨病机。《伤寒论》所云"辨太阳病脉证并治"，虽曰"辨太阳病"，实则辨"太阳病"的"脉证"。在东汉时期，此"证"实则为"症"，即辨太阳病的脉与其他症状，从中辨出"证"，即病机，然后再加以适当的治疗。目前有的医家，根本违背了这个原则，一说到癌病，就要先从辨西医的什么癌病开始，然后再根据西医的病名而立法、处方，选用的药物也是如何治"癌毒"，如白花蛇舌草、半枝莲、半边莲之类，好像不用此类药就不能治癌，头脑中完全是"辨病论治""中药西用"。结果，报道了个案，其方药疗效却无可重复性，从未见到用辨证论治体系大面积地根治癌病的报道，使人不得不怀疑单用中医方法能否根治癌病。

怎样才算真正的辨证论治？那就是"抓主症"。治疗癌病，绝对不能根据病名，而要根据症状，这个症状并非疾病体现的共同症状，而是特殊症状，它体现了疾病的本质，即病因、病位、病性，这个症状，即称作"主症"。从患者众多症状之中，把它挖掘出来，即称"抓主症"。

要全面论述癌病的治疗方法，就必须首先系统阐明"抓主症"的全部学术内容。现摘引《发挥》中《"抓主症"体现了中医治病求本的宗旨，是方剂疗效可以重复的前提和诀窍》一文于下：

谈到"抓主症"，就不可避免地要涉及"病""证""症"三个名词，涉及对它们定义的理解以及三者关系的认识。

首先，什么是"病"？"病"就是疾病，并且以不同的名称来表示。笔者认为："当阴阳失去平衡时，人体出现不正常反应的过程，就是病。"这个"病"的概念完全是中医学的，其前提就是"阴阳失去平衡"，无此前提不能是"病"。另外，这句话的关键词是"过程"，申明"病"有一个发生、发展、结束的时间阶段。由于出现的不正常反应不同，发病过程也不一样，才知此"病"不同于彼"病"，于是才有不同的名称。

什么是"证"？"证"，又称"证候"，亦完全是中医学的概念。笔者认为："当医生面对患者时，对患者疾病本质的概括，就是证。"可见，对"证"的认识完全是医生的行为，而且有限定的时间，必须是在医生面对患者时，由医生所得出的认识和结论。"证"应当体现疾病的本质，应当是医生对患者疾病本质的概括。

当然，医生对这个"证"的认识是否正确，还要看实践的结果，要由实践来检验。疾病的本质存在于疾病的病因、病位、病性之中，病因、病位、病性是"证"的"三要素"，对任何"证"的描述，都必须具有这"三要素"。

什么是"症"？"症"就是症状，包括患者的自觉症状，也包括只有医生才能感知和查知的他觉症状。因此，"在疾病过程中，患者所出现的不正常反应，就是症"。

由此可见，有"症"才知有"病"，从"症"才能识"证"。"症"是客观存在，是不以人的意志为转移的，是中医辨证论治的根本依据。在"病""证""症"三者之中，"症"是最重要的。那么，什么是"主症"呢？顾名思义，"主症"就是最主要、最重要的症状，就是数量不多，却能体现疾病本质的症状。"主症"是"证"的依据，是只有医生才能确定的症状。

疾病的本质，中医简称为"本"。中医辨证论治的灵魂，或曰"宗旨"，就是"治病必求于本"。这个宗旨也来源于阴阳学说。《素问·阴阳应象大论》在论述"阴阳者，天地之道也……神明之府也"之后，紧接着就强调"治病必求于本"。那么，什么是人体生命的根本呢？《素问·六节藏象论》

做出了明确的回答："夫自古通天者，生之本，本于阴阳。"阴阳的运动、阴阳的平衡是生命的根本。所以，《素问·至真要大论》才说："谨察阴阳所在而调之，以平为期。"这里的"阴阳所在"，就是指当阴阳的运动失调、阴阳失于平衡时，导致这种状态的症结所在，也就是"本"之所在。

关于如何理解"本"以及如何治"本"，《内经》有许多精彩的论述。

《素问·六微旨大论》说："升降出入，无器不有。故器者生化之宇，器散则分之，生化息矣。故无不出入，无不升降。化有小大，期有近远，四者之有，而贵常守，反常则灾害至矣。"这段话有极为丰富的内涵，学习中医者应经常背诵之，思考之。前面说过，"器"是气聚而成的，是有形的，必然占有一定的空间，故称其为"宇"，其内部不断地进行气的升降出入运动，由此才能生生化化而不息止。假如不是阴升阳降、阴出阳入，而是阳升阴降、阳出阴入，阴阳运动反其道而行之，则必然"器散则分之"，意味着同时即"生化息矣"。

由此可见，升降出入运动的正常进行，对于维持该"器"的存在具有何等重要的意义。故曰只要是"器"，就"无不出入，无不升降"。升降出入运动的终止，就意味着"器"的生命的终结，因为它已经"散"了，已经不存在了。同时，也应当认识到，"器"之散也是事物发展变化的必然规律，气聚成"器"，"器"散化气，"气合而有形""器散则分之"，体现了宇宙间一切事物都是有形与无形的不断转化，且无有终止。

作为"器"的本身，作为活着的人，毕竟不仅希望占有的空间要存在，同时也希望占有的时间要长久，但不论"化有小大"，即占有的空间或小或大，"期有近远"，即占有的时间或短或长，只要存在着，只要生活着，其内部气的升降出入运动就要协调进行，这就叫"四者之有，而贵常守"。

"四者之有，而贵常守"是对人体气运动基本模式——"'枢轴—轮周—辐网'协调运转的圆运动"最本质的概括。因为这个运动只有运转"协调"才能"圆"，这个"协调"就叫"常守"，即升降出入四者应当恋守勿失，一定要有序运动，互相依存，互为因果。任何一方都既不可太过，亦不可不及。否则不升则不降，不降亦必不升，不出则不入，不入亦必不出，其中只要一方面出现障碍，必然引起整体升降出入运动的失调，必然"灾害至矣"。这就提示我们，在临床诊察患者时，一定要"谨察阴阳所在"，即一定要察出到底是哪个部位、因为什么原因出现了升降出入运动的障碍。对此，《内经》又叫作"司其属"。

《素问·至真要大论》有所谓"病机十九条"的重要论述："帝曰：愿闻病机何如？岐伯曰：诸风掉眩，皆属于肝……诸热瞀瘛，皆属于火……诸痿喘呕，皆属于上……故《大要》曰：谨守病机，各司其属……疏其血气，令其调达，而致和平，此之谓也。"这里面所谓"肝""上"就是病位，"火"就是病因，也就是所谓"属"，即导致疾病的症结所在。发现了这个症结，就要采取有针对性的治疗措施，排除障碍，"疏其血气"，使气机升降恢复"调达"顺畅状态，从而实现"和平"的目的。这与本论"谨察阴阳所在而调之，以平为期"的思想又是完全一致的。

"司其属"，也叫"求其属"。《素问·至真要大论》说："帝曰：论言治寒以热，治热以寒，而方士不能废绳墨而更其道也。有病热者，寒之而热，有病寒者，热之而寒，二者皆在，新病复起，奈何治？岐伯曰：诸寒之而热者取之阴，热之而寒者取之阳，所谓求其属也。"

这段话是说，治病本来就应当以寒凉药治热病，以温热药治寒病，但为什么有的热病用寒凉药反而更热，有的寒病用温热药反而更寒呢？岐伯认为，这是没有"求其属"的缘故。"属"就是"本"，而所谓"病热者"的"热"、"病寒者"的"寒"其实是"标"。"标"是现象，"本"是本质，"本"才是疾病的症结所在。治病要透过现象抓住本质，所以叫"求其属"。

而且，这里的"标"还是疾病的假象，就更应当"求其属"而治疗了。如何治呢？王冰认为诸"寒之而热者"是由于阴虚，应当养阴，即所谓"壮水之主，以制阳光"；"热之而寒者"是由于阳虚，应当补阳，即所谓"益火之源，以消阴翳"。此正如张景岳在《类经》中所说："然求其所谓益与壮者，即温养阳气、填补真阴也。求其所谓源与主者，即所谓'求其属'也。'属'

者，根本之谓。水火之本，则皆在命门之中耳。"可见，这里的"求其属"，同样是求其致病之症结所在，即病因是真阴虚或真阳虚，病位则在"命门之中"。

前面说过，气运动的升降出入四者是互为因果、相互影响的，以致临床上所表现的症状并不一定体现疾病的原发部位，《内经》于是提出了"气反"的概念。《素问·五常政大论》说："气反者，病在上，取之下；病在下，取之上；病在中，傍取之。"对此，张景岳解释说："气反者，本在此而标在彼也。"所以就应详加辨识，去伪存真，抓住体现病本的"主症"，有针对性地治疗。这就是"抓主症"理论的由来。

"抓主症"就是要抓住体现疾病本质的症状。疾病的本质，体现于病因、病位、病性之中。在八纲辨证中，"表里"的概念，就是病位；"寒热"的概念，就是病性；"虚实"的概念，就是病因。中医学中的所谓"六经""卫气营血""脏腑"等辨证，从名称看均体现了表里的概念，很明显判断的是病位。阴阳是疾病的性质，《内经》说，"阳胜则热，阴胜则寒"，因此寒热就成了疾病性质的标志。《内经》又说，"邪气盛则实，精气夺则虚"，而邪盛、正虚恰恰是所有疾病的病因，所以说虚实就是病因的概念。临床只要抓住体现病因、病位、病性的症状，就是抓住了体现疾病本质的"主症"。既然如此，"主症"就不能多，最好是一个，最多也不能超过三个，因为各有一个分别代表病因、病位、病性就足够了。"主症"超过了三个，也就失去了"最主要"症状的意义了。

对此，《内经》也有明确的指示。《素问·至真要大论》说："知其要者，一言而终，不知其要，流散无穷。"所谓"知其要"，就是抓住要点。抓住主症也就是抓住了要点。由于"抓主症"就是辨标本，"求于本"，所以本论又说，"夫标本之道，要而博，小而大。可以言一而知百病之害"，还是说要抓住体现病本的要点，不必多，"言一而知百病之害"。这个"一"，就是主症。

真正能"言一而知百病之害"者，只有脉象。《素问·三部九候论》曰："帝曰：何以知病之所在？岐伯曰：察九候，独小者病，独大者病，独疾者病，独迟者病，独热者病，独寒者病，独陷下者病。"即诊脉要察其"独"，"独处藏奸"，察出其"独"了，也就察出疾病的原发病位以及病因、病性了。因此，只诊脉一项，只是脉象这一个症状，即可断定疾病的本质，这是"抓主症"的最高境界、最高水平。笔者钻研此术久矣，已稍有体会，已能断定某脉必对应某方，将此方施予患者亦必然有效。唯已不在本书写作范围，容以后他书再谈。

在这里特别需要说明的是，"主症"并非一定是患者感觉最为痛苦的症状，而且更多的却是患者并不自觉，只是由医生才察觉出来的症状。在多数情况下，患者感觉最为痛苦的症状是标，医生察觉的症状才是本，正因为后者是本，才称其为决定疾病本质的"主症"。关于这个问题，《内经》亦有精彩的论述。

《素问·至真要大论》说："帝曰：病之中外何如？岐伯曰：从内之外者，调其内；从外之内者，治其外；从内之外而盛于外者，先调其内而后治其外；从外之内而盛于内者，先治其外而后调其内；中外不相及，则治主病。"这段话是说，疾病的症状表现有内外的不同，这时医生就应当判断何处才是疾病的原发病位。不论最终病位的症状如何，都要先治原发病位，因为原发病位是本，继发病位是标。由于这个原因，医生的职责就是要查找体现原发病位的症状，这个症状就是主症。如果患者患病后，疾病的病位始终停留在原处，而未对其他部位发生影响，即所谓"中外不相及"，那么这个病位体现的症状当然是主症，在这里亦称作"主病"。

举例而言，肝气不疏的患者，起病至今即两胁胀满疼痛，亦未查出其他部位的症状，此即"中外不相及"，那么两胁胀满疼痛就是本病的主症。又例如，某患者头痛剧烈，但查其绕脐痛而多日不大便，脉沉实有力，乃阳明腑实证，以大承气汤通其大便而头痛自愈，则证明头痛并非主症，医生查出的后者症状才是主症。主症在多数情况下只有医生才能诊察得到，"抓主症"是各个医生独有的临床经验，体现了辨证论治的水平，对正确选择方剂从而治愈疾病具有决定意义，所以是中医治病的"诀窍"，或曰"秘诀"。

"抓主症"既然是针对疾病的根本，是"治病必求于本"宗旨的体现，就绝对不同于一般所说的"对症治疗"，更何况不论从中医理论还是从中医实践，都证明"对症"其实是起不到治疗作用的。

　　"抓主症"在临床上的应用，主要体现在对方剂的运用上。即每一首有效的方剂，都应当对应着独有的1～3个主症。笔者经常发现一些方书在主治部分往往罗列少则四五个、多则七八个甚至十个以上的症状，而且甲方与乙方常常又主治症状雷同，使医生在临床中很难区别应用，因而也就不能取得应有的疗效。正是由于这个原因，才使一些人诟病"中医疗效不能重复""中医方剂的疗效不能重复"。其实，如果真能列出该方区别于他方所治疗的主症，由于这些主症恰恰反映了疾病的本质，据此而应用于患者，是能够取得肯定并可以重复的疗效的。

四、治癌的理、法、方、药

《刘保和中医学术体系图解》专门阐述了治疗癌病的理、法、方、药：

由于内外因素的影响，命门失去"守邪之神"的职能，奇邪从命门（脑）溢出，由奇经八脉（尤其是冲任二脉）及其络脉淫溢于三焦，到达全身各处，阻滞气血津液的运行而结块成为癌瘤（疝、瘕、聚），进一步阻滞气机，脏腑功能失调而形成各种癌病，即《内经》所说的"奇病"。

所谓"内外因素的影响"，即不仅有内因，亦有外因。内因，从根本上来说，是人体的自然衰老，元阴、元阳、元精、元气、元神的损耗和衰减，即《内经》所谓"年四十，而阴气自半"，甚则如《难经》所谓"生气独绝于内"，命门随之虚弱而失固，"守邪之神"无力，于是先天内在之奇邪乘机外溢，这是导致癌病的最重要原因。外因，从癌病理论而不是从一般疾病理论而言，是指人体后天的原因，指命门之外的原因。其中既包括人体脏腑因气血阴阳的亏损而导致的功能失调，也包括外邪及导致人体脏腑功能失调的气、食、痰、瘀、虫等病邪。

关于外邪也是导致癌病的原因，一般人多有忽视，但《内经》有明确的论述。

《灵枢·五变》有一段长篇论述，较全面地解释了这个问题："黄帝问于少俞曰：余闻百疾之始期也，必生于风雨寒暑，循毫毛而入腠理，或复还，或留止，或为风肿汗出，或为消瘅，或为寒热，或为留痹，或为积聚。奇邪淫溢，不可胜数……一时遇风，同时得病，其病各异，愿闻其故。少俞曰：

善乎哉问！请论以比匠人。匠人磨斧斤、砺刀削斫材木。木之阴阳，尚有坚脆，坚者不入，脆者皮弛，至其交节，而缺斤斧焉……人之有常病也，亦因其骨节皮肤腠理之不坚固者，邪之所舍也，故常为病也。"

上面这段话，至少阐明了以下几个问题：①"百疾"，泛指很多疾病，其中即包括本文所说的"风肿汗出""消瘅""寒热""留痹""积聚"；②发病原因，一因外邪，即"风雨寒暑"，一因患者体质的虚弱，即"人之有常病也，亦因其骨节皮肤腠理之不坚固者，邪之所舍也"。这两个原因的共同作用，才使人发病，即《素问·评热病论》所谓"邪之所凑，其气必虚"；③某些特殊疾病，还有另一个原因，即"奇邪淫溢"。此中奥妙之处应细加体会。首先，外邪侵犯人体，应称作"内入"，即如本条经文所说的"风雨寒暑，循毫毛而入腠理"，而不应称作"淫溢"。"淫"者，漫延也；"溢"者，从内达外、从下达上而出也。可见此处言"奇邪淫溢"，应另有一种从内而来的病邪，此种病邪从人体内部溢出之后，其首先的落脚点，即附着之处，必为人体已有疾病之处，实即"邪之所舍"之处。可见如将"邪之所凑，其气必虚"扩展其意理解，那就是"邪之所凑"之处，就是已有疾病之处。此"虚"字，应当作"有病之处"解；④由此联系前引《素问·气穴论》"孙络三百六十五穴会……以溢奇邪"，可知"奇邪"由命门溢出，究竟要到达何处而导致人体发病，就要看人体何处已有其他疾病了。这就解释了为什么同样的奇邪外溢，却可以导致各种不同的癌病，而且这些癌病的症状及证候完全不同，要因人而异，采取不同的方药治疗。可见，如追寻癌病的成因，最初外邪（也包括其他病邪，如气、食、痰、瘀、虫等）的侵袭也是其中之一。因此追问病史就显得十分必要。《经》云"治病必求于本"，"本"即原发病因与原发病位，与我们挖掘出主症，并最终确定治疗方法关系十分密切。

对于本段经文的上述解释，可以避免产生下述误解，即"风雨寒暑"等外邪也可以称作"奇邪"，于是必然引申出下述结论："奇邪"没有特异性，随之"奇病"也没有特异性，那么本书也就没有任何价值了。这确实是一个非常严肃而且必须正视的问题。除《内经》以外，从古至今的所有医家，很少有人单独提出过"奇邪""奇病"的概念，或者有人提出，也只是把"奇邪"当作"奇怪的病邪"、把"奇病"当作"奇特的病"解释，更没有人认识到"奇邪"是奇恒之腑与奇经八脉的先天病邪。除张隐庵和高士宗外，也没有人认识到"奇病"是奇恒之腑与奇经八脉的先天性疾病。其根本原因在于历史条件。当时奇病在人体所有疾病中并不占多数，所有医家都将精力放到了治疗一般疾病方面。一般疾病，即本段经文所说的"常病"，亦即《揆度》以为常也"之"常"病。在这里需要特别指出的是，只有李东垣认识到奇病与常病的不同，并且单独把"奇邪"这个概念抽提出来。李东垣在《脾胃论·卷下》中说："病痫者……皆阳跷、阴跷、督、冲四脉之邪上行……此奇邪为病，不系五行阴阳十二经所拘，当从督、冲、二跷四穴中奇邪之法治之。"此"五行阴阳十二经"皆指后天，即《内经》"合于四时五脏阴阳"之《揆度》以为常也"之谓。其中"五行"即"四时"，"阴阳"即"阴阳"，"十二经"即"五脏"，证明李东垣完全明白"五行阴阳十二经"为后天，督、冲、二跷为先天，因而"奇邪"亦属先天，诸如"痫"病，皆为先天性疾病，即"奇邪为病"，当从"奇邪之法"中治之。遗憾的是，由于历史条件的限制，李氏仍然把精力放到了治疗后天疾病方面，对包括"痫"病在内的先天性疾病，则未提出具体的治疗方法。但其重大意义则在于：给我们开拓了思路，为我们进一步研究先天性疾病指明了方向。

总而言之，由"风雨寒暑"，即六淫和疫疠之邪，以及其他气、食、痰、瘀、虫等病邪，再加上人体之虚所共同导致的疾病，均属常病，即后天性疾病。在这些疾病的基础上，先天性病邪，即"奇邪"，才"淫溢"于外，到达人体后天已有疾病之处，从而进一步导致癌病。为了"治病必求于本"，必须先后天并治，缺一不可。

正因如此，我才在《传承录》及《刘保和中医学术体系图解》中专门提出癌病的具体治疗方法：

《素问·玉版论要》曰："行奇恒之法，以太阴始。"人体先后天气运动从手太阴肺经开始，因此治疗癌病要从先后天并治着手，首先宣降肺气，启动陀螺的旋转，同时舒达肝气，使其与肺气相辅相成，升降相因。此外，即根据具体病情，或升脾降胃，或交通心肾，或畅利三焦，如此陀螺旋转起来，重心向下，直达脑（实即命门），在旋转中实现人体先天之气（元阴、元阳、元精、元气、元神）的重组，变无序为有序。在这个过程中，尤其要重视通补奇经，和降冲气，填精补髓，补益和固护命门，消除和封堵奇邪，从而最终达到根治癌病的目的。

下面介绍先后天并治的具体方药。

在介绍具体方药之前，我必须申明下述理念：不赞成"辨病论治"。所谓"辨病论治"，必然"有方无效"。因此，对每一首方剂的适应证，只讲主症，只要具备该主症，不论见于任何癌病该方一律适用。绝对不谈该方用于什么癌病。其中即使谈到可治某种癌病或它的某种症状，也仅仅是为了举例而已，非谓此方仅治此病，或此病必用此方。读者遇到某种癌病后，要完全抛开某方治某病的固有思路，如此才能用好列出的方剂，否则必将陷入"无方可用""无计可施"的苦恼境地。这就是说，遵循辨证论治的理念，则任何一方均可治各种癌病，而所谓"辨病论治"，则诸方均不治癌病，对此，读者应深思之。

为求层次简明，本书对每一首方剂的讲述仅分为"组成与用法""主症""阐释"三部分。其中"组成与用法"来源于最早载有该方剂的著作，由于古今度量衡的不同，读者应根据具体病情，对其药物剂量灵活掌握。"主症"是"方证主症"的简称，是体现该方剂所治疗疾病本质的症状，此与一般方书所言"主治"者不同。"阐释"则阐明我对该方剂的理解，以及运用经验，谨供读者参考。

（一）治后天

1. 宣降肺气

奔豚汤

【组成与用法】甘草　芎䓖　当归各二两　半夏四两　黄芩二两　生葛五两　芍药二两　生姜四两　甘李根白皮一升

上九味，以水二斗，煮取五升，温服一升，日三服，夜一服。

【主症】脐右肓俞穴处压痛。

【阐释】本方出自《金匮要略·奔豚气病脉证治》，曰"奔豚，气上冲胸，腹痛，往来寒热，奔豚汤主之"。奔豚，病名。《灵枢·邪气脏腑病形》曰，"肾脉……微急为沉厥奔豚"；《难经·第五十六难》曰，"肾之积，名曰奔豚，发于少腹，上至心下，若豚状，或上或下无时，久不已，令人喘逆，骨痿少气"。"厥"者，气逆也，《金匮》本论更言"奔豚病，从少腹起，上冲咽喉，发作欲死，复还止，皆从惊恐得之"，可见，奔豚病是一种发作性疾病，发时必气逆上冲，患者自觉有一股气从少腹部开始，向上冲至心下，甚则冲至咽喉，此时苦闷欲死，或兼有疼痛，既而气冲渐降，终于症状消失如常人。由于此病时发时止，如豚之奔突，故曰"奔豚"。既然奔豚之气皆由下而上逆，人体最下部皆由肝肾所主，故前人皆认为奔豚病位在肝肾。肾者水脏，在肾者虽多由下焦水寒之气上逆，实则由心气心阳之虚，不能坐镇于上所致。如《伤寒论》"发汗后，其人脐下悸者，欲作奔豚，茯苓桂枝甘草大枣汤主之"所叙之证即然。盖过汗则损伤心阳，下焦水寒之气则乘机上干，蠢蠢欲动，表现为脐下悸动。此为肾与心的关系，其本在心，故主以桂枝甘草汤补心气、壮心阳，另则以茯苓、大枣利水健脾以固护于中，防御水气之上犯。然《金匮》此方证，其病则并非在肾，而是在肝。清代医家尤在泾在《金匮要略心典》中说："此奔豚气之发于肝邪者。往来寒热，肝脏有邪而气通于少阳也。肝欲散，以姜、夏、生葛散之；肝苦急，以甘草缓之；芎、归、芍药理其血；黄芩、李根下其气。桂、苓为奔豚主药而不用者，病不由肾发也。"尤氏此论被多数医家所认可。

盖此证与情志变化有关。情志不遂，则肝气郁结，郁而化火，久则郁火必然上逆。《经》云"风者善行而数变""风气通于肝"，故肝之气火上逆亦呈不时发作之特点，此即奔豚病如豚之奔突时发时止的原因。冲脉起于胞中而上达于咽喉，肝气夹冲气上逆，则其气从少腹起，轻则上冲心胸，重则可达于咽，令人憋闷欲死。气火内郁令气血运行受阻，故腹痛。肝胆相表里，肝受邪其气通于少阳，故发往来寒热。

以上尤在泾对本方证病因、病机及方药组成的解释，似乎合情合理，但有一个重要问题被忽视了。同样是奔豚病，苓桂枣甘汤证，其病位体现的是肾与心的关系，但其本在心，由心气虚、心阳虚不能镇摄下焦水寒之气所致，那么奔豚汤证呢？前述医家均认为病位在肝，是肝之气火上逆，那么是否亦与某一脏腑器官不能镇制其上逆有关？这就涉及疾病的根本，即原发病位到底是哪里了。叶天士说"人身左升属肝，右降属肺，当两和气血，使升降得宜"，能够制止肝气之上逆者，只能是肺。如果肺气能行其肃降之令，则肝之气火即不能上逆，可见本病的原发病位并非在肝，而是在肺，是肺脏失职在先，肝脏发病在后。但是，从本条原文却很难判定本方证与肺有关，既然如此，就只能从方药组成及临床应用来推导。

奔豚汤的药物组成中，当归、川芎、芍药显然所治在血，针对病位在肝，但黄芩、葛根、半夏、甘李根白皮则不然。众所周知，黄芩苦寒，主要是清肺热从而降肺气，此外，亦清胆热，助胆腑之气下降。葛根，《神农本草经》谓其"主消渴，身大热，呕吐"，可见乃具清胃热、降胃逆之功能。半夏则通过升脾而达到降胃气的目的。至于甘李根白皮，《名医别录》谓其"大寒，主消渴，止心烦、逆奔气"，证明有清肺胃之热及降气功能。在这里顺便提出，甘李根白皮在一般中医师中并不常用，因而药店亦不常备，我在临床中常以桑白皮代之。桑白皮，《神农本草经》谓其"甘寒"，《名医别录》

谓其"去肺中水气"，历代医家皆用其"泻肺平喘，行水消肿"，治疗肺热喘咳、吐血、水肿、脚气、小便不利等疾病，显然具有清肺热、降肺气的主要功能。

以上对药物组成的分析，明显看出奔豚汤的药物大体可以分为两组。一组是当归、川芎、芍药，作用于肝；一组是甘李根白皮（今多用桑白皮）、黄芩、半夏、葛根，作用于肺、胃及胆。由人体气机升降理论可知，人身肝、脾从左而升，肺、胃、胆则从右而降，而本方的大部分药物，其最终作用皆在于右降，右降的主要脏腑，如叶天士所言则在于肺。其中甘李根白皮（桑白皮）、黄芩体现得尤为突出。这就说明，奔豚汤证的原发病位很有可能在肺。

此外，也是最重要的根据则在于临床实践的证明。我在临床中用拇指按压患者脐右肓俞穴处，患者感到明显疼痛，用奔豚汤治疗，不论任何疾病，一概有效。

这是什么原因？这就要从《难经·第十六难》讲起。本《难》曰："假令得肝脉……其内证脐左有动气，按之牢若痛……有是者肝也，无是者非也。假令得心脉……其内证脐上有动气，按之牢若痛……有是者心也，无是者非也。假令得脾脉……其内证当脐有动气，按之牢若痛……有是者脾也，无是者非也。假令得肺脉……其内证脐右有动气，按之牢若痛……有是者肺也，无是者非也。假令得肾脉……其内证脐下有动气，按之牢若痛……有是者肾也，无是者非也。"

上述经文，是《难经》最著名的腹诊论述，是我们祖先在诊断学方面的伟大发现，具有极其重要的临床意义。在《内经》中，已有若干腹诊内容，虽亦有一定临床价值，但均不如《难经》腹诊准确而实用。此腹诊法，可以确定后天疾病的基本脏腑病位，具有提纲挈领且一锤定音的作用。更难能可贵的是，它具有肯定的可重复性，值得信赖，应用之后，其效果常使人喜出望外。遗憾的是，这么珍贵的发现却被从古至今的历代医家忽视了。在所有医学文献中，从未见到有应用《难经》腹诊法治疗疾病的记载。

我在应用《难经》上述腹诊理论时，感到尚应进一步解决以下两个问题：第一，要确定"脐左""脐上""脐右""脐下"的具体位置，即其"有动气，按之牢若痛"处，究竟与脐中有多长的距离；第二，落实到临床，应分别以什么方剂治疗。经过长期的深入研究，现在可以确定，"脐左有动气，按之牢若痛"处，应当在脐左肓俞穴，即中指同身寸的脐左0.5寸处，其治疗的代表方剂是四逆散；"脐上有动气，按之牢若痛"处，应当在脐上水分穴，即脐上一寸处，其治疗的代表方剂是化瘀灵或膈下逐瘀汤；"脐右有动气，按之牢若痛"处，应当在脐右肓俞穴，即脐右0.5寸处，其治疗的代表方剂是奔豚汤；"脐下有动气，按之牢若痛"处，应当在脐下气海穴，即脐下1.5寸处，其治疗的代表方剂是《金匮》肾气丸；"当脐有动气，按之牢若痛"处，当然在脐中的神阙穴，其治疗的代表方剂是当归芍药散。

以上内容，下面将逐次加以解释。现先论述"脐右有动气，按之牢若痛"的奔豚汤证。

对此方证的正确理解，首先来源于对气机升降学说的认识。一定要明确，《难经》腹诊的全部内容，皆与"人体后天气运动基本模式图"相符，脐之上、下、左、右与脐中，恰好是整个人体气运动的缩影，具有全息意义。前面已经说过，奔豚汤证体现了此奔豚病其标虽在肝，在于肝气之上逆，但其本则在肺，在于肺气之不能正常下降。肺气不降必然体现在人体的右侧，于是在脐右肓俞穴处按之有搏动、坚硬且疼痛之感，其中搏动、坚硬，是医生的感觉，疼痛则为患者的感觉。证明肺气郁滞于此而不能下降。奔豚汤方以当归、川芎、芍药不仅作用于肝，养血行血以柔肝，更主要的还在于"解结"，即解除脐右之血结以利于肺气的下降；此外，即以黄芩、葛根、半夏、甘李根白皮（或桑白皮）使肺气并携胃气、胆气下降，如此则肝气不再上逆，随之冲气亦降，诸症自愈。

本方可谓治癌第一方，体现了"行奇恒之法，以太阴始"的重要原则。临床不论任何癌病，只要见到上述主症，予本方治疗一概有效，但要根据具体病情加味。

半夏厚朴汤

【组成与用法】半夏一升　厚朴三两　茯苓四两　生姜五两　干苏叶二两

上五味，以水七升，煮取四升，分温四服，日三夜一服。

【主症】咽中痰滞不爽，咯之不出，咽之不下；脉右寸关间浮，按之弦。

【阐释】本方出自《金匮要略·妇人杂病脉证并治》，曰"妇人咽中如有炙脔，半夏厚朴汤主之"。关于"炙脔"，《医宗金鉴》谓"咽中如炙脔，谓咽中如有痰涎，如同炙肉，咯之不出，咽之不下者，即今之梅核气病也"。《金匮》此"咽"字即咽喉。咽喉部有会厌，《难经·第四十四难》称"会厌为吸门"，即呼吸、纳气之门户，显然与肺密切相关。《灵枢·脉度》与《难经·第三十七难》均称"肺气通于鼻"，而鼻与咽相通，均说明肺与咽相关。此外，前述《素问·奇病论》更曰"肝者，中之将也，取决于胆，咽为之使"，可见，咽又与肝、胆密切相关。《灵枢·经脉》谓"胃足阳明之脉，起于鼻……其支者，从大迎前下人迎，循喉咙，入缺盆，下膈属胃络脾"，则咽喉又与胃相关。半夏厚朴汤证恰好体现肺、肝、胆、胃之间的关系。如《全生指迷方》曰半夏厚朴汤"治咽中如有炙脔，由胃寒乘肺，原津液聚而成痰，致肺管不利，气与痰相搏，故咽之不下，吐之不出"。赵以德曰"上焦，阳也，卫气所治，贵通利而恶闭郁，郁则津液不行而积为涎。胆以咽为使，胆主决断，气属相火，遇七情至而不决，则火亦郁而不发，不发则焰不达，不达则气如烟，与痰涎结聚胸中，故若炙脔"。《医宗金鉴》曰"此病得于七情郁气，凝涎而生……男子亦有，不独妇人也"，盖"七情郁气"，实即肝气之郁结。上述诸家所论，均阐明本证与上述四脏腑的关系。

对此，我们尚可从半夏厚朴汤的药物组成加深理解。

尤在泾曰："此凝痰结气，阻塞咽嗌之间，《千金》所谓咽中贴贴，如有炙肉，吞不下，吐不出者也。半夏、厚朴、生姜辛以散结，苦以降逆；茯苓佐半夏利痰气；紫苏芳香，入肺以宣其气也。"其中强调"入肺以宣其气"，最应重视，它是本方被列为"宣降肺气"之第二方的主要根据。

《传承录》载有论文《畅三焦，化水邪》，文中引用《素问·经脉别论》所说"饮入于胃，游溢精气，上输于脾，脾气散精，上归于肺，通调水道，下输膀胱"时，强调对"通调水道，下输膀胱"的理解，指出这是肺的作用。文中说："脾为至阴之脏，其气主升，将精微之气包括津液上归于肺。肺为华盖，为水之上源，通过宣发、肃降，将水液通过三焦下输于膀胱。三焦为水道，故曰'通调水道，下输膀胱'。此时如肺气宣发、肃降功能失常，则水液不仅不能下输膀胱，反而停聚于上焦，以致变生各种疾病。"半夏厚朴汤证即其中疾病之一。前引诸家所谓"胃寒乘肺""津液聚而成痰""凝痰结气，阻塞咽嗌之间""致肺管不利"，都是本证病位在肺的最佳说明。为此，上文对半夏厚朴汤进行了如下的解析："半夏厚朴汤实即小半夏加茯苓汤再加厚朴、苏叶组成。厚朴作用部位在胸，苏叶作用部位在肺。厚朴主降，苏叶主升。苏叶助肺宣发，厚朴助肺肃降。一宣一降，则水液即可通调，从三焦下输于膀胱。此外，小半夏加茯苓汤温化水饮，降气化痰。五味药共同作用，则使停滞于胸咽的痰水下行，'咽中如有炙脔'的痰、水、气相结之证自然消失。"

本证所谓"胃寒乘肺"，实则指中阳不足，于是寒痰水饮停蓄于中焦，阴来搏阳，必然上逆犯肺，令肺气不降。此外，肝气上逆，亦迫肺气不降，于是痰、水、气并结于咽。肺气不降，则胆气亦不降，再加胃气上逆，反映到脉象方面，脉右寸浮弦而短涩，尤其在右寸关之间突起如"聚关"，由于水饮停聚，中候以下并有弦象。因其证属寒痰水饮与气相结，未伤阴液，患者咽不干。

本方证最终病位在于咽喉，乃人体躯干的最高位，体现肺位最高、肺为华盖的生理特点。肺、胆共同下降，肺又与三焦水道的调畅密切相关，联系前述癌病与胆、三焦的关系，对我们深入理解"行奇恒之法，以太阴始"具有重要意义。肺主一身之气，胆与三焦遍达于全身各处，我们可以本方作为好信息的载体，承载其他适当药物，从上至下，通过命门，直达先天，从而实现调整元精、元气、元神的目的。这是以本方治癌的基本原理。

利咽灵

【组成与用法】牛蒡子 10g　浙贝母 10g　射干 10g

上三味，加水适量，煎煮取汁 300mL，每日早晚分两次服。

【主症】咽中痰滞不爽，咯之不出，咽之不下；咽干；脉右寸关间浮，按之滑。

【阐释】此为我自拟方，为与半夏厚朴汤相对应。半夏厚朴汤证为寒痰水饮与气相结于咽喉，本方证则为痰热与气相结于咽喉。导致两证不同的原因，在于患者体质的不同，所谓"从阴化寒""从阳化热"，此在前述"癌病与脉象"文中已有解释。盖患者素体肺胃蕴热，或肝胆素有郁热，则奇邪由下焦至中焦，再由中焦上干于上焦，阻滞气机，津液不能畅流于下，反而被肺、胃、肝、胆之热熏灼煎熬聚结于咽喉。其出现症状貌似半夏厚朴汤证，但因痰热已伤津液，其咽必干。其脉象同样体现肺、胃、胆气之不降，以及肝气之上逆，故右寸浮而短涩，右寸关间亦突起如"聚关"，但因病属痰热，则不论在右寸脉还是右关脉，中取均有滑象，热甚者并有数象，本方药物组成即针对上述病机。

牛蒡子，原名恶实，辛、苦、凉，入肺、胃经。最早见于晋代《肘后方》，治皮肤风热，遍身出瘾疹；后《名医别录》谓其"明目补中，除风伤"。至唐代王焘《外台秘要方》（简称《外台》）卷二十三已用本品疗喉痹。宋以后，医家已普遍用其疏散风热，宣肺透疹，消肿解毒。张元素《珍珠囊》载其"润肺散气，主风毒肿，利咽膈"。清代《药品化义》更认为本品"入肝、肺二经""能升能降，力解热毒"，主治"咽喉不利""马刀瘰疬，颈项痰核"。《本草求原》谓本品"味辛且苦，既能降气下行，复能散风除热"，治疗"咳嗽痰壅，咽间肿痛，疮疡斑疹"。近代医家张锡纯善用牛蒡子，在《医学衷中参西录》第一卷首方"资生汤"即用本品，谓其"体滑气香，能润肺又能利肺，与山药、玄参并用，大能止嗽定喘，以成安肺之功"。此后，在醴泉饮、参麦汤、沃雪汤、薯蓣纳气汤、滋培汤、清金益气汤、清金解毒汤、寒降汤、清降汤、保元寒降汤、保元清降汤、毒淋汤、澄化汤、燮理汤、从龙汤、加味越婢加半夏汤、犹龙汤中均用本品，所治疾病有内伤虚劳、喘息、咳嗽、肺痿、肺痈、吐血、衄血、花柳毒淋、遗精、白浊、痢疾，以及外感痰喘等，其应用已远超此前历代医家的治疗范围。所治病位涉及肺、肝、心、肾、脾、胃与三焦的全部。张氏对牛蒡子的推广应用，完全出于对本品主要归经于肺及肺主一身之气的深刻理解。如在论述薯蓣纳气汤治疗"阴虚不纳气作喘逆"的机理时，尤其阐述肺与肾，肺与肝，肺与胃，肺与冲脉的关系，指出正是"牛蒡清痰降逆"，才使肝气、胃气、冲气之"逆气转而下行"，则气纳于肾而喘逆得愈。它使我联想，牛蒡子有如此强大的降逆之功，对于逆转自下而上的奇邪淫溢亦应有其特殊作用，于是扩展张氏之意，将本品用作本方的最主要药物。显然，这是从"行奇恒之法，以太阴始"的大处着眼，其意义早已超出单纯"利咽"的范围。

再谈浙贝母。贝母之名始见于《神农本草经》，原本无川、浙之分。至明·兰茂《滇南本草》"苦马菜"条附案中首次出现川贝母之名。《本草汇言》亦有"川者为妙"之说。此后始有川贝母、浙贝母之别。贝母，《神农本草经》谓其"主伤寒烦热，淋沥邪气，疝瘕，喉痹，乳难，金疮风痉"。关于浙贝母，我在《发挥》书中讲解化肝煎时说：

《景岳全书·新方八阵·寒阵》载化肝煎方，由青皮、陈皮、芍药、牡丹皮、炒栀子、泽泻、土贝母组成，谓"治怒气伤肝，因而气逆动火，致为烦热胁痛、胀满动血等证"。并附加减法：大便下血者，加地榆；小便下血者，加木通；兼寒热加柴胡；火盛加黄芩；胁腹胀痛加白芥子；胀滞多者勿用芍药。这里需要着重说明的是，方中土贝母应为浙贝母。《中药大辞典》（江苏新医学院编，上海科技出版社，1986年5月第1版）在谈到浙贝母时谓："贝母在《纲目》以前的历代文献，并未明确分立川贝、浙贝、土贝专条，至明《本草正》始于'贝母'条后，别立'土贝母'一条，所指即系本品。"据笔者临床体会，对于化肝煎适应证，川贝治疗效果远不如浙贝，这里景岳所说的"土贝母"当指浙贝母无疑。而且，《景岳全书·本草正》所言"土贝母"之功用亦与化肝煎所治证候相符合："大治肺痈肺痿，咳喘，吐血，衄血；最降痰气，善开郁结，止疼痛，消胀满；清肝火，明耳目，除时气烦热，黄疸淋闭，便血溺血；解热毒，杀诸虫及疗喉痹，瘰疬，乳痈发背，一切痈疡肿毒，湿热恶疮，痔漏，金疮出血，火疮疼痛。较之川贝母，清降之功，不啻数倍。"张景岳在这里特别强调本品"较之川贝母，清降之功，不啻数倍"，与笔者临床结果完全一致。

张景岳在《本草正》中说，浙贝母味大苦，性寒，入手太阴、少阳，足阳明、厥阴。我遵从张氏之说，在利咽灵中不用川贝母，而用浙贝母，正是取其"较之川贝母，清降之功，不啻数倍"，而且尤其强调其归经不仅入肺、胃，更入三焦与肝，乃因其与治癌方略相符。浙贝母不仅助肺胃之气下降，而且更具解郁清热之功，以通利三焦气机并舒达肝气、清解肝经之郁火。联系清代医家程钟龄《医学心悟》之消瘰丸（贝母、玄参、牡蛎），尤其显现本品解郁散结之功，对消除癌病之肿块尤有针对性，充分体现治癌要宣降肺气与舒达肝气同时并举之要领。

关于射干。本品苦、辛、寒，归肺、肝经。功效为清泄肺热，解毒利咽，散结止痛。《神农本草经》称其为"乌扇"，谓其"主咳逆上气，喉痹咽痛，不得消息，散结气，腹中邪逆，食饮大热"。《日华子本草》更谓其"消痰，破癥结，胸膈满，腹胀，气喘，疝瘕，开胃下食，消肿毒，镇肝明目"，此处尤其提出其能"镇肝"，值得注意。《金匮》有射干麻黄汤，治"咳而上气，喉中水鸡声"，其中正是针对"喉中水鸡声"而体现射干的功能。所谓"喉中水鸡声"，即患者在呼吸甚至喘息时，喉中有尖锐的如同吹哨的声音，绝不是有些医家认为的如同青蛙的叫声。青蛙的"呱呱"声，在射干麻黄汤证绝对听不到。我曾为此专门询问过湖南长沙一带的农民，问他们当地有没有"水鸡"这种鸟。他们说在当地的水田中，有一种比麻雀稍大一些的鸟，农民即称其为"水鸡"。它们的鸣叫声是尖锐的，恰似吹哨的声音。联系张仲景曾任长沙太守，他把射干麻黄汤证患者喉中出现的声音称作"水鸡声"，理所当然，惟妙惟肖，再合适不过了。水鸡声体现的是声音从咽喉部发出，为气过水声，故清脆而尖锐，也说明是喉间气道狭窄所致。恰好射干能消痰行水、消肿、散结、开闭，作用直达于咽喉，故治此症。尤其联系《金匮》鳖甲煎丸，方中亦用乌扇（射干），治疗癥瘕（疟母），其作用亦在于消痰、行水、散结。在这里附带提出，呼吸有痰声是咳喘患者最常见的症状，怎样区别是由水饮所作还是痰热所作？盖水饮者，喉中有水鸡声，证明病位偏上，在咽喉；而痰热者，则如"呼噜"声，此为气过痰声，其声浑浊，仔细倾听，可知其声音来自胸的上部，体现黏痰在于胸中，病位偏下，呼吸之气通过时，如同用细管吹气通过浆糊一样。久咳喘患者，凡因水饮者，其病多发于冬季，以射干麻黄汤治疗；因痰热者，其病多发于夏季，以定喘汤治疗。

以上利咽灵三味组成药物，从治"梅核气"而言，具清热化痰、利咽散结之功，但扩展其应用范围，从治癌而言，则皆具降肺气、舒肝气之功。更有趣者，皆能解郁散结、清热解毒，治疗如马刀、瘰疬、颈项痰核、疝瘕、癥结、疢癖等疾病，其中即可能包括西医学所称的恶性肿瘤即癌病，为我们治疗此类疾病，尤其是消散其肿物，提供了线索。

麦门冬汤

【组成与用法】　麦门冬七升　半夏一升　人参三两　甘草二两　粳米三合　大枣十二枚

上六味，以水一斗二升，煮取六升，温服一升，日三夜一服。

【主症】咳逆上气，咽中时泛涎沫，咽干不舒。

【阐释】本方出自《金匮要略·肺痿肺痈咳嗽上气病脉证治》，曰"大逆上气，咽喉不利，止逆下气，麦门冬汤主之"。文中"大逆上气"，在不同版本中有称"火逆上气"者。如尤在泾《金匮要略心典》曰："火热挟饮致逆，为上气，为咽喉不利，与表寒挟饮上逆者悬殊矣。故以麦冬之寒治火逆，半夏之辛治饮气，人参、甘草之甘以补益中气。盖从外来者，其气多实，故以攻发为急；从内生者，其气多虚，则以补养为主也。"张路玉《张氏医通》则曰："此肺中津液干枯，虚火上炎之候。凡肺病有胃气则生，无胃气则死。胃气者，肺之母气也，故与竹叶石膏汤中偏除方名二味，而加麦冬数倍为君，人参、粳米、甘草以滋肺母，使水谷之精微皆得上注于肺，自然沃泽无虞。当知大逆上气皆是胃中痰气不清，上溢肺隧，占据津液流行之道而然，是以倍用半夏，更加大枣通津涤饮为先，奥义全在乎此，若浊饮不除，津液不致，虽日用润肺生津之剂，乌能建止逆下气之勋哉。俗以半夏性燥不用，殊失仲景立方之旨"。二者一取"火逆上气"之义，一取"大逆上气"之义，但认为此上逆皆因虚火则一。只是对虚火的病位认识不同。尤氏认为"火热挟饮致逆"，显然认为虚火来源于胃。张氏认为"肺中津液干枯，虚火上炎"，显然认为虚火在肺。其实从用药重用麦冬，并加人参、甘草、粳米、大枣诸甘药可知，麦冬不仅养胃阴，而且养肺阴，人参诸甘药不仅养胃气，而且补肺气，则本方实则肺胃双补，既补气，又养阴，治疗肺胃气阴两虚之证。此为内伤疾病中的常见证候。关键在于对半夏应用的认识。半夏辛温性燥，本不适用于阴液亏损者。本方却应用，并非某些学者认为的是防止麦冬的滋腻，果然如此，则凡用麦冬者皆当伍以半夏了，沙参麦冬汤为何不加半夏？其实，用半夏的原因上述两位医家已经解释得很清楚了，尤氏认为此证"挟饮"，张氏认为"胃中痰气不清，上溢肺隧"，因此以半夏"通津涤饮"，否则"浊饮不除，津液不致，虽日用润肺生津之剂，乌能建止逆下气之勋哉"。正因为半夏能蠲饮降气，令饮邪不再上逆，则咽喉不利可除。可见，此"咽喉不利"的具体症状应当是咽喉部有涎沫时泛溢而欲吐，但又因肺胃津伤，咽喉又觉干燥不适，两者并见，故曰"咽喉不利"。肺胃阴虚，阳无阴携则不降，故肺胃气逆，或见气短喘咳，或见干呕哕逆，或见食物难下咽而似膈症。尤其应当引起重视的是，所谓"大逆上气""止逆下气"，均强调"逆气"，联系"冲脉为病，逆气里急"，则本方"止逆下气"显然具有降冲气的作用。盖肺胃之气得降，则冲气自降。而癌病的共同症状，不论早、中、晚期，皆有气逆现象，因而本方在治疗癌病时应用极为广泛。麦门冬汤证与前述半夏厚朴汤证与利咽灵证一样，其最终病位均在咽喉，乃人体的高位，麦门冬汤由此使肺、胃之气下降，胆与三焦之气亦随之下降，则外溢而上的奇邪受到遏制，若伍以适当药物，直达命门，亦可起到与上二方相同的作用。《经》云"天气下为雨"，此之谓也。

七味祛痰汤

【组成与用法】杏仁10g　桔梗10g　前胡10g　紫菀10g　陈皮10g　枳壳10g　炙甘草6g

上药加水适量，煎煮取汁400mL，每日早晚分两次服。

【主症】咳嗽经久不愈，从天突穴向下至胸骨10cm处觉胸闷，痰咳不爽。

【阐释】此为我自拟方，不论内伤、外感，凡见上述主症者，皆可应用。

中医治疗咳嗽，首辨外感、内伤。外感咳嗽皆由风邪引起，或兼夹其他病邪。治疗外感咳嗽的方剂繁多，但总以散风宣肺为基本法则。清代医家程钟龄《医学心悟》止嗽散是其代表方剂。在本书中，名止嗽散者共有两方，一为二卷止嗽散，治"伤寒兼症"之咳嗽，谓"咳嗽者，肺寒也。《经》云：形寒饮冷则伤肺是也。肺主皮毛，寒邪侵于皮毛，连及于肺，故令人咳。宜用止嗽散加荆芥、防风、紫苏子主之"。此止嗽散方为桔梗一钱五分、甘草（炙）五分、白前一钱五分、橘红一钱、百部一钱五分、紫菀一钱五分。水煎服。风寒初起，加防风、荆芥、紫苏子。可见，此止嗽散为汤剂，原方并无荆芥。二为三卷止嗽散，"治诸般咳嗽"，方为桔梗（炒）、荆芥、紫菀（蒸）、百部（蒸）、白前（蒸）各二斤，甘草（炒）十二两、陈皮（水洗去白）一斤。共为末，每服三钱，开水调下，食后临卧服，初感风寒，生姜汤调下。可见，此止嗽散为散剂，原方有荆芥。并详加说明："肺为娇脏，攻击之剂既不任受，而外主皮毛，最易受邪，不行表散则邪气留连而不解。《经》曰：微寒微咳，寒之感也，若小寇然，启门逐之即去矣。医者不审，妄用清凉酸涩之剂，未免闭门留寇，寇欲出而无门，必至穿踰而走，则咳而见红。肺有二窍，一在鼻，一在喉。鼻窍贵开而不闭，喉窍宜闭而不开。今鼻窍不通，则喉窍将启，能无虑乎？本方温润和平，不寒不热，既无攻击过当之

虞，大有启门驱贼之势，是以客邪易散，肺气安宁，宜其投之有效欤！"证
明本方乃治"微寒微咳，寒之感也，若小寇然"，更强调本方"温润和平，
不寒不热，既无攻击过当之虞，大有启门驱贼之势"，使"客邪易散，肺气
安宁"。如此论述，显然是说本方适用于外感风寒的初起咳嗽小恙。但实际
上却不然。就在此卷即言本方"治诸般咳嗽"，其中，对外感咳嗽属"风寒
初起"者，提出用止嗽散加荆芥、防风、苏叶、生姜以散邪，证明此处止嗽
散原方并无荆芥。此后，言分别治"暑气伤肺""湿气生痰""燥火焚金"，
均用无荆芥的止嗽散加味。至于外感之邪，由肺移于五脏六腑之咳，如肝、
心、脾、肾、胆、小肠、胃、大肠、膀胱、三焦诸咳，亦皆以无荆芥之止嗽
散加味治疗。及治内伤咳嗽，虽有郁火上冲、肾经阴虚、虚热、虚损以及内
伤饮食、脾气虚弱之别，其用方亦是无荆芥的止嗽散加味。由此可见，程氏
止嗽散原方其实并无荆芥，后世医家以及中医教材，皆认为止嗽散当有荆
芥，显然是错误的。应当确认，含荆芥的止嗽散只适合于风寒感冒引起的咳
嗽小恙。其主症是或发热或不发热，但必咽痒，咳嗽痰稀白而易于咯出，无
胸闷之感。以其必然咽痒，才证明是风邪外束，以其痰稀白而易于咯出，才
证明兼夹寒邪，这才是用荆芥的辨证要点。以其尚无胸闷之感，证明肺气郁
闭并不严重，故可用止嗽散中其他药物轻宣肺气，也才可用百部温润化痰。
但如已现胸闷之象，则不宜用百部，以其有敛邪之嫌也。

　　综上所述，认为止嗽散内含荆芥，可以治疗一切咳嗽，显然是不妥当
的。实际上程钟龄亦并无此意。

　　有鉴于此，对于已无表证的咳嗽，我另拟一方名曰"七味祛痰汤"，由
杏仁、桔梗、前胡、紫菀、陈皮、枳壳、炙甘草组成。本方宣、肃并举，重
在宣肺，从而有利于肺气的肃降，实则利气。用于外感咳嗽，虽表证已无，
但仍数周甚至数月而咳嗽不止，胸上部憋闷，呼吸不畅。此胸上部是指从天
突穴向下直至 10cm 处，由于呼吸憋闷，患者心烦不安，苦恼异常。此时患
者常欲自主咳嗽，力图咳出一些痰涎，但此痰涎呈稀白而黏状，每次用力只
能咳出少许，仍觉不能咳净，因此胸上闷并不能缓解。此时表证已无，咽已

不痒。由于已无表邪，故不用任何散风之品。本证虽无表邪，但肺气郁闭已久，多因初病未及时解表，只是用止咳之品，留邪所致，因此用药仍当以宣肺为主，以助因肺气郁闭而导致津液不能输布所形成的痰涎顺利咳出。一旦痰涎顺利咳出，胸上部憋闷立刻缓解，此时咳出的已不是痰涎黏沫，而是一两口块痰，并且非常爽快地咳出，此后竟再不咳嗽，也再无痰咳出。七味祛痰汤中宣肺药主要是桔梗与紫菀，以助顺利排痰；肃肺药主要是杏仁与前胡，以助津液输布；枳壳与陈皮则在于宽胸利气，共助肺气之宣降；此外，则以炙甘草和中。本方治上证效果极佳，常一剂知，二剂已，不必再服第三剂。

将本方扩展其应用范围，实则可以用于一切外感、内伤疾病而具上述主症者。其基本机理就是将已形成的痰涎通过咳嗽顺利地排出体外。但要注意，此时痰涎一定是在胸之上部，如此才能用本方宣肺为主，因势利导，驱邪外出。

本方是"行奇恒之法，以太阴始"的最典型方剂。基于这个理论，我在本方的基础上另创"旋转乾坤汤"，以示进一步对此理论的应用。方由杏仁、前胡、浙贝母、瓜蒌皮、紫菀、枇杷叶、桔梗、黄连、当归、柴胡、川椒、玄参、肉桂组成。其中以杏仁、前胡、浙贝母、瓜蒌皮、紫菀、枇杷叶、桔梗宣降肺气而以降为主，体现"行奇恒之法，以太阴始"，继则以柴胡、川椒舒达肝气，黄连、当归引心火下行，玄参、肉桂助肾水上升，如此轮周正常运转，枢轴与辐网自然顺利通畅。在此基础上再配合适宜药物，即可达到"转陀螺"的目的。对本方的具体应用，读者可参见我的学生赵丽萍在《传承录》一书中的医案。

《千金》苇茎汤

【组成与用法】苇茎二升　薏苡仁半升　桃仁五十枚　瓜瓣半升

上四味，以水一斗，先煮苇茎，得五升，去滓，内诸药，煮取二升，服一升，再服，当吐如脓。

【主症】咳吐黄稠痰或流黄脓涕而不爽、不净。

【阐释】本方出自《金匮要略·肺痿肺痈咳嗽上气病脉证治》，曰"治咳有微热，烦满，胸中甲错，是为肺痈"。此外，本书在唐代医家孙思邈《备急千金要方》（简称《千金》或《千金方》）卷十七"肺脏"治肺痈方中亦载。关于肺痈，本论指出"若口中辟辟燥，咳即胸中隐隐痛，脉反滑数，此为肺痈，咳唾脓血"，又曰"脉……数实者为肺痈"，又曰"病咳逆，脉之何以知此为肺痈? 当有脓血，吐之则死，其脉何类? 师曰：寸脉微而数，微则为风，数则为热；微则汗出，数则恶寒。风中于卫，呼气不入；热过于营，吸而不出。风伤皮毛，热伤血脉。风舍于肺，其人则咳，口干喘满，咽燥不渴，多唾浊沫，时时振寒。热之所过，血为之凝滞，蓄结痈脓，吐如米粥。如萌可救，脓成则死"。由上述可知，肺痈乃肺脏"蓄结痈脓"之病，其病因为外感风热之邪，由皮毛内入血脉，"血为之凝滞"而成。其症状可见汗出、恶寒（时时振寒）、发热、咳嗽、口干喘满、咽燥不渴、多唾浊沫，最主要特点是咳即胸中隐隐痛，咳唾脓血，吐如米粥，胸中甲错。其脉象可见滑数、数实、微而数。在《金匮》中，明确提出治疗肺痈的方剂尚有葶苈大枣泻肺汤、桔梗汤、《外台》桔梗白散。而临床最为常用，疗效最好，最为稳妥的方剂当属本方，即《千金》苇茎汤。

关于本方的方义，徐忠可曰："此方治肺痈之阳剂也，盖咳而有微热，是邪在阳分也，烦满则挟湿矣。至胸中甲错，是内之形体为病，故甲错独见于胸中，乃胸上气血两病也，故以苇茎之轻浮而甘寒者解阳分之气热，桃仁泻血分之结热，薏苡下肺中之湿，瓜瓣清结热而吐其败浊，所谓在上者越之耳。"王孟英曰："邹氏续疏云：苇茎形如肺管，甘凉清肺，且有节之物，生于水中能不为津液隔阂者，于津液之隔阂而生患害者，尤能使之通行；薏苡色白味淡，气凉性降，秉秋金之全体，养肺气以肃清，凡湿热之邪客于肺者，非此不为功也；瓜瓣即冬瓜子，依与瓤内，瓤易溃烂，子能不渍，则其能于腐败之中自全生气，即等于气血凝败之中全人生气，故善治腹内结聚诸痈，而涤脓血浊痰也；桃仁入血分而通气，合而成剂，不仅为肺痈之妙药，竟可瘳肺痹之危疴。"

徐王二氏所论，最可取之处在于阐明本方所治证候乃肺中之"湿热"，这是一般方书甚至一些中医教材所缺失者。本证非"痰瘀互结"，而是"湿热蕴结"，于是阻滞肺之气机，酿生痰浊脓血。只有如此认识，才能解释对肺痈不用一般清热化痰药而用苇茎、薏苡仁、冬瓜子。此三味完全是清热利湿之品，湿祛气行则痰利，随之热可除，瘀可祛。痈者，壅也，如此壅滞于肺的痰浊瘀血败脓皆可顺利排出，肺痈诸症自愈。

有鉴于此，我在临床中完全由上述病机运用本方，而并非只限定肺痈一病。因此，凡属湿热蕴肺，导致肺气不宣者皆可应用，其主症即咳吐黄稠痰或鼻流黄脓涕而不爽、不净。服后，患者咳痰可由黄稠转为黄稀，易于咳出、咳净，最后呈稀白痰咳净而愈。或原有黄脓涕极难擤出，服后则擤出畅快，涕则由黄脓黏稠转为黄稀，直至稀白而渐净。临床不论任何疾病，包括癌病，只要见有上述主症，用之一概有效。总之，皆不必待其咳吐脓血而后用，亦不必仅治肺痈之疾。《金匮》薏苡附子败酱散及大黄牡丹皮汤方内选有薏苡仁、桃仁、冬瓜子就是最好的证明，以肺与大肠相表里也。推而广之，由于"肺主一身之气"，凡湿热蕴结之证与肺相关者，皆可以本方为底方加味治疗。

清气化痰丸

【组成与用法】 陈皮（去白） 杏仁（去皮尖） 枳实（麸炒） 黄芩（酒炒） 瓜蒌仁（去油） 茯苓各一两 胆南星 制半夏各一两半

姜汁为丸。每服二至三钱，温开水送下。

【主症】 咳嗽痰黄，自觉痰在两乳之间的膻中部位，难以咳出而胸闷。

【阐释】 本方出自明代医家吴昆《医方考》。方书多谓其治疗"热痰咳嗽，痰黄稠，胸膈痞闷，甚则气急呕恶，舌质红，苔黄腻，脉滑数"。吴昆在解释其方义时说："气之不清，痰之故也，能治其痰，则气清矣。是方也，星、夏所以燥痰湿，杏、陈所以利痰滞，枳实所以攻痰积，黄芩所以消痰热，茯苓之用，渗痰湿也，若瓜蒌者，则下气利痰云尔。"

本方实由二陈汤去甘草、乌梅加余药组成。从全方组成看，实由二陈汤、《金匮》橘枳姜汤及茯苓杏仁甘草汤、小陷胸汤四方合方加减而成。需要明确，本方证确属痰热蕴结于肺，故咳痰必然黄稠。但此痰热必须蕴结在肺的下部，而不是上部和中部，因此才曰"胸膈痞闷"。实则既然蕴结于肺，与"膈"并无关系，只是胸下痞闷而已。征之临床，患者感觉痰停聚在两乳间的膻中部位，虽力图将其咳出，却难以咳净，痰出不爽。由于痰聚于此，阻碍肺气下降，故觉胸闷而吸气费力。本证病位既然在肺的下部，宣肺之法已药不中的且缓不济急，当因势利导，采取降肺之法，即以清热化痰、肃降肺气为主。降肺气即所以降胃气，则呕恶可除。降肺气即所以通大肠，大便爽快，苔黄腻诸症皆愈。

综观全方药物，均以肃降肺气为其主旨。方中杏仁、枳实、黄芩、蒌仁、茯苓、胆星、半夏皆属降下之品，只是陈皮、姜汁尚有轻宣之意，在于相辅相成也。在这里最应当提出的是黄芩的应用。在小陷胸汤中，用黄连、半夏、瓜蒌，此却去黄连，改用黄芩，足以证明所治病位在肺，在胸，而不是在脘。《伤寒论》曰"小结胸病，正在心下，按之则痛，脉浮滑者，小陷胸汤主之"，此"正在心下"，即胃脘部，确切地说，应当在剑突下及上脘处，甚则可延及中脘。此处是用黄连苦降的最适宜部位。由此可见，我言清气化痰丸证的主症是在膻中部位觉有痰聚之感，有其理论与临床根据。

临床任何疾病，包括癌病只要见有上述主症，本方一概有效。应当注意，如此用方，已经从宣肺为主改变为降肺为主了。读者可以从中体会治病浅深次第之不同以及随之而来的方药升降浮沉的变化。

本方虽以降肺为主，但肺气得降，反而有助于肺气之宣。痰热得清，则黄痰不再黏稠且易于咳出，终至无痰而病愈，此故曰"清气化痰"，"清气"者，利气也。

葶苈大枣泻肺汤

【组成与用法】葶苈（熬令黄色，捣丸如弹子大）　大枣十二枚

上先以水三升，煮枣取二升，去枣，内葶苈，煮取一升，顿服。

【主症】喘不得卧，胸中憋闷，寸脉浮、尺脉沉。

【阐释】本方出自《金匮》，凡二见，一在《肺痿肺痈咳嗽上气病脉证治》，曰"肺痈，喘不得卧，葶苈大枣泻肺汤主之"；一在《痰饮咳嗽病脉证并治》，曰"支饮不得息，葶苈大枣泻肺汤主之"。关于肺痈，前已述，兹不赘，现讲"支饮"。《金匮》在《痰饮咳嗽病脉证并治》将痰饮病分为四种，即痰饮、悬饮、溢饮、支饮。"其人素盛今瘦，水走肠间，沥沥有声，谓之痰饮。饮后水流在胁下，咳唾引痛，谓之悬饮。饮水流行，归于四肢，当汗出而不汗出，身体疼重，谓之溢饮。咳逆倚息，短气不得卧，其形如肿，谓之支饮"。综观本章节全部内容，所言痰饮有广义与狭义之分。广义痰饮泛指体内停聚的一切水邪。此"痰饮"虽曰"痰"，其实是"饮"，即水饮、水邪，乃清稀之水，即饮水入人体后，未经气化而停聚体内导致人体疾病的病邪。其中狭义之"痰饮"乃四饮之一，专指停聚于胃肠和三焦的水邪。这里应强调的是，由于"三焦者，决渎之官，水道出焉"，痰饮既为水邪，其停聚之处总之是在三焦。虽然本章节有"水在心""水在肺""水在脾""水在肝""水在肾"的不同说法，其实均非言水存在于心、肺、脾、肝、肾诸脏的本身，而是指诸脏所影响的部位，或是指诸脏之内的腠理。"腠者，是三焦通会元真之处，为血气所注；理者，是皮肤脏腑之文理也"。腠理即三焦，是存在于脏腑之内的文理。就脏而言，它存在于诸脏的组织间隙，此间隙虽非诸脏的本身，但它的功能失常却直接导致诸脏功能随之出现障碍。一定要明确，"五脏者，藏精气而不泻"，五脏疾病从根本上来讲，是没有实证的，五脏藏的是精气，"精气夺则虚"。那么，为什么却常常言及五脏的实证呢？其实，所有这些实证，其病邪均存在于五脏的腠理，即五脏的三焦。腑病宜通不宜补，此三焦属腑，故应予祛邪之法以通利之，邪去则正安，五脏诸所谓"实证"亦随之而愈。对此正确理解，与我们根治癌病的理论息息相

关。奇邪由命门进入人体，是由三焦泛溢全身的，而三焦包括腠理，是水道，奇邪实际是以三焦水道之中的水为载体的。《金匮要略·脏腑经络先后病脉证》曰，"夫诸病在脏，欲攻之，当随其所得而攻之，如渴者，与猪苓汤。余皆仿此"，其中"所得"即指病邪的依据，亦即病邪的载体。故尤在泾曰："无形之邪入结于脏，必有所据，水血痰食，皆邪薮也。如渴者，水与热结，而热结于水，故与猪苓汤，利其水而热亦除……若无所得，则无形之邪岂攻法所能去哉。"此言热与水结于三焦水道，利其水则水道畅，热即除。联系本书在论述"癌病与胆、三焦"一节时说，"我们在临床中对胆与三焦进行治理和调节……一方面可以设法使其传递好的信息，而不是坏的信息；一方面也可以设法使其传递信息的道路发生改变，只能传递好的信息而不能传递坏的信息。更有趣者，我们还可以人为地研制与坏的信息相对抗的好信息及其载体，并通过'转陀螺'法，先使胆与三焦将好信息及其载体，在旋转中逆行向下直达于先天之命门，继而由胆通过命门将好信息传达于脑髓，对导致癌病的奇邪加以抑制甚至消除"。据此，我们应当对葶苈大枣泻肺汤一类的治水方剂重新认识和理解。此类方剂通过消除奇邪在三焦水道中的载体，从而进一步清除奇邪；此外，并可以此类方剂为基础底方，加入其他适宜药物，使之成为好信息的载体直达于脑髓，起到彻底根除奇邪的目的。如此放开眼界和思路对其加以研究与运用，必将使我们的治癌方法达到崭新的境界。

具体到葶苈子，《神农本草经》谓其"主癥瘕积聚结气，饮食寒热，破坚逐邪，通利水道"。"主癥瘕积聚结气"，恰与《难经》所谓"任之为病，其内苦结，男子为七疝，女子为瘕聚""冲之为病，逆气而里急"两相对应。"通利水道"从而"破坚逐邪"，恰是上述化除水邪，使奇邪失去其载体，达到消灭癌病目的的最佳根据。葶苈子辛、苦、寒，入肺、心、脾、胃、肝、膀胱、大肠诸经，实则可通达全身各处，尤以"下气行水"为其特长，故《名医别录》谓其"下膀胱水"，《开宝本草》谓其"疗肺壅上气咳嗽，定喘促，除胸中痰饮"。实则张仲景用本品是驱除全身各处水邪的。《伤寒论》有大陷胸丸，方由本品与大黄、芒硝、杏仁、甘遂、白蜜组成，治疗"结胸者，项亦强，如柔痉状"者，实即水热互结于胸中的大结胸证，病位偏上；有牡蛎泽泻散，方由本品与泽泻、牡蛎、蜀漆、商陆根、海藻、栝楼根组成，治疗"大病差后，从腰以下有水气者"，实由湿热壅滞，水热互结，三焦与膀胱气化失常，病位偏下。而《金匮》以葶苈大枣泻肺汤治疗"肺痈"与"支饮"，则病位偏于中、上；己椒苈黄丸，方由本品与防己、椒目、大黄和蜜为丸，治疗痰饮病"腹满，口舌干燥，此肠间有水气"者，则病位偏于中、下。可见，凡水邪停滞于三焦者，本品皆可应用。

至于本品用量，由于葶苈大枣泻肺汤用大枣伍以葶苈子，常使人以为葶苈子其性峻烈，故以大枣佐之。其实，仲景本方是由葶苈子原药捣丸后，再入枣汤中煎煮，然后即将原药服下，此与一般将葶苈子入它药中共同煎煮而去渣服用者不同，显然《金匮》本品实际用量较大，故用大枣佐之。现在用葶苈子入汤方煎煮法，用量则可稍大些。对此，《本草正义》解释得很好："自徐氏之才，论'十剂'之泄以去闭，偶以大黄、葶苈二物并举，而东垣遂谓葶苈气味俱厚，不减大黄；景岳从而和之；石顽且谓苦寒不减硝黄；丹溪亦有葶苈性急，病涉虚者，杀人甚捷之说，遂令俗人不辨是否，畏如蛇蝎。即寻常肺气喘满、痰饮窒塞之证，亦几有不敢轻试之意。其亦知实在性质，不过开泄二字，且体质本轻，故能上行入肺，而味又甚淡，何至猛烈乃尔。"我在临床治疗癌病常用本品，发现即使用较大剂量不仅无副作用，而且效果更佳，尤其在治疗癌病引起的胸、腹水，更应大剂量应用。一般用量均在30g以上，伍以它药共同煎煮，取汁服用。

综上所述，当癌病出现水邪阻滞三焦时，用本方治疗最为适宜。由于肺"通调水道，下输膀胱"，更能体现"行奇恒之法，以太阴始"的临床意义。肺为水之上源，亦人体之高原，水在高原而不下，并迫肺气上逆，故寸脉尤以右寸脉浮，水不能下输膀胱，故尺脉沉，如此反映在其他症状上，必然喘不得卧而胸中憋闷，此即葶苈大枣泻肺汤证主症。

泽漆汤

【组成与用法】半夏半升　紫参五两　泽漆三斤（以东流水五斗，煮取一斗五升）　生姜五两　白前五两　甘草　黄芩　人参　桂枝各三两

上九味，㕮咀，内泽漆汁中，煮取五升，温服五合，至夜尽。

【主症】咳喘，吐白黏痰或夹水液，胸憋闷呼吸不畅；右寸脉沉。

【阐释】本方出自《金匮要略·肺痿肺痈咳嗽上气病脉证治》，曰"咳而脉浮者，厚朴麻黄汤主之；脉沉者，泽漆汤主之"。可见，本条内容是将厚朴麻黄汤证与泽漆汤证并列而言。二证均咳，其区别仅在于前者脉浮，后者脉沉。浮为阳，沉为阴，阴阳是空间位置的概念，可知前者病位偏上、偏表，后者病位偏下、偏里。此处只谈病位，与病邪无关。有学者认为前者为风寒之邪，后者为水饮之邪，风寒之邪在表，故脉浮，水饮之邪在里，故脉沉。实则二证皆由水饮之邪所致，故前者用治水饮之底方"姜、辛、味"，后者则不用"姜"之干姜及细辛、五味子，却用生姜，并伍以泽漆与紫参，关键就在于后二味的应用。因此，要探讨二证的区别，就要从方剂组成推导其病因、病机及主症。二证要合并在一起探讨，才能识得其旨意，这是仲景把二证并列的根本原因。

厚朴麻黄汤实由小青龙加石膏汤化裁而来。后者亦载于本章节，曰"肺胀，咳而上气，烦躁而喘，脉浮者，心下有水，小青龙加石膏汤主之"。厚朴麻黄汤乃后者去桂枝、芍药、甘草加厚朴、杏仁、小麦组成。《伤寒论》小青龙汤证亦言"心下有水气"，《金匮要略·痰饮咳嗽病脉证并治》除用小青龙汤治溢饮外，更治"咳逆倚息不得卧"，而本节已言"咳逆倚息，短气不得卧，其形如肿，谓之支饮"，可见，小青龙汤与小青龙加石膏汤均治"支饮"。所谓"支饮"，言水饮之邪虽来源于心下，却支撑于胸肺，令肺气不降而咳逆、喘满以致"肺胀"。由此推导，来源于小青龙加石膏汤的厚朴麻黄汤，除用小麦养心安神外，尤其加入厚朴、杏仁，乃进一步增强肃肺降气之功，同样治其咳逆、喘满、"肺胀"。本方证的基本病机就是"水饮上逆"，以其上逆，肺气不降，故脉浮。厚朴麻黄汤所用"姜、辛、味"，除干

姜、细辛温化水饮外，更用五味子收敛纳气，与厚朴、杏仁降气相协同，从而制止肺气之上逆，"脉浮"自愈。

泽漆汤则不同。泽漆汤实由小柴胡汤去柴胡、大枣，加泽漆、桂枝、白前、紫参化裁而来。本方仍保留小柴胡汤中之半夏、生姜以温散水饮，此与小青龙汤用半夏相同，与厚朴麻黄汤用半夏亦相同，只是本方用生姜，小青龙汤与厚朴麻黄汤用干姜。显然前者重在温散，后者则重在温化。温散者，治其水邪之停聚而不动，将其散开；温化者，治其水邪之已动，将其化掉，所谓"支饮"者是也。由此细微处，竟可看出两方及其所主证候的根本不同。盖与厚朴麻黄汤主要是"降"不同，泽漆汤则主要是"散"。"降"则治其"脉浮"，"散"则治其"脉沉"。

泽漆汤中桂枝、白前皆主散。或谓前人皆言桂枝能降冲气，以治水邪上逆之奔豚；白前，《本草纲目》谓其"降气下痰"，何来主散？其实，桂枝先使所停之水邪散开，然后从小便排出体外，则水邪自不再上逆，故曰"通阳化气以行水"。白前，《本草纲目》谓其"长于降气，肺气壅实而有痰者宜之"，因此"张仲景治嗽而脉沉者，泽漆汤中亦用之"。可见，白前之所以能降气，完全在于它能"下痰"，即把"壅实"于肺的痰先散开而后始下，则肺气自降，故曰"降气"。散痰是因，降气是果。同样，方中最主要药物泽漆、紫参也是这个道理。泽漆，又称"猫儿眼睛草"，是大戟科植物泽漆的全草，辛、苦、凉，《唐本草》谓其"有小毒"。入肺、脾、大肠、小肠经。《神农本草经》谓其"主皮肤热，大腹水气，四肢面目浮肿，丈夫阴气不足"；《名医别录》谓其"利大小肠"。其中"主皮肤热"，肺主皮毛，"皮肤热"乃由肺之郁热而来，此郁热恰由水饮停聚于肺的深部而郁闭阳气所致。肺气被郁，肺为水之上源，三焦气机不畅，水聚全身各处，则大腹及四肢面目水肿。所谓"丈夫阴气不足"，"阴气"者，人体在下之气也，"天气下为雨"，水在高原而不得下，人体在下之气自然不足，以本品使水达于下，故能治"丈夫阴气不足"，前人故曰"金水相生"。当然，此"水"是已经气化之水，是已经化生为人体阴液之水。可见，本品完全有将停聚之水邪转化为人体正常阴液的功能，具有重要的临床意义。此外，本品"利大小肠"，亦是由于水邪得散、得化，肺气得降，肺与大肠相表里，并通调水道，则大小便自然通利。紫参亦然。紫参，《神农本草经》曰："紫参味苦辛寒，主心腹积聚，寒热邪气，通九窍，利大小便。"《中药大辞典》（江苏新医学院编，上海科学技术出版社，1986年5月第1版）谓本品乃唇形科植物紫参的全草，又名石见穿。主治"噎膈，痰喘，肝炎，赤白带，痈肿，瘰疬"。在《金匮要略·呕吐哕下利病脉证治》有紫参汤方，曰"下利肺痛，紫参汤主之"，方由紫参半斤，甘草三两组成。此二味，以水五升，先煮紫参，取二升，内甘草，煮取一升半，分温三服。此条文中"肺痛"，有医家疑为"腹痛"，其实，联系泽漆汤中用紫参，则确属"肺痛"无疑。"肺痛"者，因肺中气血瘀滞而不通也。"下利"，乃水邪流于下，但因肺气郁闭，必虽下利却不畅，故需紫参通利之。对此，尤在泾曰："赵氏曰：大肠与肺合，大抵肠中积聚，则肺气不行；肺有所积，大肠亦不固，二者互为病。大肠病而气塞于肺者痛，肺有积者亦痛，痛必通，用紫参通九窍，利大小肠，气通则痛愈，积去则利自止。喻氏曰：后人有疑此非仲景之方者，夫讵知肠胃有病，其所关全在肺气耶。"尤氏所引赵、喻二氏之言，是正确的。盖此"肺痛"者，以肺有积也。现已证明，此肺积即肺癌，石见穿治肺癌确有一定疗效。《神农本草经》曰石见穿"主心腹积聚"，此即"疝""瘕""聚"，亦即《难经》所言"肺之积"，乃奇邪通过命门后，由三焦泛溢全身，其中有达于肺之腠理，阻滞气、血、津液运行而结块成为癌瘤者，即为本病。为深入理解泽漆与紫参的功能，尤其要重视其剂量和煎服法。在泽漆汤中，泽漆用量达三斤，并且要先煎取汁，用此汁代水煎余药。在紫参汤中，紫参用量亦远超甘草，同样先煎取汁，用此汁煎甘草。可见，泽漆与紫参乃方中最重要药物。盖泽漆"利大小肠"、紫参"利大小便"，泽漆深入肺之腠理，将此处之水邪搜逐出来，紫参亦深入肺之腠理，并将此处结聚之气、血、津液形成的"积聚"解散，二者皆可再通过"利大小肠""利大小便"，将腠理之水邪排出体外。如此则奇邪失去载体，必然随气机升降而消化及消失，所谓"大气一转，其气乃散"，气、血、津液结聚之肺积随之而愈。

总之，我们要理解泽漆汤的方义，一定要与厚朴麻黄汤相比较，从中体会二方证病因、病机、主症的不同。二方证病因虽皆为水饮，但病位明显不同。后者病位偏上、偏外，水饮呈弥漫状上冲，肺气不得下降而反上逆，故患者右寸脉浮，觉胸中膨膨然而胀满，即有如小青龙加石膏汤证之"肺胀"；前者病位偏下、偏内，以其水邪隐藏结聚于肺之三焦腠理之深处，即《濒湖脉学》所谓"沉潜水畜阴经病"，患者右寸脉必沉，肺气之宣发、肃降受阻，以致胸中紧束，呼吸极为不利，不是胀满，而是憋闷，为极为痛苦的压迫感。

据此，反映到其他用药方面，由于厚朴麻黄汤证水饮散漫，除用麻黄辛温开腠、利尿行水外，因其内郁之阳热之气亦属散漫而不局限，故用辛凉之石膏解肌清热以除烦；而泽漆汤证则水饮结聚，其内郁之阳热之气亦属结聚而局限，故用苦寒之黄芩泄降以清肺。厚朴麻黄汤证纯实无虚，故不用人参，只用小麦养心宁神；泽漆汤证必病已久，其气已虚，故必用人参，其中桂枝与甘草为伍，尚有壮心阳、御水邪之功能，可治水邪导致心阳虚衰之心悸。

正因泽漆汤有上述特点，适用于癌病之胸、腹水，尤其对肺癌导致的胸腔积液、心包积液有较好疗效。但因此类病情已极为复杂且严重，临床应详加辨证，用药当审慎加味。

三子养亲汤

【组成与用法】紫苏子（主气喘咳嗽）　白芥子（主痰）　萝卜子（主食痞兼痰）

上三味各洗净，微炒，击碎。看何证多，则以所主者为君，余次之。每剂不过三钱。用生绢小袋盛之，煮作汤饮，随甘旨代茶水啜用，不宜煎熬太过。若大便素实者，临服加熟蜜少许；或冬寒，加生姜三片。

【主症】咳喘，痰多白黏；胸脘痞闷；右脉寸关间浮弦而滑。

【阐释】本方出自明代医家韩飞霞《韩氏医通》。韩氏自述其拟本方过程曰："三士人求治其亲，高年咳嗽，气逆痰痞，甚切。予不欲以病例，精思一汤，以为甘旨，名三子养亲汤，传梓四方。有太史氏为之赞曰：夫三子者，出自老圃，其性度和平芬畅，善佐饮食奉养，使人亲有勿药之喜，是以仁者取焉。老吾老，以及人之老，其利博矣。诗曰：孝子不匮，永锡尔类，此之谓也。"可见，本方是治疗"高年咳嗽，气逆痰痞"之病的，此病乃老年慢性疾患，必长期不愈。韩氏"不欲以病例"，即不打算把这类疾病当作一般疾病将其迅速治愈，而是着眼于缓调，用类似食疗的方法，使老人疾病逐渐好转。因此有人赞曰"夫三子者，出自老圃，其性度和平芬畅，善佐饮食奉养，使人亲有勿药之喜，是以仁者取焉"。韩氏此方此法，尤其适用于老年久病，老人可常服且喜服，符合中国传统之孝道，且恰好"三士人"求治，亦恰好用三种"子"药，故曰"三子养亲汤"。前面说过，癌病的发生与衰老密切相关，而奇邪由内向外泛溢，亦必寻找人体有病之处为其落脚点，因此，如何防治老年病就成为预防癌病的最迫切问题。一面坚持应用三子养亲汤以治标，一面坚持滋补肝肾，或调理肝脾以治本，不失为治疗老年咳喘病的最佳方法。

韩氏拟此方，特别注明每味药的功能。其中苏子主气喘咳嗽，重点在"气"；白芥子主痰，重点在"痰"；萝卜子主食痞兼痰，重点在"食"，其次在"痰"，可见，本方的功能是降气、化痰、消食。而气逆、痰阻、食停确实是老年人咳喘病发作的最常见病因，故用之有效。气逆、痰阻、食停的主要症状就是肺气上逆而咳喘，痰浊壅盛而痰多白黏，痰食交阻气机不畅，故胸脘痞闷。气、痰、食阻滞，胃气上逆且肺气不降，故右脉寸关之间浮弦而滑。

本方在癌病中的应用，必须从癌病病因、病机的整体考虑。奇邪从命门溢出，随三焦溢于全身，首当其冲者即是脾胃，且必伴冲气上逆，均导致胃气上逆，影响消化功能，不仅不欲食，甚则伴发或嗳气，或恶心，或呕吐，或噎塞而食难下，或剑突下至胃脘堵满、疼痛。病情继续发展，则导致肺气不降而且上逆，即出现本方证之主症。

本方不仅降肺胃之气，而且降肝气，制止肝气上逆，对老人因愤怒而肝气上逆者尤为适宜，以其中苏子不仅降肺气，亦降肝气，实则佐金制木也。白芥子辛温，尤适宜于寒痰壅肺之咳喘，痰多清稀者最宜，更主要者，则在于本品能深入腠理，搜逐痰邪，故《药品化义》曰"痰在皮里膜外，非此不达"；《本草经疏》曰"芥子味极辛，气温，能搜剔内外痰结"；《本草求真》曰"痰在胁下皮里膜外，得此辛温以为搜剔，则内外宣通而无阻隔窠囊留滞之患矣"。可见，搜剔"皮里膜外"的痰邪，实即搜剔腠理之痰邪，痰邪被搜剔而出，并随气化而消失，则奇邪失去载体，亦必随"大气一转，其气乃散"，此为白芥子具有强大"散结"之功，能治各种阴性疮疡，如阳和汤即用本品治疗阴疽的原因。由此推导，以白芥子治疗癌病亦在情理之中。萝卜子即莱菔子，擅长消食除胀，降气化痰，《本草纲目》谓其"下气定喘，治痰，消食，除胀，利大小便"，故三子养亲汤尤其适用于老人停食而伴发的咳喘。

以上三子，皆能降气，尤其降肺气，用于治疗癌病，充分体现"行奇恒之法，以太阴始"的法则，肺气得降，则胃气降，肝气降，奇邪亦随之而降，其中有白芥子搜剔，则奇邪不仅不能泛溢全身，而且进一步被消化掉。更主要的，如果扩展思路，我们还可以本方配伍适当药物，直达命门，起到"填精补髓，补益和固护命门"与"清除和封堵奇邪"的目的。

说到这里，就要附带谈一谈中药的"子"药，即种子药。在漫长的进化过程中，植物繁衍至今，已具有顽强的生命力，其生命力的集中点，就在于种子。种子内含该植物的基因，而基因的最终作用，就在于有利于本物种的繁衍。种子含有本物种得以繁衍和生存的精华，实即该植物的元阴、元阳、元精、元气、元神。中医学历来就有"以脏补脏"的理论，推而广之，我们完全可以用植物种子的精华，补益我们人体的元阴、元阳、元精、元气、元神，所谓"以子补子"。历代医家也是这样做的。

"以子补子"，归根结底就是抗衰老，亦即防癌抗癌。

三子养亲汤，养的是"亲"，即老年人，显然是抗衰老。早在唐代孙思邈《千金方》卷十九即有三仁九子丸，方由酸枣仁、柏子仁、薏苡仁、菟丝子、菊花子、枸杞子、蛇床子、五味子、庵闾子、地肤子、乌麻子、牡荆子伍以干地黄、薯蓣、桂心、苁蓉组成，能补益虚损，治五劳七伤、肾虚劳损。著名方剂五子衍宗丸，载于明代医家张时彻《摄生众妙方》中，方由枸杞子、菟丝子、五味子、车前子、覆盆子共为细末，炼蜜为丸组成。男子服此药能填精补髓，疏利肾气，种子，并治肾虚腰痛，尿后余沥，遗精早泄，阳痿不育。本方皆为植物种仁，味厚质润，既能滋补阴血，又蕴含生生之气，性平偏温，尤擅于益气温阳，直达命门。综上所述，我们完全可以将三子养亲汤与五子衍宗丸合为一方，标本兼治，上下兼治，先后天并治，作为治癌的基础方。

苏子降气汤

【组成与用法】紫苏子　半夏（汤洗七次）各二两半　川当归（去芦）两半　甘草（爁）二两　前胡（去芦）厚朴（去粗皮，姜汁拌炒）各一两　肉桂（去皮）一两半（原书注：一本有陈皮去白，一两半）

上为细末，每服二大钱，水一盏半，入生姜二片，枣子一个，紫苏五叶，同煎至八分，去滓热服，不拘时候。常服清神顺气，和五脏，行滞气，进饮食，去湿气。

【主症】吸气达于剑突下则堵住难以下行；膝以下怕冷；右寸关间浮弦，两尺无力，右尺或沉紧。

【阐释】本方原载于唐代医家孙思邈的《千金方》，名"紫苏子汤"，治脚弱之病气逆上冲者。宋·宝庆年间此方加入苏叶，更名为"苏子降气汤"而辑入《太平惠民和剂局方》（简称《局方》），即本书本方。《局方》谓本方"治男、女虚阳上攻，气不升降，上盛下虚，膈壅痰多，咽喉不利，咳嗽，虚烦引饮，头目昏眩，腰疼脚弱，肢体倦怠，腹肚疠刺，冷热气泻，大便风秘，涩滞不通，肢体浮肿，有妨饮食"。所叙症状繁多，使人抓不住要领。

细思诸症，用其他众多方剂均可治疗，很难想到必用本方。此类论述，在《局方》中比比皆是。应当承认，《局方》的很多方剂疗效是非常好的，只是由于叙症太多，各方主治症状雷同，但用药却大相径庭，使人难以区别，反而限制了对方剂的应用。现代方书谓本方治"上实下虚之喘咳证。喘咳痰多，短气，胸膈满闷，呼多吸少，或腰疼脚软，或肢体浮肿，舌苔白滑或白腻，脉弦滑"。其中"短气"使人认为是气虚，但本方并无补气之品。"呼多吸少"，具体到症状上是什么表现？患者是什么感觉？是呼气多而吸气少吗？果然如此患者还怎样生活？至于"腰疼脚软"，显然是肾精亏损，本方则没有相应的药物治疗。总之，如果按现代方书所述症状开方，医生很可能不会开出苏子降气汤。根据中医理论，可能要开出《金匮》肾气丸加减方，或金水六君煎等方。可见，对《方剂学》这门学科，中医界应当深入研究，将理论与实践紧密结合，使读者读后立刻就知道此方在什么情况下用，所述症状应"存在而且唯一"。做到这一点，作者首先要会看病，不是本本先生，要在实践中把每首方剂的使用要点挖掘出来，这就是"抓主症"。

对本方的研究，还是要从药物组成开始。本方实由半夏厚朴汤化裁而来。半夏厚朴汤由苏叶、半夏、厚朴、茯苓、生姜组成。本方则去苏叶改为苏子，仍用半夏，厚朴则用姜汁拌炒，实即具有生姜之意，只是没有茯苓。以其用苏子，并伍以半夏、厚朴，则突显"降气"之意，故曰"苏子降气汤"。因此，患者肯定有肺气上逆而难以下降之感，反映到症状上，虽然亦可以出现半夏厚朴汤证的咽喉不利，或痰多、咳嗽等症，但关键症状则在于气难下行，这就是《局方》所言的"膈壅"。我在临床中发现，患者诉呼气如常，无阻碍感，但当吸气时，却觉气吸至剑突下就像堵住一样，难以下行，做不到正常人那样的腹式呼吸。此时剑突下并无压痛感，但按其剑突下却觉有硬感而不柔软。导致这种情况的原因，显然是肺气不降，是肺气下降至剑突下部位时受阻而不能再向下行。而肺气之所以在此受阻，有在上与在下两个原因，在上则因寒痰夹肝气、瘀血壅滞于膈间，肺气不降并反而冲逆于上；在下则因肾阳不足，或下焦有寒，阴寒上逆而阻碍肺气下降。有鉴于此，本方则以苏子、厚朴、半夏降肺气，化寒痰；苏子并能佐金制木以降肝气。此外，即以橘红、前胡伍当归化痰、理气、散瘀，治其气、痰、瘀相结，清除肺气在膈间下降的障碍。最巧妙者，则在于肉桂的运用。肉桂温肾阳，温化下焦之寒邪，暖命门之火，亦有降肝气、镇冲气的功能，则肺气下降不仅没有阻碍，而且能纳气归肾，使"金水相生"。本方用肉桂的主要指征就是膝以下怕冷，实则触其膝以下皮肤也确实有凉感。由于肺气壅于膈间而不降，故脉寸关之间浮弦，然肾虚寒，故两尺无力，如下焦素有寒邪，命门火衰，则右尺脉反而呈现沉紧之象，即《濒湖脉学》所谓"尺中有紧为阴冷"。

总之，本证就是寒痰、肝气与瘀血交相凝滞于膈间，以其寒痰凝滞，患者不一定有痰咳出，故方书所谓"痰多"并非符合实际。临床只要见到上述主症，无论患者有痰无痰、痰多痰少，皆可应用。由于癌病皆属气逆于上，且多兼命门火衰，本方在癌病治疗中应用的机会很多。

栀子豉汤

【组成与用法】 栀子十四个（擘）　香豉四合（绵裹）

上二味，以水四升，先煮栀子得二升半，内豉，煮取一升半，去滓，分为二服，温进一服（得吐者，止后服）。

【主症】 按压剑突下有明显的憋闷感并兼有不同程度的疼痛感；脉右寸关间浮滑而数。

【阐释】 本方出自《伤寒论·辨太阳病脉证并治（中）》，曰"发汗吐下后，虚烦不得眠，若剧者，必反复颠倒，心中懊憹，栀子豉汤主之"；又曰"发汗，若下之，而烦热，胸中窒者，栀子豉汤主之"；又曰"伤寒五六日，大下之后，身热不去，心中结痛者，未欲解也，栀子豉汤主之"。

本方是仲景经方的最重要方剂之一，以本方为底方，可以化裁大量方剂，开后人无限法门。如在《伤寒论》本篇，即有栀子甘草豉汤、栀子生姜豉汤、栀子厚朴汤、栀子干姜汤；在《辨阴阳易瘥后劳复病脉证并治》篇有枳实栀子豉汤。实则如茵陈蒿汤、栀子柏皮汤、栀子大黄汤、大黄硝石汤等均可看作栀子豉汤的加减方，其中的关键药物就是栀子。

对于栀子豉汤证，医家均认为其病机是"热郁胸膈"，这当然是正确的。但其主症是什么？是"虚烦不得眠"吗？是"反复颠倒，心中懊侬"吗？是"烦热，胸中窒"吗？是"身热不去，心中结痛"吗？应当说上述诸症均可存在，但都是患者在清醒状态下的自觉症状，或者是医生在患者清醒状态下查到或看到的症状，那么，如果患者处于昏迷状态怎么办？在昏迷状态下如何运用栀子豉汤？而且，恰好许多昏迷患者又最适合以栀子豉汤治疗。这就需要我们更加深入地探讨栀子豉汤证的病因、病机，把它的真正主症挖掘出来。

《传承录》在《论抓主症》论文的"编者按"中说：

1962年春季，刘师在天津市传染病医院实习，当时病房多数是麻疹并发肺炎的患儿。有一个男性患儿4岁，患该病已昏迷半月，并高热达39～40℃。西医各种治疗方法及中医的安宫牛黄丸、清瘟败毒饮等方药毫无效验。于是该院师琇璋院长请来了他的西学中老师、天津市中医医院内科主任董晓初先生为患儿诊治。当时有西学中的大夫，有他的徒弟，还有天津中医学院的实习生，共十余人，围拢在四周，刘师只能在最外层从缝隙中看到董老的诊法。只见董老诊脉、看舌后，再用手按患儿胸脘一下，立刻吩咐一位西学中的医生写病案，大意为"疹毒热入厥阴，应予透发"。拟方为"焦山栀、淡豆豉、前胡、白前、杏仁、桔梗、蝉衣、大地龙、鲜芦根，再加一尺绵纱线"。当时刘师颇为不解，为什么"热入厥阴"却用气分药？可是，奇迹出现了，患儿服用一剂后即清醒，两剂后热退，饮食、二便、精神一切正常，再予调理3天后出院。此事对刘师触动极大，可以说影响了一生。刘师一直在想，董老用手抚按患儿的胸脘部是为了什么？由于对这个问题的长期思考，并深研《伤寒论》以及叶天士《温热论》，刘师才明白栀子豉汤在这里的功用正是"透热转气"，此外的其他药物，都是为了加强宣肺、透疹的作用，实际上也就是加强了"透热转气"，从而使陷入手厥阴心包的疹毒痰热之邪仍从肺和皮毛透化而出，终于使昏迷已久的患儿转危为安。那么，栀子豉汤证的主症是什么？刘师长期对其研究，结合《伤寒论》热郁胸膈的理论，发现就是用拇指按压患者的剑突下，会出现憋闷或疼痛之感（在昏迷患者，可以出现皱眉头的现象），在右脉寸关之间滑数有力，而所谓"反复颠倒，心中懊憹""虚烦不得眠"等症状，则是可有可无的，不是必须具备的。事实证明，只要具备上述主症，栀子豉汤即可用于任何疾病以及它所伴发的任何症状。自此以后，刘师就开始了抓主症，尤其是对腹诊、脉诊抓主症的研究，取得了突出成绩。

上述董晓初先生治疗的麻疹并发肺炎患儿，就处于昏迷状态。在这种状态下，前述《伤寒论》所言的栀子豉汤证的各种症状均不存在，但董老却用栀子豉汤为底方加味而治愈。这就说明，本方证主症并非上述症状，而是右脉寸关之间滑数有力，且按其剑突下部位，患儿虽处于昏迷状态，却皱眉头。由此推导，本方证主症如下：按压患者的剑突下，在清醒状态下，患者有明显的憋闷感并兼有不同程度的疼痛感；在昏迷状态下，患者可出现皱眉头现象。脉右寸关之间浮滑而数。

要理解上述主症，必须进一步阐述栀子豉汤证的病因、病机。

《伤寒论》所谓"发汗吐下后"，实乃假设之词，言外邪侵入人体，虽经某种治疗却未将其驱除体外，反而更进一步深入于里。"邪之所凑，其气必虚"，外邪则进入到人体相对虚弱或平素即有某种疾病的部位。如患者平素在胸膈部位已有热邪，则内外相合，外邪从而化热而郁于胸膈，成热郁胸膈之证。人体胸膈部位正当胸的下部与胃脘上部的交界处，实即剑突下部位。热邪壅郁于此，气机受阻，故按之患者感到憋闷并有疼痛之感。胸为肺所主，脘为胃所主，胸下脘上恰当膈间，其热郁于此，脉象必显示肺胃之间的病态，故右脉寸关之间浮滑而数。

此剑突下部位，不仅与肺相关，亦与心相关，乃因心肺皆在胸中也。热郁于此，不仅肺气受阻而不降，心气亦受阻不降，两者并存，相互影响。肺主气，肺气不降，则"烦热，胸中窒"；心主血，心气不降，则"身热不去，心中结痛"。心火不能下交于肾水，故"虚烦不得眠""反复颠倒，心中懊恼"。此种症状在外感咳嗽患者更出现特殊状况，即当患者感觉有睡意将要入眠时，却立刻出现咳嗽，导致患者毫无睡意而不眠，以致根本不能睡觉，极为痛苦。此因"阳入于阴则寐"，一旦欲睡，心气本应下降，却遇到剑突下内郁的热邪，则不能下降，反而迫肺气上逆而咳嗽，使患者睡意全无。

肺主气，心主血，上述症状既显示栀子豉汤证与肺相关，是气分病，又显示与心相关，是血分病，实则病在气血之间。因此热病不论病在气分还是病在血分，均可用栀子豉汤治疗。适当加味，竟可作为透热转气的最佳方剂。上述董老所治患儿，实即痰热之邪蒙蔽心包而致昏迷，当透热转气，而不应用诸如安宫牛黄丸等品，以此等药乃治疗热入心包也。董老以栀子豉汤配伍前胡、白前、杏仁、桔梗首先清其气分之热，宣通肺气化其痰浊，则蒙蔽心包之热除，昏迷随之而愈。此外，即用蝉衣、地龙、芦根透发，解其疹毒之邪，麻疹并发肺炎亦愈。

关于栀子豉汤证的病位，清代医家王旭高的观点值得重视。王旭高说，"栀豉汤治阳明表……此是温邪之的方"，并自按曰，"温邪上受，首先犯肺，肺与胃近，故温邪之证，初起便在阳明，不似伤寒之必始于太阳而后及阳明也"。正因如此，我才在本书上篇"三阴三阳与六经"一节将阳明病对应"肺与胃"。"栀豉汤治阳明表"，阳明是胃，胃之表在上，即上脘，此为上焦的出口，实即剑突下，这就是栀子豉汤证具有按其剑突下憋闷和疼痛的根本原因。

剑突下既为上焦的出口，即《内经》所谓"上焦出于胃上口，并咽以上，贯膈而布胸中"，则栀子豉汤必然与三焦有关，这是研究栀子豉汤证的最为关键之处。

栀子，苦寒，《雷公炮制药性解》谓"入心、肺、大小肠、胃、膀胱六经"，《药品化义》谓"入肺、胃、肝、胆、三焦、胞络六经"。据我体会，栀子与心、肺、胃、肝、三焦经关系最为密切。《神农本草经》言栀子"主五内邪气，胃中热气、面赤，酒疱，皶鼻，白癞，赤癞，疮疡"。《名医别录》谓其"疗目热赤痛，胸心大小肠大热，心中烦闷，胃中热气"。《本草思辨录》曰"栀子苦寒涤热，而所涤之热为瘀郁之热"，又曰"治肝则古方不可胜举，总不离乎解郁火，凡肝郁则火生，胆火外扬，肝火内伏，栀子解郁火，故不治胆而治肝，古方如泻青丸、凉肝汤、越鞠丸、加味逍遥散之用栀子皆是"。其中朱丹溪对栀子的理解最应重视："山栀子仁，大能降火，从小便泄去。其性能屈曲下降，人所不知。亦治痞块中火邪。"又曰："泻三焦火，清胃脘血，治热厥心痛，解热郁，行结气。"《医方集解》故曰"栀子泻三焦之火从膀胱出"。以上各家所论，强调栀子解郁而"解郁火""解热郁""涤瘀郁之热"最为重要。而栀子之所以有此功能，则在于"泻三焦之火"，使其"屈曲下降""从小便泄去"。举凡肺、肝、胃之郁热，均可从三焦下行而排出体外。正因如此，朱丹溪尤其提出栀子"治痞块中火邪"，对我们治疗癌病有重大指导意义。

香豉，又称"豆豉""淡豆豉"，为豆科植物黑大豆发酵加工而成。由于加工方法不同，医家对其性味有不同认识。《名医别录》谓其"苦寒"；《本草纲目》则认为"黑豆性平，作豉则温，既经蒸罨，故能升能散"。现代医家根据其功能、主治，多数认为其苦、辛、凉。《本草经解》谓其"入足太阳膀胱、手太阳小肠、手少阴心、手少阳三焦经"；《要药分剂》则认为"入肺、胃二经"。现代医家多遵后者说。《名医别录》谓本品"主伤寒头痛寒热，瘴气恶毒，烦躁满闷，虚劳喘吸，两脚疼冷"。关键在于对其治病机理的认识。《本草汇言》曰："此药乃宣郁之上剂也。凡病一切有形无形，壅胀满闷，停结不化，不能发越致疾者，无不宣之。"《本经疏证》则曰："豆豉治烦躁满闷，非特由于伤寒头痛寒热者可用，即由于瘴气恶毒者亦可用也。盖烦者阳盛，躁者阴逆，阳盛而不得下交，阴逆而不能上济，是以神不安于内，形不安于外，最是仲景形容之妙，曰'反复颠倒，心中懊侬'，惟其'反复颠倒，心中懊侬'，正可以见上以热盛，不受阴之滋，下因阴逆，不受阳之降，治之不以他药，止以豆豉栀子成汤，以栀子能泄热下行，即可知豆豉能散阴上逆矣。"可见，本品"能升能散"，"乃宣郁之上剂"，"凡病……不能发越致疾者，无不宣之"。尤其《本经疏证》从阴升阳降机理阐发，指出豆豉与栀子共成栀子豉汤，"以栀子能泄热下行"，治其"阳盛而不得下交"，"豆豉能散阴上逆"，治其"阴逆而不能上济"，于是阴阳相交，"反复颠倒，心中懊恼"之"烦躁"之症自愈。由此可见，豆豉的功能有二：一是治其发病的来路，栀子豉汤证乃因外邪入里，化热而郁于胸膈，豆豉则辛散发越，再将内入之邪从表透发而出，以解热邪之郁闭；二是豆豉色黑，可直入于肾，以其辛散助肾水之上升，上交于心，如此水火既济，心肾相交，"虚烦不得眠"之症则愈。

后世医家有深明栀子豉汤证上述病机及主症者，扩展其意，创制了很多新方，对中医学术的发展作出了重大贡献，时至今日仍然被我们所喜用。

《太平圣惠方》卷七十四栀子仁饮，取栀子仁、豆豉，与升麻、黄芩、生地、大青、石膏、葱白相伍，治妊娠热病，斑出黑色，小便如血，气急胎欲落者，此乃气血两燔而发斑、出血，为后世医家治疗此类证候提供了依据。现代温病学家有用栀子、豆豉配伍生地黄，治温病热入营血，使其透热转气，疗效极佳。本书卷十八栀子饮子，以栀子仁、豆豉伍瞿麦、木通、竹叶、黄芩、炙甘草，治热病生疮疮，状如豌豆者，是以栀子豉汤通利三焦，为治疗湿热疾病的典范。《伤寒总病论》卷四栀子薤豉汤，以栀子、豆豉配伍薤白，治疮痘发斑、下利赤黄或脓血，遍身发热者，此取肺与大肠相表里，使三焦之热从大、小便排出，气血两清，药简而效宏。《医醇賸义》发挥丹溪栀子"解热郁，行结气"之意，创栀子解郁汤，方由黑山栀、豆豉伍以瓜蒌、连翘、薄荷、葛根、苏梗、郁金、竹叶、茅根，治疗风热内郁之结胸病而见胸脘烦闷、心神焦躁者，此为现代医家治疗冠心病心绞痛从心、肺、胃论治，以解郁而调畅气机者提供了经验。尤其值得提出的是，清代著名温病学家都以栀子豉汤为基础方，治疗各种温病。如前述王旭高所言栀子豉汤治"阳明表"，并进一步阐明此理其实来源于叶天士《温热论》，曰"夫温则宜清宜泄，而叶天士《温热论》未出主方，但云'挟风加入薄荷、牛蒡之属，挟湿加入芦根、滑石之流'，试思加入何方之内，当知主治不出此方矣"。叶天士之后的温病学家亦确实遵从此意，创制很多方剂治疗温病。如吴鞠通《温病条辨》有桑杏汤，以栀皮、香豉伍桑叶、杏仁、沙参、象贝、梨皮治"秋感燥气，右脉数大，伤手太阴气分者"。王孟英《霍乱论》有连朴饮，以焦栀、香豉伍厚朴、川连、石菖蒲、制半夏、芦根，"治湿热蕴伏而成霍乱，兼能行气涤痰"；又有黄芩定乱汤，以焦栀子、香豉伍黄芩、蚕沙、制半夏、橘红、蒲公英、鲜竹茹、川连（姜汁炒）、陈吴萸，"治温病转为霍乱，腹不痛而肢冷脉伏或肢不冷而口渴苔黄，小水不行，神情烦躁"；又有燃照汤，以焦栀、香豉伍飞滑石、黄芩、省头草、制厚朴、制半夏、白蔻仁，"治暑秽挟湿，霍乱吐下，脘痞烦渴，苔色白腻，外显恶寒肢冷者"；又有驾轻汤，以焦栀、香豉伍鲜竹叶、生扁豆、石斛、枇杷叶、橘红、陈木瓜，"治霍乱后，余邪未清，身热口渴，及余热内蕴，身冷脉沉，汤药不下而发呃者"。俞根初《通俗伤寒论》有葱豉桔梗汤，以焦山栀、淡豆豉伍葱白、桔梗、薄荷、连翘、竹叶、生甘草，治外感风温，初袭卫分，头痛身热，微恶风寒，口微渴或不渴而咳，舌边尖红，苔白薄，脉右浮数者。

以上各家对栀子豉汤的运用，究其实质都来源于对栀子"解热郁，行结气"功能的理解，至于豆豉，则可根据证候需要而用其他药物替代。如宋代钱乙《小儿药证直诀》泻青丸以防风、羌活与栀子相伍，泻黄散以藿香、防风与栀子相伍；宋代《局方》凉膈散以薄荷与栀子相伍；元代朱丹溪《丹溪心法》越鞠丸以香附、苍术与栀子相伍；明代薛己《内科摘要》加味逍遥散以柴胡与栀子相伍；明代张景岳《景岳全书》化肝煎以青皮、陈皮与栀子相伍等。

更有趣者，则在于栀子与温热药之并用，尤其显现栀子"解热都，行结气"之功。宋代《苏沈良方》卷三栀子汤以栀子与炮附子并用，加薤白水煎服，治胸痹切痛；明代李梴《医学入门》卷七栀萸丸以焦山栀与吴茱萸并用，加香附研末为丸，用生地黄、生姜煎汤送服，治气实心痛；明代芮经《杏苑生春》卷六栀子乌头汤以炒栀子仁与川乌（童便煮）并用，水煎服，治素有湿热，外因寒邪，发作疝病，疼痛不已者。

以上栀子与温热药并用法，使我联想到尤在泾在《金匮要略心典·痰饮咳嗽病脉证并治第十二》关于木防己汤证的论述，提出"痞坚之处，必有伏阳"的重要观点，指出这是木防己汤用桂枝、木防己与石膏配伍的原因。

"伏阳"一词，来源于《内经》。《黄帝内经素问遗篇·本病论》详述五运六气升降失常为疫病发生的根源，其中提到"巳亥之岁……民病伏阳，而内生烦热，心神惊悸，寒热间作，日久成郁……温疠暖作，赤气彰而化火疫""丑未之年……民病伏阳在内，烦热生中，心神惊骇，寒热间争，以久成郁……化成郁疠"。此中"伏阳"，皆指阳气伏藏于内。此外，《难经》亦有"伏阳"之语，《难经·第二十难》曰"脉虽时浮滑而长，此谓阴中伏阳也"。此从脉象言其病机。盖脉寸为阳，尺为阴；浮滑长等为阳，沉涩短等为阴。如在寸阳部脉来沉短而涩，为阴胜乘阳之候，但如时现浮滑而长，则证明阴中尚有伏阳之脉。此"伏阳"，亦为阳气伏藏于内之义。刘河间《素问要旨论》故曰"诸阴病寒而脉迟，顺其阴证，重手按之，其脉反甚，鼓击于指下而盛者，所谓热盛拒阴而生其病，非谓寒也，是谓阴中伏阳，热气郁之甚也"。以上所说，均揭示了一个极为重要的疾病类型及其机理，即某些貌似阴证疾病，其内却伏有阳热之邪，尤其在某些坚硬痞块之疾，更可能有"伏阳"在内，《金匮要略·痰饮咳嗽病脉证并治》所言木防己汤证"膈间支饮，其人喘满，心下痞坚"即然，以其"痞坚之处，必有伏阳"，故木防己汤中虽用桂枝、木防己温散、温化水饮，亦必予石膏辛凉清其内郁之热，以治"伏阳"。

推而广之，栀子最善治"伏阳"，由前引仲景诸用栀子方，以及后世医家之发展方，可知栀子治"伏阳"具有不同于其他药物的特殊优点：①栀子虽苦寒，擅于清热，但其质轻清上浮，尤擅散热，使内郁之热解散而出；②栀子尤其擅解郁热，将郁于内之热"掏出来"，与牡丹皮为伍更显现这一特点，故张景岳化肝煎以其清肝热；③与其他苦寒之品不同的是，栀子入三焦，达于全身各处，可将全身各处的郁热通过三焦水道，屈曲下行，排出体外。鉴于以上优点，我们可以运用栀子豉汤治疗癌病。癌病是奇邪淫溢于三焦，导致气、血、津液停滞而产生癌肿，其坚硬如石，凹凸不平，极难化解，并具随三焦而漫延、转移的特点。而且，病至晚期，癌肿溃烂，腐臭难闻，出血不止，并发高热而难除，均显现为热象。此种由纯阴证却转为热证，绝非从阴转阳之佳象，而是内郁之"伏阳"从血分外达，进一步耗损人体气、血、津、液，最终必然导致人体阴竭而阳亡。此种病情，完全证明确实"癌坚之处，必有伏阳"。我们既然明了这一病机，就应"发于机先"，预之为防，发挥中医学术"治未病"的优势，在治癌方中加入栀子豉汤，或单加栀子，即使显现阴寒之外证，亦可取前述栀子与附子、吴茱萸、川乌并用之法，寒热并用，宣郁解结，使内伏之阳热之邪从三焦水道排出体外。但是，应当明确，在不同发病部位要配伍不同药物，如在膈间，则有栀子豉汤及其加味方，余皆仿此。

甘露消毒丹

【组成与用法】　飞滑石十五两　淡芩十两　茵陈十一两　藿香四两　连翘四两　石菖蒲六两　白蔻四两　薄荷四两　木通五两　射干四两　川贝母五两

神曲糊为末。

【主症】胸闷脘痞；舌中苔黄厚垢腻，上罩一层黏液。

【阐释】上述"组成与用法"出自叶天士《医效秘传》。在王孟英《温热经纬》中，本方方名、药味与剂量与叶氏原方相同，只是在用法中曰"各药晒燥，共研细末，见火则药性变热。每服三钱，开水调服，日二次。或以神曲糊丸，如弹子大，开水化服，亦可"。

叶氏制此方为治"瘟疫"，曰"雍正癸丑，疫气流行，抚吴使者属先生制此方，全活甚众，时人比之普济消毒饮云"；又曰"先生云：时毒疠气，必应司天。癸丑，太阴湿土气化运行，后天太阳寒水，湿寒合德，挟中运之火，流行气交，阳光不治，疫气乃行。故凡人之脾胃虚者，乃应其疠气，邪从口鼻皮毛而入。病从湿化者，发热，目黄，胸满，丹疹，泄泻。当察其舌色，或淡白，或舌心干焦者，湿邪犹在气分，用甘露消毒丹治之。若壮热，旬日不解，神昏，谵语，斑疹，当察其舌，绛干光圆硬，津涸液枯，寒从火化，邪已入营矣，用神犀丹"。

王孟英在《温热经纬》中对本方"按"中说："此治湿温时疫之主方也。《六元正纪》：五运分步，每年春分后十三日交二运征，火旺天乃渐温；芒种后十日交三运宫，土旺地乃渐湿。温湿蒸腾，更加烈日之暑，烁石流金，人在气交之中，口鼻吸受其气，留而不去，乃成湿温疫疠之病，而为发热倦怠，胸闷腹胀，肢酸咽肿，斑疹身黄，颐肿口渴，溺赤便闭，吐泻疟痢，淋浊疮疡等证。但看患者舌苔淡白或厚腻，或干黄者，是暑湿热疫之邪尚在气分，悉以此丹治之立效，并主水土不服诸病。"

上述叶、王二氏所论，集中到一点，即言本方治疗疫病。叶氏直称"瘟疫""时毒疠气"，王氏则曰"湿温时疫""湿温疫疠""暑湿热疫"。中医理论认为，疫疠之邪的最主要特点是具有传染性，故《素问·刺法论》曰"五疫之至，皆相染易，无问大小，病状相似"。中医所说的外邪，除风、寒、暑、湿、燥、火六淫之邪外，就是疫疠之邪，此外再无其他病邪。中医所说的内邪，除气、食、痰、瘀、虫外，在脏腑层面，亦再无其他病邪。至于"毒"字，在中医学从来不作一个单独的邪气解。在中药方面，《类经》说"凡能除病者，皆可称为毒药"，《医学原理》说"前谓草、木、虫、鱼、禽、兽之类，以能治病，皆谓之毒"，可见，此"毒"或"毒药"皆指治病的物质。《金匮》有"阴毒""阳毒"，实为某一特定疾病的名称。至于中了某种东西的毒，如食物中"毒"，被蛇、蝎、蜂、蚊等咬蜇中"毒"，具体治疗时也是按照中医学已经确定的外邪与内邪的治法治疗。中医学最常用的概念是"解毒"的方法，这时的"毒"则是指某些特定的疾病或某些疾病所出现的特定症状。如本文叶、王二氏所说的瘟疫，是由疫疠之邪引起的疾病，中医学称其为"毒"，因此要"解毒"，故以甘露消毒丹治疗。此外，凡局部的红肿热痛如疮疡之类，或斑疹等病，中医也称作"毒"。常用方剂如"黄连解毒汤""普济消毒饮""清瘟败毒饮"等，皆针对此类疾病。具体用药，仍然针对六淫之邪，虽有所谓"清热解毒"药，其实还是针对上述的那些症状而言，仍然属于治疗六淫之邪药物的范围。后世医家有言热毒、寒毒、湿毒、风毒等，实则仍然是治热、治寒、治湿、治风。只是由于此类疾病的病情严重，才特别称其为"毒"。同理，日本医家汤本求真《皇汉医学》更称脏腑内邪有"食毒""水毒""血毒"，其实还是指宿食、痰饮、瘀血。

正因如此，我们应当从中医理论分析甘露消毒丹证的病因。叶、王二氏皆认为其病因是"疫疠"，以其具有传染性并为害剧烈，致病严重，故称其为"毒"，而用"甘露消毒丹"治疗。本方证的症状也充分体现其"毒"，如"咽肿""斑疹""颐肿""疟""痢""疮疡"等。但在具体治疗时，则仍然属于针对六淫之邪的方法，叶天士明确提出"湿邪"，即虽然是"疠气"，却"病从湿化"，以其"湿邪仍在气分，用甘露消毒丹治之"；王孟英则不仅强调"湿"，而且强调"温"，即热邪，故曰"温湿蒸腾""乃成湿温疫疠之病"，更明确指出是"暑湿热疫之邪尚在气分"。

除了研究甘露消毒丹证的病因以外，更重要的是研究其病位。病位在何处？叶、王二氏皆指出在于"气分"。言"气分"必须有相应的脏腑，那么，什么是甘露消毒丹证的脏腑病位呢？这就要从湿邪谈起。湿邪与热邪相合侵犯人体，其最大特点就是弥漫三焦。因此，甘露消毒丹证的基本病位就在三焦。叶天士《温热论》专门提到"气病有不传血分，而邪留三焦"者，即指此类湿热性疾病。并且提出治疗此"邪留三焦"之病，要用"分消上下"之"走泄"方法，举例如温胆汤。据此，我们就可以探讨甘露消毒丹是如何对应此"邪留三焦"证候之治法的。所谓"上下"，就指上、中、下三焦；所谓"分消"，即要使裹结在一起的湿邪与热邪"分"开，而且重点在于把湿邪"消"掉，所以才称"走泄"，此亦"渗湿于热下，不与热相抟，势必孤矣"之意。甘露消毒丹最重要药物就是滑石，其用量最大，排在诸药的首味，其意即在于此。此外，就是具有利尿作用的茵陈与木通。但是，三焦是分上、中、下的，那么，甘露消毒丹主要作用于何处呢？藿香、薄荷、射干、川贝母，其治显然在上焦，连翘、石菖蒲、神曲、白蔻、黄芩，其治在中、上焦，茵陈、滑石、木通其治在上、中、下三焦，但重点在中、下焦。由此分析，可知本方重点治在上、中焦。上焦脏腑有心、肺，但既为外邪入侵，从口鼻皮毛而入，则重点在肺，可影响到心。中焦脏腑有脾、胃，本方证恰为脾湿与胃热相裹结。下焦脏腑有肝、肾、大小肠、膀胱，本方有茵陈，兼治肝，再同滑石、木通之淡渗，则治在小肠与膀胱。既然如此，体现上焦病之症状则为发热（或壮热）、胸满、神昏、谵语、咽肿、颐肿，体现中、上焦病之症状则为倦怠、肢酸、口渴、身黄、斑疹、吐泻、疟、腹胀，体现下焦病之症状则为痢、淋浊、溺赤便闭。此外，体现三焦并见的症状则为疮疡。再次证明本方证以中、上焦疾病居多。再应分析导致本方证的病邪。应当注意，虽然叶、王二氏均认为是湿热之邪，其实，从用药分析，还有一个更重要的病邪，即痰邪。湿热之邪来源于外，亦可与人体内湿、内热相合，但毕竟是无形之邪。而痰邪则由湿热之邪阻滞气机，津液运行不畅所导致，乃有形之邪。明确这一点十分重要，它与用药息息相关。甘露消毒丹之治湿，有芳香化湿，为藿香、薄荷，并兼透表，以及石菖蒲、神曲、白蔻，并兼理气和中；有苦寒燥湿，为黄芩、茵陈，后者并兼利湿；有淡渗利湿，则滑石、木通。此外，连翘则专门针对热邪所致之疮疡、斑疹、咽肿、颐肿等所谓"毒"病，故曰清热解毒。更为重要的是，与其他治湿热疾病方剂不同，专门应用了射干、川贝母，射干虽云利咽解毒，但与川贝母为伍，显然重在清热化痰。

阐明本方具有清热化痰之功，具有十分重要的临床意义，它与一个特殊的症状有关，即舌苔。叶氏言本方证舌苔"舌色，或淡白，或舌心干焦"，王氏则称"病人舌苔淡白或厚腻，或干黄"，其中只有"厚腻"之说正确，余皆错误。舌苔淡白，乃阳气不足，绝非热象；舌心干焦或干黄，纯属燥热，绝非湿象。其实，我从临床所见，凡用甘露消毒丹有效者，其舌苔必黄厚腻而垢浊，舌中尤甚。其舌面必罩有一层黏浊垢腻之液体，而舌本则质地厚腻而呈黄色。其实对此等舌叶天士早有明确论述。叶氏在《温热论》中说："再人之体，脘在腹上，其地位处于中。按之痛，或自痛，或痞胀，当用苦泄，以其入腹近也。必验之于舌，或黄或浊，可与小陷胸汤或泻心汤，随症治之。或白不燥，或黄白相兼，或灰白不渴，慎不可乱投苦泄。其中有外邪未解，里先结者，或邪郁未伸，或素属中冷者，虽有脘中痞痛，宜从开泄，宣通气滞，以达归于肺，如近俗之杏、蔻、橘、桔等是，轻苦微辛，具流动之品可耳。再前云舌黄或浊，须要有地之黄，若光滑者，乃无形湿热，中有虚象，大忌前法。"可见，以小陷胸汤及半夏泻心汤所治痰热、湿热之病，其舌或黄或浊，但必须"有地之黄"，而"白不燥"，或"黄白相兼"，或"灰白"，皆"不可乱投苦泄"。既然如此，前述本方证却出现舌苔"淡白"，而用诸黄芩、连翘、茵陈、射干等苦泄，又当作何解释？至于"舌心干焦""干黄"，乃属其后叶氏所言"验之于舌，或黄甚，或如沉香色，或如灰黄色，或老黄色，或中有断纹，皆当下之，如小承气汤，用槟榔、青皮、枳实、玄明粉、生首乌等"法，纯属燥热，不可利湿、燥湿。其实，舌苔是否"有地之黄"，即紧贴舌面，是痰热还是湿热的重要区别。小陷胸汤证与半夏泻心汤证，为痰热，必为"有地之黄"，而诸如三仁汤证，则必为无地之黄。甘露消毒丹证，亦为"有地之黄"，而且湿、痰、热互结，难解难分，有形之邪聚集，舌苔必黄厚而腻。更为重要的是，凡疫疠之邪皆秽浊之气，表现在舌苔方面则垢腻黏浊，上罩一层稠黏之水液。此为典型之痰浊与湿浊相合的表现。据我临床体会，对此种舌苔，用滑利的滑石消之、化之，效果最佳，远超其他任何药物，这就是甘露消毒丹以滑石为君药的原因。以其痰湿之邪与热邪相合，病在上、中焦为主，气机不畅，故病现胸闷、脘痞，此二症与舌苔症状并见，共为甘露消毒丹证主症。在这里必须申明，前言"痰浊""湿浊"，皆指此痰湿之邪有秽浊的表现，说的仍然只是"痰"与"湿"，并非言其另有一"浊"邪的存在。

联系中医治癌，当怎样理解甘露消毒丹的应用？叶、王二氏所言甘露消毒丹主治的症状，癌病均可出现，而且常见，因此本方在癌病治疗中极为常用。我们要从病因、病机加深理解。本方治疗癌病，针对的已不是外感湿热之邪，而是来自命门之内的奇邪。奇邪通过命门以后，从三焦泛溢全身，其首当其冲者，就是脾胃。此时如患者既有脾湿，又有胃热，则奇邪与湿热之邪相合，进一步上逆于肺，阻滞气机，津液不布，即继发痰邪。此湿、痰、热相结，共为奇邪的载体，导致三焦气机不畅而以上、中焦为主，如出现典型的甘露消毒丹证主症，即可应用本方治疗。

沙参麦冬汤

【组成与用法】沙参三钱　玉竹二钱　生甘草一钱　冬桑叶一钱五分麦冬三钱　生扁豆一钱五分　花粉一钱五分

水五杯，煮取二杯，日再服。久热久咳者，加地骨皮三钱。

【主症】咽干夜甚；不饥少纳；干咳或痰少而黏，难以咳出。

【阐释】本方出自清代医家吴鞠通《温病条辨·上焦篇·秋燥》，曰"燥伤肺胃阴分，或热或咳者，沙参麦冬汤主之"。并专门提示，本方证虽因秋感燥气，但已较桑杏汤证及桑菊饮证，其"病深一层矣，故以甘寒救其津液"。此外，该书《中焦篇》另有一"益胃汤"方，由沙参三钱、麦冬五钱、冰糖一钱、细生地五钱、玉竹一钱五分（炒香）组成，治疗"阳明温病，下后汗出，当复其阴"者。并特别阐明："温热本伤阴之病，下后邪解汗出，汗亦津液之化，阴液受伤，不待言矣，故云'当复其阴'。此'阴'指胃阴而言。盖十二经皆禀气于胃，胃阴复而气降得食，则十二经之阴皆可复矣。欲复其阴，非甘凉不可。汤名'益胃'者，胃体阳而用阴，取益胃用之义也。下后急议复阴者，恐将来液亏燥起，而成干咳、身热之怯证也。"

上述吴氏沙参麦冬汤与益胃汤，实则皆由叶天士养胃方变化而来。叶氏《临证指南医案·卷三·脾胃》钱案，曰"胃虚少纳，土不生金，音低气馁，当予清补"，拟方即为"麦冬、生扁豆、玉竹、生甘草、桑叶、大沙参"。吴氏沙参麦冬汤仅较此方多一味天花粉。此由秋感燥气，仍属热邪所伤，故以天花粉重在清燥润肺，实则清肺胃之热邪。至于益胃汤另有生地黄一味，其中虽寓有滋肾阴之义，但与沙参、麦冬、玉竹养胃阴之药相伍，其着眼点还是通过滋肾阴以滋化源，达到养胃阴之目的，从而"复其十二经之阴"。总之，不论沙参麦冬汤还是益胃汤，其最终目的均为滋养肺胃之阴。

以甘凉濡润之品清补滋养胃阴，是叶天士治疗外感、内伤疾病的一大发明。对此，徐灵胎亦大加赞赏，曰"此篇治法，独得真传"。华岫云在阐述叶氏此法精义时说："脾胃当分析而论……若脾阳不亏，胃有燥火，则当遵叶氏养胃阴之法。观其立论云，'纳食主胃，运化主脾。脾宜升则健，胃宜降则和'；又云，'太阴湿土，得阳始运，阳明阳土，得阴自安，以脾喜刚燥，胃喜柔润也。仲景急下存津，其治在胃，东垣大升阳气，其治在脾'，此种议论，实超出千古……所谓'胃宜降则和'者，非用辛开苦降，亦非苦寒下夺，以损胃气，不过甘平或甘凉濡润以养胃阴，则津液来复，使之通降而已矣……总之脾胃之病，虚实寒热，宜燥宜润，固当详辨，其于升降二字，尤为紧要。"徐灵胎评此论曰："名言至论，深得《内经》之旨，此老必有传授，其学不尔未能如此深造也。"以上华氏所论，已为现代中医所熟知，本无必要多加重复，但还要再予提示者，则在于华氏之总结："其于升降二字，尤为紧要。"清代医家赵晴初曰："古名医治病无不以阴阳升降为剂量准。"本书上篇在"阴阳清浊与升降出入"一节中说：《内经》语言千百句，《内经》论述千头万绪，只要理解了'地气上为云，天气下为雨'这10个字，也就理解了《内经》理论的全部，也就掌握了中医全部理论的核心，用于临床，必然万举万当。"徐灵胎所说叶氏"名言至论，深得《内经》之旨"，其理即在于此。我们一定要明白，绝不是"阳升阴降，阳出阴入"，而是"阴升阳降，阴出阳入"。这是时刻不应忘记的最根本道理。脾为阴，故脾主升；胃为阳，故胃主降。更为重要的是，还要进一步理解"阴欲升，而不能自升，必随阳而升；阳欲降，而不能自降，必随阴而降"，因此才曰"太阴湿土，得阳始运；阳明阳土，得阴自安"。就阳明阳土而言，以大承气汤急下存津，是"得阴自安"，而以"甘平或甘凉濡润以养胃阴，则津液来复，使之通降"，也是"得阴自安"。关键在于辨证。大承气汤证必有绕脐痛，脉沉实有力，舌中苔黄厚焦燥之主症。而如沙参麦冬汤之来源于叶氏养胃方者，则必无上述症状，而具咽干夜甚，不饥少纳，干咳或痰少而黏、难以咳出之主症。此因前者乃阳明腑实证，为燥屎与热邪互结之实热，后者则只是胃阴不足从而导致肺阴亦亏，纯属虚热之候。因此，前者以苦寒下夺，重在祛邪；后者则甘凉濡润，重在扶正。但归根结底，皆以阴性药物助胃阳之下降，所谓"阳欲降，而不能自降，必随阴而降"也。

基于上述理论，对沙参麦冬汤证主症的理解也就容易了。

首先，咽干夜甚。凡津液不足之证皆咽干，以其津液不能上潮于咽也。但有病位与病因之不同。前引《灵枢·经脉》所言"胃足阳明之脉，起于鼻……出大迎……其支者，从大迎前下人迎，循喉咙，入缺盆，下膈属胃络脾"，可见，胃津不足必致咽干。其实，周身十二经脉皆与咽相关，不论何脏腑津液不足皆可咽干，只是胃之津液不足强调的是"胃津"，属于气分。此气分病有邪实与正虚之别。凡气分热盛而伤津者，如白虎汤证、承气汤证，其咽干昼夜皆然，尤以白昼为甚，此以阳邪旺于阳分，灼津尤甚也。而此沙参麦冬汤证，虽亦为气分津伤，但属正虚，即胃之阴津亏损，非邪盛所致。阴津亏损则必致虚火内盛，此虚火虽非阳邪，但亦灼伤津液，再加夜间"阳入于阴"，更增内热，津液更伤，故凡阴虚而津液不足者，必咽干夜甚，胃津不足者亦然。

其次，不饥少纳。前言咽干夜甚，乃一切阴津亏损者共同症状，并非胃之津亏者所独有，而此言"不饥少纳"则为沙参麦冬汤证、益胃汤证乃至叶氏养胃方证所独见，故尤为辨证要点。盖阳无阴携则不降，胃为阳腑，胃津不足，则胃气不降，胃气不能息息下行，食物难以消化，当然不欲纳谷。但此证"不欲"则并非"不可"，只是食欲不振而不欲进食而已。其中有因胃津不足，虚火灼胃，而呈嘈杂似饥者，实则仍不欲食，如勉强，尚可进食少许，食后则因消化迟钝，而有饱胀、嗳气、干呕等症状。食少且津亏内热，则大便偏干。注意，此证与肝郁患者毫无食欲而不知饥者不同。后者则因木不疏土，脾不升而胃不降，枢轴不转，运化与消化皆呆钝，遂食欲全无，厌食而呈"纳呆"之象。读者应深刻领会"纳少"与"纳呆"之不同。

　　第三，干咳或痰少而黏，难以咳出。上言"不饥少纳"乃胃津亏损之候，此"干咳或痰少而黏，难以咳出"则为肺津不足矣，乃沙参麦冬汤证之独有症状，而益胃汤证及叶氏养胃方证则不必具备。前已申明，沙参麦冬汤乃由叶氏养胃方加天花粉而来，其加天花粉，乃尤其针对秋燥伤肺之属于"温燥"热邪伤津者，此所以吴鞠通强调本方证有"或咳"一症。燥邪灼伤肺胃津液，津伤则不能成痰而载邪外出，故虽肺气上逆而咳，却无痰，即使有痰亦少而黏，难以咳出。

　　以上诸症，既因胃之阴津不足，土不生金，又因燥邪伤津，肺津亏损，治疗之法，当一面滋养肺胃津液，一面清其燥邪，且以前者为主。故以沙参、麦冬、玉竹治其前者，天花粉、生甘草既甘寒生津，又清热润燥，治其后者。桑叶与扁豆为伍，则透风于外与渗湿于下并举，且具舒肝、健脾之功，有助于津液之输布，使养阴之品灵动而不呆滞。拟方面面俱到，颇具巧思。服后可见痰增多而不稠黏，易于咳出，如此载邪外出，邪去则正安，终至痰净而病愈。

　　沙参麦冬汤在癌病治疗中使用的机会颇多。此以癌病最易耗伤人体津液，而首当其冲者，即为胃之津液。此亦患者从发病伊始即现食欲不振的原因。而且，此种症状常随癌病的进展与恶化愈加严重，治疗起来极为棘手，是患者逐渐多器官衰竭而最终死亡的主要原因。前面说过，奇邪从命门溢出，随三焦漫延全身，首先即达中焦脾胃，由此能否继续漫溢，与脾胃的状态息息相关。从这个意义上来说，脾胃可谓阻挡奇邪漫溢的第一道堤坝，是御邪的枢纽。脾体阴而用阳，胃体阳而用阴，脾之阳气与胃之阴津状况如何，直接决定病情的变化。作为医生，要把对脾胃的观察放到第一位置，从而体现对脾胃为后天之本、脾胃为气血生化之源、脾与胃为整个人体抗击奇邪的屏障与后勤的理解和重视。实践证明，不仅是癌病，即一切疾病，只要食欲正常，皆易治；而食欲减退以至毫无食欲，则为病情恶化甚至濒临死亡的征兆，皆难治。我们尤其应当深刻认识脾胃是抵御奇邪的屏障。奇邪从下及上，联系讲解奔豚汤时谈到苓桂枣甘汤治疗"欲作奔豚"，其中茯苓、大枣健脾利水以防水邪之上犯，即证明脾胃是防御来自下焦病邪，当然也包括奇邪在内的屏障。关于健脾养胃的更多方法，后面将详述，这里首先提出沙参麦冬汤法，说明不仅由于滋养胃津对抗癌极其重要，而且土能生金，与肺之津液来源亦密切相关。"行奇恒之法，以太阴始"，肺之津液充足，肺气正常下降，则陀螺运转，后续之一切治疗方法均可顺理成章地有序进行。

清燥救肺汤

【组成与用法】 桑叶（经霜者，得金气而柔润不凋，取之为君，去枝梗）三钱 石膏（煅，秉清肃之气，极清肺热）二钱五分 甘草（和胃生金）一钱 人参（生胃之津，养肺之气）七分 胡麻仁（炒，研）一钱 真阿胶八分 麦门冬（去心）一钱二分 杏仁（炮，去皮尖，炒黄）七分 枇杷叶（刷去毛，蜜涂炙黄）一片

水一碗，煎六分，频频二三次滚热服。痰多加贝母、栝楼，血枯加生地黄，热甚加犀角、羚羊角，或加牛黄。

【主症】口干咽燥；咳吐白色泡沫而不爽，拉丝而黏，落地即无。

【阐释】本方出自清代医家喻嘉言《医门法律·卷四》，曰"治诸气膹郁，诸痿喘呕"。吴鞠通《温病条辨·卷一·秋燥》引用本方，曰"诸气膹郁，诸痿喘呕之因于燥者，喻氏清燥救肺汤主之"，方中药味与剂量均与喻氏原方相同，但石膏未用煅者，麦冬不去心。喻氏对燥邪与燥病有独到见解，专门有《秋燥论》一文。文中认为，《内经》病机一十九条，独遗燥气，他凡秋伤于燥，皆谓秋伤于湿"，此为"千古之大疑"；"病机之'诸气膹郁，皆属于肺''诸痿喘呕，皆属于上'，二条明指燥病言矣"；"诸气膹郁之属于肺者，属于肺之燥，非属于肺之湿也""诸痿喘呕之属于上者，上亦指肺，不指心也""惟肺燥甚，则肺叶痿而不用，肺气逆而喘鸣，食难过膈而呕出"；至于肺燥的成因，则分别提出《内经》云：心移热于肺，传为鬲消，肺燥之由来者远矣。苟其人肾水足以上升而交于心，则心火下降而交于

肾，不传于肺矣。心火不传于肺，曾何伤燥之虞哉？即肾水或见不足，其肠胃津血足以协济上供，肺亦不致过伤也"，说明心热、肾水不足、肠胃津血不足皆为导致肺燥的原因。本文并进一步从"风消""息贲"二病说明此理：《阴阳别论》云：二阳之病发心脾，有不得隐曲，男子少精，女子不月，其传为风消，其传为息贲，死不治。此亦肺燥所由来，而未经揭出者。夫燥而令男子精液衰少，女子津血枯闭，亦云极矣。然其始，但不利于隐曲之事耳。其继则胃之燥传入于脾而为风消。风消者，风热炽而肌肉消削也。大肠之燥，传入于肺而为息贲。息贲者，息有音而上奔不下也。是则胃肠合心脾以共成肺金之燥。三脏二腑，阴气消亡殆尽。"综合上述，可知肺燥实则与心、脾、肾与胃、大肠有关。因此，拟定治法："治燥病者，补肾水阴寒之虚，而泻心火阳热之实，除肠中燥热之甚，济胃中津液之衰，使道路散而不结，津液生而不枯，气血利而不涩，则病日已矣。"

清燥救肺汤就是基于上述病因、病机和治法而制定的。其中"补肾水阴寒之虚"，即阿胶；"泻心火阳热之实"，即麦冬；"除肠中燥热之甚"，即胡麻仁；"济胃中津液之衰"，即石膏、人参、甘草伍以麦冬。此外，直接用石膏、阿胶、麦冬清肺热、养肺阴、润肺燥，并加杏仁、枇杷叶、桑叶共同肃降肺气，则诸气膹郁，诸痿喘呕之肺燥之证自愈。

我在研究喻氏的上述学术内容之后，非常钦佩他的独创性以及对中医理论与实践发展的贡献。同时，也感到其中有某些方面的不足。第一，《素问·至真要大论》所言病机十九条，其中的病机实指疾病的病因、病位两方面，由此当然可以再推导出病性。三者其实就是中医学辨证论治的"证"，因此，我认为将辨证论治改称为"辨机论治"亦未尝不可，这样还可以避免是辨"证"论治还是辨"症"论治的无谓争论。由此回顾喻氏的论述，可知认为"诸气膹郁，皆属于肺"与"诸痿喘呕，皆属于上"其病位皆在于肺，是正确的。但是，认为两者病因都是"燥"邪就片面了。实则，不论"诸气膹郁"或是"诸痿喘呕"，凡是肺之正虚与肺之邪实均可导致。正虚，则指气、血、阴、阳之虚；邪实，既包括风、寒、暑、湿、燥、火六淫与疫疠之邪的外邪，亦包括气、食，痰、瘀、虫之内邪。正因如此，吴鞠通明白这一点，才特别限定"诸气膹郁，诸痿喘呕之因于燥者，喻氏清燥救肺汤主之"；第二，"诸气膹郁"与"诸痿喘呕"可以出现各种不同的症状，怎样判定这些症状属于肺燥，而且是只适合于清燥救肺汤治疗的肺燥？于是必然要提出一个非常严肃的问题：清燥救肺汤证的主症是什么？

关于清燥救肺汤，方书列出的主治是"温燥伤肺证。身热头痛，干咳少痰，气逆而喘，咽喉干燥，鼻燥，胸满胁痛，心烦口渴，舌干少苔，脉虚大而数"。从喻氏制清燥救肺汤本意，是治疗"诸气膹郁""诸痿喘呕"，并非如吴氏专门治疗"温燥"，可知"身热头痛"并非必见之症。"胸满胁痛"更似肝火、肝热，并非肺燥所必见。至于"干咳少痰，气逆而喘，咽喉干燥，鼻燥，心烦口渴，舌干少苔，脉虚大而数"，选用其他清热养阴益气之方剂均可，例如以竹叶石膏汤加味即可，本非必须应用清燥救肺汤者，非"存在而且唯一"。

既然如此，即应从理论与实践的结合上进一步对清燥救肺汤加以研究，要挖掘出本方证的真正主症。

真正把清燥救肺汤证主症挖掘出来的中医学家，是我师印会河教授。

1973年，刘渡舟、印会河老师（当时中医尚无教授职称）带领北京中医学院另外两位青年教师到河北省昌黎县举办西医学习中医班，住在唐山地区卫校院内。我得知此事后，即去拜访他们，并邀请刘渡舟老师到我所在的昌黎县医院会诊患者。当时该院正在搞中西医结合，西医内、外科都请中医会诊。我遇到难治患者，就请刘老诊治，疗效非常好，使我对中医学有了新的认识。如一位30岁产后乳腺炎患者，乳房肿疡溃后高热不退，予竹叶石膏汤与小柴胡汤迅速治愈。一位20岁男子，西医诊为髂窝脓肿，却并无脓液抽出，只是左鼠蹊部有一如鸭蛋大肿物，左腿屈而不能伸，病已一月，予芍药甘草汤，竟一剂而愈。一位心肌梗塞卧床不起之50岁男性患者，西医治疗无效，予苓桂术甘汤加味，7剂后即病情缓解而出院。这些事例，使我知道了什么是真正的中医。在西学中班理论授课结束后，有一部分学员要随印老师到卢龙县医院实习，在刘老的建议下，县卫生局指派我与印老一起去，一方面照顾印老的起居，一方面协助学员实习。在3个多月的实习期间，印老一面指导学员看病，一面讲课，讲的都是后来出版的《中医内科新论》主要内容，其中就谈到了清燥救肺汤证的主症："咳喘吐白沫而不爽"。

《中医内科新论》早在1983年即已出版。2010年1月由化学工业出版社再版。书中在论述"燥热咳喘"时说，本病的常见症状是"咳喘无痰，咽喉干痛，或咳吐白沫不爽，咯血，脉虚数，舌红少苔"，主方即以清燥救肺汤治疗。其中在谈到《金匮》有"肺痿吐涎沫"一病时说："肺痿的病因，基本上是由于肺阴虚、肺津匮乏和肺燥所造成……历代医家都承认肺痿的主症是《金匮要略》所标出'吐白沫'和咳喘，可是这'吐白沫'三字，就不知迷糊了多少医生的眼目，并同时贻误了多少患者生机。一般人都是以泡沫痰或水泡痰作为'白沫'，殊不知痰是由水湿所化生的，而肺痿'吐白沫'，则是由阴虚肺燥而起。肺燥之轻者，则发为无痰之干咳，其燥重而热深者，乃发为'吐白沫'的肺痿。这种吐白沫的特点：第一是中间不带痰块；第二是胶黏难出；第三是必同时伴有口燥咽干；第四是白沫之泡，小于粟粒，轻如飞絮，状如棉球，有时粘在唇边，都吐不下来，绝不是一般泡沫痰之吐出甚爽，水泡痰的落地成水者所可比拟。为此，白沫之与饮痰，乃一燥一湿，一实一虚，犹如水之与火，冰之与炭，根本不可混为一谈。"

至于本病的治法，印老说："笔者治疗肺痿，基本上是采用了清人喻嘉言的清燥救肺汤为主加减。既用宣肺又润肺的桑叶、枇杷叶，使肺气能宣而后降，润而后清；又用桑白皮、石膏等清降肺气，以去耗津之热；沙参、麦冬、石斛、阿胶、杏仁、芝麻、芦根等从生津凉血的基础上来滋阴降火。用此方时，笔者常爱再加黛蛤散，取青黛有消炎退热之功，蛤蚧粉有生津润肺之效，如有咽痛鼻塞等上呼吸道感冒症状，可加山豆根、鱼腥草以消炎解毒。"印老把清燥救肺汤作为自己治疗本病的"抓主症"方剂，并且着重提出："抓主症者，就是抓住病中的一个、两个、三个主要症状，就能定方、定药甚至定量地加以治疗。例如，笔者在抓肺痿的主症时就着眼于：咳吐白沫不爽和口燥（主要是吐白沫），不论其疾病的诊断属于肺炎、气管炎、支气管哮喘，还是肺气肿、肺心病，都用此方治疗，而且一般都能收到效果。"在本书中，印老举一例针对82岁女性肺癌患者的治疗过程。该患者被西医确诊为肺癌，咳喘胸憋，呼吸困难，不能平卧，喉间有声，已逾半月。衰年患此，已排除外科手术的可能性。印老诊得患者脉数，口干，且咳吐白沫不爽已历两载有余，于是投以清燥救肺汤为主，加白花蛇舌草30克、半枝莲18克，令服5剂。药后喘平咳减，胸憋亦基本解除。继用前方一月有余，患者自我感觉良好，已自能下地行走并协助家庭料理家务，历时一年有余。后因突患感冒发热，致咳喘气憋复作，未及延医服药，即行死去。此外。印老又谈到另一位患者，用清燥救肺汤消除了肺痿的症状，却在10年以后，又出现了肺癌，并死于肺癌。因此，印老认为"咳喘吐白沫不爽的肺痿症状，似乎与肺癌有一点蛛丝马迹的联系"，并曰"假使能通过科学实验而将肺痿吐白沫的问题弄清楚，把喻氏清燥救肺汤作用于肺痿甚至肺癌的机制搞清楚，则喻嘉言对祖国医学的贡献，就有可能更为光大"。

我在临床中治疗肺癌，亦有几位患者具有"咳吐白沫而不爽"者，用清燥救肺汤不仅此症消除，其他症状亦随之好转。患者都感到高兴，赞叹中医中药的神奇。但遗憾的是，多数在一段时间后病又复发，终未治愈。由此可见，不论用什么中药方剂，其单一方剂的取效对于癌病的治疗都是阶段性的。因为癌病来源于奇邪，正如《难经》所言，"寸口脉平而死者，何谓也……所谓生气之原者，谓十二经之根本也，谓肾间动气也……一名守邪之神。故气者，人之根本也，根绝则茎叶枯矣，寸口脉平而死者，生气独绝于内也"。癌病之发，来源于奇邪，来源于命门之内，一旦发作，表面看来是后天脏腑的疾病，其实在先天早已有疾病之根源在。经过医生的治疗，尽管后天脏腑的病情缓解，甚至如同常人而无任何不适，但其命门之内的病根并未解决，此即《难经》所谓"根绝则茎叶枯矣"，此后可能因很小的因素而诱发，癌病不仅复发，而且患者很快死亡。这就是印老所治82岁癌病老妇经治好转后，于1年后突然死亡的原因。

基于以上原因，我们可以有如下认识：第一，清燥救肺汤可以治疗癌病，并且能取得较好疗效，但要符合清燥救肺汤证的主症；第二，肺癌的病情极为复杂，有虚、有实、有寒、有热。例如前述泽漆汤即可治疗肺癌之胸腔积液与心包积液，病属寒饮且阳气已虚，此言清燥救肺汤所治肺癌，则属肺燥而气阴两虚。此外，尚有各种类型，难以尽述，总之要辨证论治，绝不可执一板方而治所有肺癌；第三，不论以何种方药，对包括肺癌在内的任何癌病，治疗后取得显效，甚至自觉症状消失，患者感觉如常人，亦应再用西医方法对其进行彻底检查，查其是否肿物消失，尤其要查其是否有转移病灶。如肿物虽减小却未消失，它处又有转移灶，则切不可掉以轻心，当劝患者继续坚持治疗；第四，治疗癌病一定要先后天并治。患者的脏腑病症状大部分消失以后，应毫不迟疑地迅速转入治疗先天，要"填精补髓，补益和固护命门"，还要进一步"消除和封堵奇邪"，只有如此，才能彻底根治癌病。

　　下面，补充说明清燥救肺汤证"吐白沫"的成因。在《金匮要略·肺痿肺痈咳嗽上气病脉证治》中其实并无"吐白沫"之语，有的是肺痈"多唾浊沫""时时吐浊""时吐浊唾腥臭"及肺痿"口中反有浊唾涎沫""肺痿吐涎沫""肺痿涎唾多""肺痿咳唾涎沫不止"等语。其中可以看出，"吐沫"或"唾沫"乃肺痈与肺痿的共见症状，没有特异性，区别只在于肺痈吐的不是"涎沫"，肺痿则是"涎沫"。"涎"者，如牛涎之延长、拉长也，《康熙字典》释曰"又迤涎，邐迆相连也。《木华·海赋》'迤涎八裔'"。由此可见，肺痈所吐之沫并不拉长，呈断开状，而肺痿所吐之沫则拉长不断，如丝状。我常见患者口中吐沫不止，却又难以吐出，甚则要用手从口中抠出，而呈黏丝状。可见，这种唾沫是有黏性的。这种唾沫如小的肥皂泡沫，落地即无，此与小青龙汤证吐水泡痰，以及吴茱萸汤证"干呕，吐涎沫"之涎沫如蟹沫而落地成水者不同。前者纯属于肺燥，后二者则属水饮。两者应明确区别。至于为什么要强调吐的是"白"沫？印老认为："喻氏在《秋燥论》中，曾引《素问·至真要大论》的'咳不止，而出白血者死（《素问》原文为：白血出者死）'，并即认为此'白血'乃'色浅红而似肉似肺者'，由'燥气先伤华盖'引起。这一明若观火之论，足以补《金匮要略》所言肺痿主症：'咳'与'口中反有浊唾涎沫'之不足。因肺痿所咳吐的白沫，是由无数小白泡组成，严重时可带浅红之色（一般多为纯白色），质轻而黏，故喻氏乃形容其为'似肉似肺'。考其所以'似肺'者，以白沫之泡与肺泡确有相似之处，较之'浊唾涎沫'有更为深刻与'形象化'之意义。这样就使沫之与痰，更易分辨，'白血'一词，就基本上可以与白沫等同起来，更严格地区分痰之与沫，更明确痰是湿的产物，而沫则由燥所生。"白沫确实是由燥所生，那么产生的具体过程是什么呢？我在《发挥》书中"清金制木"一节，谈到叶天士医案"燥痒咳呛，吐出水沫"一症时说："所谓'水沫'，其实是黏涎泡沫，纯属肺燥之象，并非痰饮病的清稀水泡痰。此因一方面胃阴亏虚，无津液上供于肺，另一方面，肺阴亏虚，肺气亦不能肃降输布津液于全身，现有少许津液不得不随上逆之肺气呈泡沫状咳出。"因此，治疗此"肺燥"之证，从根本上来讲就是清胃热并养胃阴，以增肺之津液的来源。这就是清燥救肺汤"济胃中津液之衰"，大量应用石膏、人参、麦冬、甘草的原因。此外，就是应用阿胶伍以麦冬，再加桑叶、杏仁、枇杷叶，在滋养肺阴的基础上肃降肺气，以助津液的输布，则口干咽燥，咳吐白色泡沫而不爽的肺燥之证自除。

养阴清肺汤

【组成与用法】 大生地二钱　麦冬一钱二分　生甘草五分　元参钱半 贝母（去心）八分　丹皮八分　薄荷五分　炒白芍八分

不用引。质虚，加大熟地，或生熟地并用；热甚，加连翘，去白芍；燥甚，加天冬、茯苓。

如有内热及发热，不必投表药，照方服去，其热自除。

【主症】 咽干痛，夜间尤甚。

【阐释】 本方出自清代医家郑梅涧《重楼玉钥》。郑氏在"论喉间发白证"时说："此症属少阴一经，热邪伏其间，盗其肺金之母气，故喉间起白……因邪伏少阴肾经，蓄久而发，肝失水养……属疫气为患……按白腐一症，即所谓白缠喉是也……此症发于肺肾，凡本质不足者，或遇燥气流行，或多食辛热之物，感触而发。初起者发热，或不发热，鼻干唇燥，或咳或不咳，鼻通者轻，鼻塞者重。音声清亮气息调匀易治，若音哑气急即属不治……经治之法，不外肺肾，总要养阴清肺，兼辛凉而散为主。"郑氏所谓"白缠喉"病，即西医学之"白喉"病，于冬春尤以早春季节多发，为呼吸道传染病，儿童易感。其喉间起灰白色假膜，不易拭去，咽喉肿痛，鼻干唇燥，伴乏力、发热、全身不适。病情严重时，假膜迅速扩展，出现全身中毒症状，高热、呼吸急促、烦躁、面色苍白、呕吐等，甚则导致心肌损伤，出现心力衰竭、心律失常。正如郑氏所言，本病多因肺肾阴虚而外感燥热疫毒之邪，养阴清肺汤药物对此有明确的针对性，故用之有效。

当今白喉病已不多见，用本方治疗一般外感、内伤引起的咽喉肿痛亦效。但注意一定要具备主症：咽干痛，夜间尤甚。前已阐明，凡阴虚者皆咽干夜甚。此处特别强调咽"痛"，乃因肺肾阴虚尤甚，不仅津液，即阴血亦不达于上，咽喉失于濡养，且咽络阴血运行不畅，故见红肿而疼痛。如兼燥热尤甚者，红肿则重，反之，仅阴血不足所致者，红肿较轻。如红肿较甚，应适当加入清热解毒之品，如金银花、连翘、板蓝根等。

本方用于癌病，其理何在？原本养阴清肺汤治疗外感燥热疫毒之邪从外侵入人体，今以本方治疗癌病，乃病发于内者，对此，应如何从理论上清楚辨析？癌病乃奇邪溢出命门，通过三焦漫延周身，阻滞气血津液运行所致。盖奇邪从命门溢出后，从下及上，当分为两途。在一般情况下，从下焦达于中焦脾胃，再由脾胃上达于肺，但在人体平素即肾阴亏虚者，则从命门直达于肾，所谓"邪之所凑，其气必虚"，进一步耗伤肾阴。由此水不涵木，导致肝血、肝阴亏损且肝气、肝热亢盛，恰如郑氏所言"邪伏少阴肾经，蓄久而发，肝失水养"。一方面肾水不能上济于肺金，一方面气火上逆，木火刑金，更导致肺津不足，燥热内生，终于呈现类似白喉病的咽干痛而夜甚，只是没有灰白色假膜而已。或者并无咽痛，但咽干夜甚而干咳，或痰少而黏，不易咳出，且胸胁震痛，心烦易怒，脉弦细数者，亦可以本方治疗。

以养阴清肺汤治疗癌病如上述证候者，可谓丝丝入扣。盖本方实由增液汤与化肝煎合方变化而来。其中玄参、麦冬、生地黄即增液汤，培补滋养全身阴液，尤以肺肾阴液为主，此从本治；另以牡丹皮、白芍、贝母即化肝煎中主要药物养肝阴、清肝热、疏肝气，并配伍甘草柔肝，配伍薄荷舒肝解郁，共奏佐金平木之功。

以上对本方药物的分析，其特点在于对其作用于肝的认识。前已说过，肝为将军之官，对内有平息内乱之职能。我在临床中发现，癌病患者平素或易愤怒，或易悲愁，或易思虑，发病后更多悲观、恐惧，皆与肝相关，如此肝则失去识别并抗击奇邪的能力，导致疾病迅速恶化。联系白喉病多发于冬春尤其早春，亦可得知与水不涵木、木火升腾的关系。可见，不论内伤之癌病，还是外感之白喉，其脏腑病位皆在于肝，因此皆用养阴清肺汤治疗，这是我对养阴清肺汤证与众不同的认识。其中的关键，就在于认识到奇邪溢出命门，其侵犯的方向当分为脾胃与肾肝两途。《经》云"善诊者，查色按脉，先别阴阳"，具体到癌病病位，由于从下及上，下为阴，上为阳，则肾肝为阴，脾胃为阳，为我们治疗癌病，从一开始就指明了方向。养阴清肺汤证虽起源于肾肝，但最终影响到肺，此时治肺，恰与治癌"行奇恒之法，以太阴始"的原则相符，如主症有如上述，即可应用养阴清肺汤治疗。

百合固金汤

【组成与用法】　熟地　生地　归身各三线　白芍　甘草各一钱　桔梗　玄参各八分　贝母　麦冬　百合各半钱

如咳嗽，初一二服加五味子二十粒。

【主症】咽干夜甚；干咳或痰少而黏，咳出不爽；咳血。

【阐释】本方出自明代医家周之干《慎斋遗书》。周之干，字慎斋。《慎斋遗书》约成书于明万历元年（1573），书成未刊。清乾隆四十一年（1776）首刊。

《慎斋遗书·卷之七》有"阴虚"一节，其中言及"手太阴肺病，有因悲哀伤肺，患背心前胸肺募间热，咳嗽，咽痛，咯血，恶寒，手大拇指循白肉际间上肩背，至胸前如火烙，宜百合固金汤"。

对百合固金汤方证的探讨，应从前述书中"阴虚"一节的内容全面理解。文中从一开始即曰"语云：阴常不足，阳常有余，故人生受病，若先起于七情，内伤元气，而后及于血气，此从内而及外，阴病十居八九，阳病十居一二"。而前述本方证"因悲哀伤肺"，纯粹"先起于七情"，可知本方证属于内伤，与外感无关。阴阳是位置的概念，阴病是里病，阳病是表病。所谓阳病，如本方证"背心前胸肺募间热""恶寒""手大拇指循白肉际间上肩背，至胸前如火烙"，貌似表病，其实皆"从内而及外"，仍属阴病，以其本在阴、在里也。

例如"恶寒"，乃因"肾藏精而属水，水涸不能制火，则火燔灼其阴，以致阴虚火动而恶寒，非真恶寒也。盖火极似水，故身中悃懒，觉乎洒淅似有恶寒之状，但日夜无度，静而或作，动而益觉其虚，若神思少息，略得一静，火即潜伏，遇暖而寒即解矣"。又如"发热"，乃"动作时发热，静时即止，止时手足心如火烙……或胸前、两足内忽然作热，有如电状，来无常度，去亦无定……足心似炙……或唇舌、小腹、两胁如火烙……总皆肾虚阴不足，火动变见之故也。此不可妄为痰火，遽用燥烈苦寒之药"。可见，前述百合固金汤证之"恶寒"，以及与肺脏相关部位的"热"和肺经循行部位的"如火烙"即属这种病机，不可误认为外感。

既然如此，百合固金汤证的病机应为"肺肾阴虚"，症状应包括各种阴虚火旺之"热"象及火极似水之"恶寒"，此为所有五脏阴虚病的共同症状，此外，即应具有"手太阴肺病"即肺阴虚的特殊症状：咳嗽、咽痛、咳血。

首先，咳嗽。阴虚而津液亏少，不能成痰，故必然干咳或痰少而黏，咳出不爽。

第二，咽痛。阴虚而津液不能上潮于咽喉，且虚火上炎灼伤咽络，故必咽干而痛，入夜尤甚。

第三，咳血。久咳不止，震伤肺络，以及阴虚火炎，灼伤肺络，皆可导致咳血。其血量可多可少，但必鲜红无块，以其虚火动络，出血急速也。

既然如此，如何治疗？

周氏在此"阴虚"一节，共列出治疗肾阴虚的补水益元汤、治疗心阴虚的滋阴补心汤、治疗肝阴虚的滋水补肝汤、治疗脾阴虚的养阴补脾汤，以及治疗肺阴虚的百合固金汤。此五首方剂的共同用药，即底方，都是熟地黄、生地黄、当归、白芍。周氏称"此四味大补元阴之圣药也"。人皆知此四味药乃四物汤除川芎外的主要养血药物，为何言其为"大补元阴"之圣药？在脏腑层面，一般医家所称"元阴"实为肾阴，补肾阴药当首推六味地黄丸，其君药即熟地黄；且六味地黄丸来源于《金匮》肾气丸，其君药即生地黄。此二味言其大补元阴毫无疑义。当归、白芍为补血之品，由于精血同源，血为阴的一部分，从这个意义而言，认为当归、白芍补阴亦在情理之中。更主要的是肝肾同源，此四味药补肝血，实即补肾阴。正因如此，元代医家朱丹溪《丹溪心法·卷三·补损三十一》载有"龙虎丸""补阴丸（又方）""济阴丸"，皆以熟地黄、当归、白芍配伍知母、黄柏治疗下焦虚损。周氏虽然强调对"肾虚阴不足"者，"不可执丹溪之法，一例以四物汤加知、柏之类治之"，认为知、柏之类泄有余之火尚可，"若真元不足，而亦以此用之，反泻天真，以致大便泄泻，饮食少进，胃气虚而肌肉削，往往致死"，但在实际应用时，只是去掉知母、黄柏，证明周氏对朱丹溪以熟地黄、当归、白芍补阴是认可的。事实证明，用熟地黄、生地黄、当归、白芍补肾阴以至补全身之阴也是有效的。如明代医家孙一奎的滋燥养荣汤，以熟地黄、生地黄、当归、白芍伍以黄芩、秦艽、防风、甘草；明代医家张景岳的金水六君煎，以熟地黄、当归伍以二陈汤；清代医家高鼓峰的滋水清肝饮，以当归、白芍伍以六味地黄丸及柴胡、栀子、酸枣仁；清代医家魏玉璜的一贯煎，以生地、当归伍以沙参、麦冬、枸杞子、川楝子等皆然。

综上所述，百合固金汤以熟地黄、生地、当归、白芍，目的在于补肾阴进而补全身之阴，而加入百合、麦冬、玄参显然是肺肾双补，尤其滋养肺阴。至于贝母，则治"胸中有痰不舒"，桔梗则配合麦冬、百合，专治咳嗽，加甘草并清火，且有助于咳痰之易出，即以防止久咳痰出不爽以致震伤肺络而出血。其中特别指明玄参、桔梗并能治"肺募间连背，心热如杯火，往来无常"。其实，本方可以看作《金匮》百合地黄汤、唐代《仙授理伤续断秘方》四物汤，以及清代医家吴鞠通《温病条辨》增液汤合方的加减方。其中熟地黄、生地、当归、白芍、百合、麦冬、玄参大队滋阴之品，其目的就在于通过滋阴而降虚火，虚火熄不再灼伤肺络，则咳血自止。更应认识到的是，本方与肝的关系。咳血一病，虽与肺肾阴虚相关，但与肝的关系尤为密切，不仅由于"肝藏血"，而且中医理论中的"木火刑金"，其主要症状就是咳血。本方熟地黄、生地黄、玄参、麦冬，滋水以涵木；熟地黄、生地黄、当归、白芍，养血以柔肝；百合、麦冬、生地黄伍以甘草，清心以泻木之子；百合、麦冬伍以贝母，佐金以平木之亢。如此，肺金一面得阴液滋养，一面避免了肝木的克伐，自然顺利肃降，并且金水相生，咳血之症自除。

临床实践证明，本方不仅对一般杂病的咳血治疗有效，即治疗癌病尤其是肺癌咳血亦效果良好，常常在数剂内血止，咳嗽亦减。为加强本方止咳血效果，可适当配伍十灰散中部分药物，如大小蓟、茜草、白茅根、侧柏叶或更加花蕊石、藕节等品。

癌病纯属内伤，病缘于内，此正如周氏所言，"先起于七情，内伤元气，而后及于血气，此从内而及外"。"内伤元气"，即先天之元阴、元阳，此处亦指肾阴；"后及于血气"，即指肝与肺，包括肝的阴血与肺的阴津。故此病咳血最适宜百合固金汤治疗。此与前面解释养阴清肺汤之所以治癌，特别强调奇邪由命门溢出，从下及上，分为两途，其中有首先耗伤肾阴，继则耗伤肝的阴血与肺的阴津者相同。

呛咳饮

【组成与用法】桑叶、沙参、麦冬、玉竹、百合、杏仁、桔梗、前胡、川贝母、枇杷叶、蝉衣、僵蚕、地龙、夏枯草、钩藤、白芍各10g，炙甘草6g。水煎服。

【主症】阵发呛咳，一阵咳声达7～8次及以上，少痰；夜间及晨起咽干；心烦。

【阐释】本方为自拟方，出自《刘保和〈西溪书屋夜话录〉讲用与发挥》。本书"下篇"第三章"肝火病"列出的"清金制木"一节，列出王旭高"清金制木"法，即"肝火上炎，清之不已，当制肝，乃清金以制木火之亢逆也，如沙参、麦冬、石斛、枇杷叶、天冬、玉竹、石决明"。在"心得发挥"部分，我介绍了"呛咳饮"一方及其具体运用：

呛咳是一种特殊类型的咳嗽，方书多以泻白散与黛蛤散合方加味治疗，但效果并不肯定，以王氏清金制木法化裁，可以取得十分满意的效果。

呛咳，既可由外感咳嗽发展而来，亦可由内伤所导致，其典型症状是：患者在完全不能预知的情况下，突觉气上冲于咽喉，此时或咽痒，或咽不痒，但必然继发连续性干咳，或有痰亦少，一阵咳声可达7～8次以上，急促而短，呈阵发性，咳几阵后可自然停止，过一段时间又重复发咳如前。患者主诉像吃饭喝水不小心呛了一样，因此谓之"呛咳"。对于此种疾病，各种宣肺化痰、清热化痰、养阴化痰、降气化痰均无效果，病情常迁延不愈，患者深以为苦。本病临床并非少见，故此详述证治如下。

其主症是：①呛咳，症如上述；②咽干，尤以夜间与晨起为甚；③心烦。

治法：清金制木，以自拟呛咳饮。

方剂组成：桑叶、沙参、麦冬、玉竹、百合、杏仁、桔梗、前胡、川贝、枇杷叶、蝉蜕、僵蚕、地龙、夏枯草、钩藤、白芍各10克，炙甘草6克。

每日1剂，水煎服。

效果：上方服1剂后，咽干心烦除，呛咳可减一半，再服1～2剂，呛咳即愈，最多不超过7剂。患者服后先觉痰出见多而易于咳出，继则痰渐少而咳止。

关于"呛咳"，方书认为因"肝火犯肺"，谓其"上气咳逆阵作，咳时面红目赤，引胸胁作痛，咽干口苦，常感痰滞咽喉而咳之难出，量少质黏，或痰如絮条，症状可随情绪波动而增减，舌红，苔薄黄少津，脉滑数"等。治当清肺泻肝，化痰止咳。方予黛蛤散合加减泻白散加减。选药为桑白皮、地骨皮、黄芩清肺热；山栀、牡丹皮泻肝火；青黛、海蛤壳化痰热；粳米、甘草和胃气，使泻肺而不伤脾胃；苏子、竹茹、枇杷叶降气化痰。并在加减法中，提出若咳嗽频作，痰黄，加栀子、牡丹皮、浙贝母；肺气郁滞，胸闷气逆，加瓜蒌、桔梗、枳壳；咳时引胸胁作痛明显，加郁金、旋覆花、丝瓜络；痰黏难咳，加海浮石、浙贝母、瓜蒌子；咽燥口干，舌红少津，加北沙参、天冬、天花粉。

方书上述所论，有一定临床价值。但在实际应用时，则有效有不效，值得进一步探讨。

只要认真学习王旭高原著，即知问题之所在。

关键在于"清之不已"四字。"清之不已"者，谓虽然确属"肝火上炎"，但用清肝火的方法却无效。为什么？所谓"上炎"，"上炎"至何处？王旭高说："肝火燔灼，游行于三焦，一身上下内外皆能为病，难以枚举。"联系其后用"清金制木"法，证明"上炎"于肺，即肝火犯肺。肝火是原发病因，清肝火本应有效，却为何"不已"？关键又在于"不已"二字。"不已"者，乃所犯之肺疾不已也。既然不已，必病程已长，久患肺疾而不愈。任何肺疾集中于一点，皆肺气上逆而咳。由于"风气通于肝""风者善行而数变"，肝火上炎必时发时止而阵作，其导致肺气上逆而咳亦必阵发，此即为"呛咳"。此时肝火上炎已久，肺之阴津被灼伤已甚，其病已非肺之实热，而是肺之阴虚。而且肝火病发已久，亦由实转虚，变发为肝风。既然如此，再用清肺热法、清肝火法乃"虚虚"之治，必然无效。此所以我谓方书以黛蛤散合加减泻白散"有效有不效"。有效者，本病初起也，其病属实，清肝肺之火可效；无效者，病发已久，肝火转为肝风，肺之实热转为肺之阴虚，其病属虚，故再用原法必然无效。

可见，对"呛咳"久而不愈者，必须变换根本治法，即由治实转为治虚，由清肝火转为息肝风，由清肺热转为滋肺阴。王氏清金制木法所用药物即为示范。其中大量应用沙参、麦冬、石斛、天冬、玉竹，皆属滋肺阴；石决明为息肝风之代表药物；枇杷叶为降肺气代表药物，与前述诸滋肺阴之品为伍，恰为"佐金制木"，即"制肝"，亦即"清金以制木火之亢逆"。实则全方并非"清金"，而是"滋金"；并非"制木火"，而是"息肝风"，此处王氏将基本治法与用药相联系，寓意示人要深入理解疾病由实转虚的变化过程，对"清之不已"者，当如何随机施治。

我遵循王氏的基本治法，针对"呛咳"，拟定了更为有效的方剂"呛咳饮"，对于久而不愈长达 10 年以上者皆效，常在 7 剂内病发停止，继服 7 剂可再不发作。其中沙参、麦冬、玉竹、百合滋肺阴，伍以桑叶、杏仁、桔梗、前胡、川贝母、枇杷叶宣肃肺气而以肃降为主，"佐金以平木"，并化痰止咳；白芍、炙甘草柔肝育阴，与蝉衣、僵蚕、地龙、夏枯草、钩藤为伍，平息肝风，解除气道之痉挛，则阵发之呛咳再不发作。

肺癌患者亦常有"呛咳"者，以呛咳饮治之，同样取效迅捷，其他症状亦随之好转。此不仅体现"行奇恒之法，以太阴始"的基本治则，而且与前述诸方一样，均涉及治肝，与治癌当宣降肺气与舒达肝气协调进行的方略一致。

《三因》紫菀汤

【组成与用法】　紫菀茸　白芷　人参　甘草（炙）　黄芪　地骨皮　杏仁（去皮尖）　桑白皮（炙）各等分

上剉散。每服四钱，水盏半，枣一枚、姜三片，煎七分，去滓，食前服之。

【主症】咳喘气短，咽干心烦，脉虚数。

【阐释】本方出自南宋医家陈言《三因极一病证方论》（简称《三因》或《三因方》）。陈言，字无择，号鹤溪道人，宋代处州青田（今浙江青田县）鹤溪人。在《三因方·卷之五》有"五运论""五运时气民病证治""六气时行民病证治"三节，专门谈到"夫五运六气，乃天地阴阳运行升降之常道也"，"凡不合于德化政令者，则为变眚，皆能病人"，于是"前哲知夫天地有余不足违戾之气，还以天地所生德味而平治之"。意思是说，医生可以根据五运六气对人体疾病变化的影响，选用相应于五运六气变化的药物，对疾病加以治疗。其中五运六气对疾病的影响，在《黄帝内经素问》的"七篇大论"中均有明确论述。有据于此，在"五运时气民病证治"载有紫菀汤及其他方剂共十首，在"六气时行民病证治"载有静顺汤等方剂六首。

关于上述五运六气证治方的临床意义，清代医家王旭高有精辟的见解："运气证治方载于《三因书》，系陈无择编辑，未知出自何人。揆其大旨，不出《内经》六淫治例，与夫五脏苦欲补泻之义。假令风木之年，而得燥金之年之病，即从燥金之年方法求治。发生之纪，而得委和之纪之病，即从委和之纪方法求治。此其道也。若谓其年必生某病，必主某方，真是痴人说梦矣。"我完全认同王氏的观点。在《传承录》书中载有曹丽静应用运气方牛膝木瓜汤治疗双胯、膝盖酸困一案，证明本方治疗肝之气血亏虚所致经络筋脉失常诸症效果良好。在"自按"中说：

刘师认为，对陈无择"运气方"应当活看，不应固执于某年某月必用某方。整个地球各个地区气候都不一样，人们怎么可能在同一时间全都患同样的疾病。而且每个人的体质也不相同。固执地应用运气方，不符合因人、因时、因地制宜的辨证论治原则。其实《内经》的五运六气学说不过是一种说理方法，是在用自然界气候变化说明人体生理、病理变化，即人体内部脏腑之间所体现的五行之气生克制化的关系。其基本原则还是脏腑辨证。正是基于这种认识，刘师经常在同一时间对不同患者选用全部"运气方"中的任何1首不同的方剂，甚至2～3首"运气方"联合应用，都能取得明显疗效。

紫菀汤实由北宋医家钱乙《小儿药证直诀》泻白散去粳米，即桑白皮、地骨皮、炙甘草，再加紫菀、白芷、人参、黄芪、杏仁、生姜、大枣组成。泻白散"治小儿肺盛气急喘嗽"，实则清泄肺热。紫菀汤方中更有人参、黄芪培补肺气，紫菀、杏仁宣降肺气，尤其适合于久病气虚肺热，咳嗽痰多者。其中"白芷"，在王旭高《运气证治歌诀》中作"白芍"。另有缪问对

《三因司天方》的解释一书，其中"白芷"亦作"白芍"。结合紫菀汤证主治症状的叙述，以及对功能的推断，本方确实以内有白芍为宜。此外，王旭高《运气证治歌诀》并多五味子，少姜、枣。

陈氏在"五运时气民病证治"一节引用了《素问·气交变大论》的有关内容，曰"遇六乙年，从革之纪，岁金不足，炎火盛行，民病肩背瞀重，鼽嚏，血便注下。为水所复，则反头脑户痛，延及囟顶，发热，口疮，心痛"，于是拟订了紫菀汤，"治肺虚感热，咳嗽喘满，自汗衄血，肩背瞀重，血便注下。或脑户连囟顶痛，发热，口疮，心痛"。

王旭高对此作如下解释："肺位高原，职司下降，肺虚而火热乘之，用反苦气上逆。《经》曰：肺苦气上逆，急食苦以泄之，故用紫菀、杏仁苦以降气。损其肺者益其气，故用人参、黄芪以补气。咳逆汗多是肺泄耗散矣，散者收之，故用五味、白芍以收肺，收之亦以补之也。肺之所畏者火，而所赖以生者土也，故用甘草泻心火而除烦，补脾土而生气，金有所恃矣。然恐火郁之久，金伤特甚，不能受补，而反壅气，故用骨皮、桑皮清之泻之。益知肺虚热甚之证，降气补肺，清金泻火，每相须为用也。"

以上王氏关于紫菀汤药物组成及功用的解释，完全从脏腑辨证的角度论述，完全抛弃了五运六气关于某年某月必有某种疾病的理论，是完全正确的。试想，如果"六乙年，从革之纪，岁金不足"必然"炎火盛行"，那么此年难道就没有肺虚寒之病了吗？果然如此，为什么张仲景论"肺痿"，既有肺虚热的麦门冬汤证，又有肺虚寒的《千金》生姜甘草汤证？而且这两种截然不同的证候，完全可能在同一年月在不同人的身上同时出现。所以，王氏才说："若谓其年必生某病，必主某方，真是痴人说梦矣。"

其实，即使在"六乙年，从革之纪"，在不同人体，既可能出现"岁金不足"的肺虚症状，亦可能出现邪气旺盛的肺实症状；既可能出现"炎火盛行"之火克金，导致肺之虚热，亦可能出现上焦寒盛导致的肺之虚寒。其根本原因还在于患者的体质因素以及饮食、情志等原因，这些因素都不是单一的，而是极为复杂的，是综合性的。所以，中医治病历来强调"因时、因地、因人"制宜，灵活对待。

紫菀汤证的病机很简单，就是"肺虚有热"，"虚"是肺气虚，"热"是肺郁热。因为肺气虚，故用人参、黄芪、炙甘草培补肺气；因为热郁于肺，故用桑白皮、地骨皮清肺降气，其中地骨皮并透达肺之郁热。此外，即用紫菀、杏仁宣降肺气，用白芍伍以炙甘草养阴柔肝，以防木火刑金。如此，反映到主症上，因肺气虚之气短，以及肺之郁热，炼津为痰导致的咳喘，热灼津伤导致的咽干，热郁于内，扰及心神的心烦，肺气虚之脉虚，肺郁热之脉数，均可治愈。

至于陈氏根据《内经》原文而罗列的"肩背瞀重""自汗衄血""血便注下""脑户连囟顶痛""发热""口疮""心痛"等症状，皆属或然症，并非必见。

上述主症及或然症，不仅在肺癌，而且在其他大量癌病中均可出现，因此紫菀汤在癌病的治疗中极为常用，是"行奇恒之法，以太阴始"的重要代表方。

其中最应重视的症状就是"发热"。这里所说的发热，当然是指癌病发热。癌病发热是癌病晚期出现的最难治疗的症状之一。我们可以通过紫菀汤的药物组成寻找治疗它的方法。

紫菀汤证就有"发热"，而与本方关系最为密切的方剂，就是元代医家罗天益的"人参黄芪散"。罗天益，字谦甫，号容斋，元代真定藁城（今河北省藁城县）人，拜师于李东垣，受业十余年，尽得真传。其在所著《卫生宝鉴·卷五·劳倦所伤虚中有热》中载有"人参黄芪散"方，"治虚劳客热，肌肉消瘦，四肢倦怠，五心烦热，咽干颊赤，心忡潮热，盗汗减食，咳嗽脓血，胸胁不利"。本方即由紫菀汤去杏仁、生姜、大枣，白芍改为赤芍，并加秦艽、茯苓、知母、桔梗、柴胡、生地黄、半夏、天冬、鳖甲组成。此后清代医家汪昂《医方集解》将本方加肉桂、生姜，其中"赤芍"称"芍药"，改名为"黄芪鳖甲散"，注明为"谦甫"方，亦"治男女虚劳客热，五心烦热，四肢怠惰，咳嗽咽干，自汗食少，或日晡发热"。此外，在《卫生宝鉴》

本节并有"秦艽鳖甲散"方，"治骨蒸壮热，肌肉消瘦，唇红，颊赤，气粗，四肢困倦，夜有盗汗"，方中有柴胡、鳖甲、地骨皮、秦艽、当归、知母、青蒿、乌梅，共8味药。同样，在《医方集解》中亦载有本方，注明为"谦甫"方，但特别提出"治风劳骨蒸，午后壮热，咳嗽，肌瘦，颊赤，盗汗，脉来细数"。

以上内容，与"发热"一症最为相关的病名就是"风劳"，值得我们深入探讨。"风劳"一词，最早见于北宋王怀隐等著《太平圣惠方·卷二十七》，其中载有治"风劳"诸方，谓"劳伤之人，表里多虚，血气衰弱，肌腠疏泄，风邪易侵，或游易皮肤，或沉滞脏腑"。至清代医家尤在泾，在《金匮翼·卷三》专门有"风劳"一节，谓"风劳之证，肌骨蒸热，寒热往来，痰嗽盗汗，黄痰，毛焦，口臭，或成疳利。由风邪淹滞经络，瘀郁而然。其病多著于肝，亦名肝劳"，举方即为"《宝鉴》秦艽鳖甲散"。

尤氏此论，不仅阐明"风劳"的病因、病机及症状，尤其提出"由风邪淹滞经络，瘀郁而然。其病多著于肝，亦名肝劳"，临床意义十分重大。

在现代方书中，有"清虚热剂"一节，举方有明代医家王肯堂《证治准绳》的清骨散（银柴胡、胡黄连、秦艽、鳖甲、地骨皮、青蒿、知母、甘草）和罗氏秦艽鳖甲散，虽然承认后者治疗"风邪传里化热之风劳病"，但仍然强调二方"同治阴虚发热"。在《中医内科学》中，所言"内伤发热"一节，亦把清骨散列为治"阴虚发热"主方，治疗"阴液亏损，阴不制阳，虚热内生"的证候。对常用药物的解释，只是认为"鳖甲、知母、当归滋阴养血；秦艽、银柴胡、胡黄连、地骨皮、青蒿清热除蒸，乌梅敛阴"。

上述中医现代方书的论述，涉及中医基础理论的一个十分严肃的问题：什么是"虚"，什么是"实"？《素问·通评虚实论》明确强调"黄帝问曰：何谓虚实？岐伯对曰：邪气盛则实，精气夺则虚"。那么，清骨散证到底是虚还是实？如果是虚，为什么没有把重点放到补虚，即滋阴方面，而是大量应用秦艽、银柴胡、胡黄连、地骨皮、青蒿祛邪、透邪药物，这与所谓"阴液亏损，阴不制阳，虚热内生"的病机相符吗？我们现代一些中医，普遍把身体虚弱称作"虚"，把身体强壮称作"实"，而忘记了《内经》虚实概念的内涵，不论理论和实践都显得极为肤浅。

其实，不论清骨散证还是秦艽鳖甲散证，都是实证，以其"邪气盛"也。两方证皆属邪伏阴分，所谓"风劳"证之"肌骨蒸热""寒热往来""盗汗"等症，皆属伏邪外发及所伏阴分之邪伤阴所致。

这就要从"风劳"之"风"字谈起。在《内经》中，"风"字有六气之"风"与六淫之"风"的区别。六气之"风"指自然界正常气候变化的一种表现，六淫之"风"则指自然界六种致病因素之一。有时又指一切致病因素，如"虚邪贼风"之"贼风"。此外，亦指某些动摇不定的症状，如"诸风掉眩"之类，在《素问·风论》就载有各种"风"病的症状。根据"人与天地相参"的道理，由于"东方生风，风生木，木生酸，酸生肝"，又特别强调"风气通于肝"。以上内容，在多数情况下，作为致病因素而言的"风"字皆作病邪解，这样，我们就完全明白了，"风劳"的"风"字就是指导致虚劳的风邪。在这里，虚劳并不指虚证（在《金匮》中，仲景也没有把虚劳视作虚证，如大黄䗪虫丸证就是实证。把虚劳视作虚证，同样是现代一些中医的误解），因此，"风劳"是实证而不是虚证。所以尤在泾才说"风劳之证……由风邪淹滞经络，瘀郁而然"。更为难能可贵的是，明确指出了"风劳"的病位，"其病多著于肝，亦名肝劳"。

从南宋陈言的紫菀汤，到元代罗天益的人参黄芪散、秦艽鳖甲散，到明代王肯堂的清骨散，再到清代汪昂所说"黄芪鳖甲散"，一脉相承，皆言邪伏于内发热一症的治法。出现此症的疾病即为"风劳"。此病从北宋《太平圣惠方》的命名，一直到清代尤在泾的解释，经历了漫长的历史时期，终于明确了治疗"风劳"发热的基本大法，即补益人体的气血阴阳与清透伏于阴分之邪并举。当然，在具体应用时，还应根据邪正盛衰的不同程度在扶正与祛邪方面各有侧重。

行文至此，即可顺利地谈一谈癌病发热的治法了。

一定要明了癌病发热是怎样导致的。

前面说过，奇邪溢出命门，通过三焦漫延全身，当分为两途。除了上达脾胃一途，尚有旁及肾阴一途。上达于脾胃，则导致气血津伤；旁及于肾阴，则导致肾的阴液亏损。由此进一步向上发展，前者更导致肺津大伤，后者更导致肝阴亏损。此时人体气血阴阳大伤，而且奇邪更伏藏于肝，"风气通于肝""风者善行而数变"，不仅进一步耗伤肝阴，而且不时外发，即呈现"风劳"病的发热现象。由于正衰而邪盛，已属癌病的晚期，其症状与"风劳"病的表现完全一致，正符合尤在泾所说的"肝劳"。

既然如此，我们即可把治疗本病的治法总结于下。

第一，补益气血阴阳；第二，透达伏邪；第三，消除奇邪的载体。

第一，补益气血阴阳。补气，以人参、黄芪、炙甘草、大枣；补血，以当归；补阴，以白芍、生地黄、天冬、乌梅；补阳，以肉桂、生姜。此法针对一切癌病患者，具有普遍意义。

第二，透达伏邪，以柴胡、青蒿、地骨皮、秦艽、鳖甲、银柴胡、胡黄连。此法专门作用于肝，以治"肝劳"。

第三，消除奇邪的载体，以紫菀、杏仁、桑白皮、桔梗、半夏、茯苓、知母。此法多用于咳喘痰多，属于痰热在肺者。对于其他部位出现的气滞、宿食、瘀血等病邪，应随证施治。

必须明确，以上所举药物，只是出自上述所举方剂之中，只具代表意义，临床应根据具体病情予以扩充。

在这里，附带谈一谈治疗癌病发热为什么还要补阳。

首先，在中医理论中，本来就有阳虚发热者。事实上，不论气、血、阴、阳何者之虚，皆可发热。虚，乃体质之虚，发热则既可因虚所致，亦可因邪所致。因邪所致者，或因邪郁某处，或因邪正相争，在阳虚者同样可以出现。另外，具体到癌病，更有其特殊意义。因为奇邪溢出命门，首先就由于命门之元阴、元阳、元精、元气、元神之亏损，对于其中因元阳、元气亏损者，就必须补益阳气，此时即使有发热症状，亦当如此。这不仅是"扶正祛邪"，也是"补益和固护命门"的需要。正是由于这个原因，汪昂列出的黄芪鳖甲散较罗氏人参黄芪散增加了肉桂，我们应以此为示范，更多地选用其他补阳药物。

2. 舒达肝气

四逆散

【组成与用法】 甘草（炙） 枳实（破、水渍，炙干） 柴胡 芍药

上四味，各十分，捣筛，白饮和服方寸匕。日三服。咳者，加五味子、干姜各五分，并主下利；悸者，加桂枝三分；小便不利者，加茯苓五分；腹中痛者，加附子一枚，炮令坼；泄利下重者，先以水五升，煮薤白三升，煮取三升，去滓，以散三方寸匕，内汤中，煮取一升半，分温再服。

【主症】脐左肓俞穴处压痛；急躁易怒；脉沉弦细，舌中裂纹而苔薄白。

【阐释】本方出自《伤寒论·辨少阴病脉证并治》，曰"少阴病，四逆，其人或咳，或悸，或小便不利，或腹中痛，或泄利下重者，四逆散主之"。

关于本方证之第一主症，即"脐左肓俞穴处压痛"之理，请参见本书对奔豚汤证的阐释，说明此主症亦来源于《难经·第十六难》。其余主症的机理下文详细论述。

在《发挥》书中，我详细讲解了王旭高关于"疏肝理气"的原文。王旭高说："一法曰：疏肝理气。如肝气自郁于本经，两胁气胀或痛者，宜疏肝，香附、郁金、苏梗、青皮、橘叶之属。兼寒，加吴茱萸；兼热，加丹皮、山栀；兼痰，加半夏、茯苓。"在解释上述原文的过程中，我专门阐述了"肝气"病与"肝郁"病的不同，随之论述了"疏肝理气"与"舒肝解郁"治法的不同。为了彻底对此讲清楚、说明白，附带讲解四逆散方证，指出本方证乃"肝气"病，要"疏肝理气"，与逍遥散证之"肝郁"病，要"舒肝解郁"有根本的不同。文中说：

此治肝第一法。疏肝理气是肝气病的基本治则。为此，首先要从肝气病的病因、病机谈起。

"肝气"二字，一开始是作为生理名词出现的。"气"的含义是物质。"肝气"，作为肝存在的一种物质，一种"气"，同样具有推动的能力，因此，体现为力量，体现为肝所特有的"疏泄"的力量，一般所说"肝主疏泄"就是指这种力量，在这里肝气就是生理名词。但如在其后添加"太过"或"无力"二字，即"肝气疏泄太过""肝气疏泄无力"，就成病理名词了。可见，仅仅"肝气"二字，不是病理名词。那么，作为病名的"肝气"病意味着什么呢？"肝气"病，作为一种独立的疾病，仅仅指那些具有"肝气疏泄太过"病理表现的疾病。而表现为"肝气疏泄无力"或"肝气疏泄不及"的疾病，则称为"肝郁"病。这是必须首先明确的最基本概念。

为什么同样的"肝气"，却会出现"疏泄太过"与"疏泄无力"两种病情呢？这就要从肝的生理讲起。

大家都知道，"气"作为一种力量的体现，是要以物质为基础的。气为阳，血为阴，"阴者，藏精而起亟也""阴在内，阳之守也"，阳以阴为基，肝的功能如何，是要以肝所藏的血的多少为决定因素的。所以，一般中医理论中所说的"肝虚"二字，多数指的是肝血虚。肝血旺盛，则气得滋养而有力，就可以充分体现肝"将军之官"的性格和能力。遇到不良的情志刺激，就敢于应对和斗争。但也正因为此，又常常表现为"有恃无恐"，出现过亢的反应，即暴躁、易怒。由此引起"肝气疏泄太过"，肝气往往向上、下、内、外某一处过度冲激，给人体造成疾病。对此，中医理论称作"肝气横逆"。"横"是专横跋扈之意；"逆"，这里既指气机逆乱、疏泄失常，更指过亢、过盛。

与此相反，如肝血不足，肝气得不到充足的血液滋养而无力，则肝这一"将军之官"就显得性格懦弱而能力不足，遇到不良的情志刺激不仅不能勇于应对和斗争，反而萎靡不振、畏首畏尾、恐惧不安，甚至丧失斗志而悲观愁苦、抑郁厌世。这种病态，就称作"肝气郁结"。这是肝气疏泄无力、不能伸展升发、反而把自己封闭起来的证候。人体各个脏腑组织器官都是需要肝的疏泄的，而"肝气"一旦"郁结"，则必然导致相关的脏腑组织器官功能失常，这时所出现的疾病，就称为"肝郁"病。

"肝郁"病是"肝气郁结"，前提是"郁"字，而本条所说的"肝气"病为什么也是自"郁"于本经呢？其实，这个"郁"是指肝气病初起，肝气首先冲激于自己的经脉即"本经"的现象，冲激于此而停滞于此，故曰"自郁于本经"。正因为肝气冲激而走窜膨胀，故曰"两胁气胀"。而胀甚于痛，或只胀不痛，故曰"或痛"。

对这种肝气病，要"疏肝理气"，故本条后面又再一次强调"宜疏肝"。疏者散也。肝气过亢，集中力量冲激于一处，能迎头堵住加以平息吗？不能。因为肝为将军之官，喜柔而恶刚，应顺应其疏泄的特性，使其力量向四面八方分散开去，这样，冲激于一处的力量自然减少，使胀痛消失，而他处也可受益于肝气的正常疏泄。如《伤寒论》曰："少阴病，四逆，其人或咳，或悸，或小便不利，或腹中痛，或泄利下重者，四逆散主之。"四逆散由柴胡、枳实、芍药、炙甘草组成。很多人怀疑这个条文，认为既然是"少阴病，四逆"，就应当用破阴回阳的四逆汤治疗，用四逆散不仅无效，反而有害。这恰恰证明这些人中医基础知识的贫乏。《难经·六十六难》说，"三焦者，原气之别使也，主通行三气，经历于五脏六腑"；《金匮要略》说："腠者，是三焦通会元真之处，为血气所注；理者，是皮肤脏腑之文理也。"这里所说的"四逆"，恰恰是肾的原气的故障，是肾的原气不能通过三焦达于四肢末梢所致，怎能说不是少阴病？问题在于为什么三焦失去了通达原气的功能了。是三焦本身的原因，还是另有原因？分析四逆散的组成以及全部条文的论述，其根本原因，或曰原发病位却是在"肝"，是由于肝气疏泄太过，冲激于其他的某一处，以致通过三焦输往四肢末梢的原气明显地减少了，所以才出现"四逆"。这个条文所说的或"咳"、或"悸"、或"小便不利"、或"腹中痛"，都是肝气冲激于肺、心、肾、脾的结果，而"泄利下重"则是肝气冲激于本脏本经的表现。对此治疗的方法，绝不能封堵而迎头平息其冲激，应当顺其疏泄之性，设法分散其横逆之肝气，即所谓"疏肝理气"。四逆散恰恰有此功能。四逆散由小柴胡汤及枳实芍药散变化而来，具有治疗肝病应取"辛、苦、酸、甘"味的鲜明特色。柴胡辛散，枳实苦降，芍药酸敛，炙甘草甘缓，其中枳实、芍药并行气活血，恰好通行"为血气所注"的三焦，使四药共奏疏肝理气之功。这里附带说明，少阴阳衰之四逆与本条少阴气机不利的四逆在症状上有何区别？笔者认为，其区别并不在于所谓阳衰四逆之严重，甚至手冷过肘、足冷过膝，而少阴气机不利仅仅指头寒；其区别在于阳衰者只要阳气不回复，就一直四逆，而气机不利者，却时逆时不逆。此以肝为风脏，其性变动不居，故疏泄太过的状况亦时轻时重也。总之，这里用大量篇幅谈四逆散方证，无非是要证明，所谓"疏肝"，不过是疏散肝的过亢、过盛之力而已。

　　说到这里，读者一定要问，既然四逆散疏肝理气如此有力，为什么王旭高却弃而不用，反而选用香附、郁金、苏梗、青皮、橘叶之属呢？这岂不是证明王氏不善用经方了吗？或者如同《中医各家学说讲义》所言（详见本书附篇《王旭高生平与学术业绩简介》），王氏"治肝药中不列柴胡，不能不说是一种缺陷"呢？都不是。首先，王氏在《夜话录》选用的龙胆泻肝汤及逍遥散中就有柴胡，王氏治肝医案中亦常用柴胡，显然绝不是因为受到叶天士"柴胡劫肝阴"说法的影响而畏用柴胡。其次，在《夜话录》中选用《金匮》旋覆花汤、甘麦大枣汤、《近效》白术附子汤、大建中汤以及强调"苦、辛、酸三者，为泄肝之主法"，显然都源于对仲景学说的深刻理解和亲身体验，这正是善用经方的表现。所以，在本条本法中不用四逆散，确实发人深省。根据笔者临床体会，肝气病初起，只见两胁气胀或疼痛，王氏所选药物确实比四逆散好。这是由于对肝气病初起、肝气冲激于两胁局部的证候，当集中力量加以疏散为宜，而不应当酸敛、甘缓，且柴胡也确实过于升散，有伤肝阴之虞，故所选药物以香苏饮化裁，去掉甘缓的甘草，选用青皮、橘叶、苏梗等芳香理气之品配行气疏肝要药香附，如此则行气力大，迅速毕其功于一役；而郁金又为血中气药，兼用之防止气滞进一步血瘀，其性偏寒，更可防止辛燥伤阴。至于四逆散，因其有芍药、甘草，比较适合肝气病已久、因疏泄太过而伤阴者，故以上述酸甘化阴之品辅佐之。而且四逆散比较适用于影响全身的肝气病，范围广泛而不局限，这与本法药物所治局限于两胁者不同。据临床体会，二者尚可从舌脉鉴别应用。四逆散证脉沉偏细弦，舌质中间有裂纹而苔薄少；本法药物适应证则是脉在中候偏弦而不细，舌中无裂纹而苔薄腻。前者体现了病久气滞而阴伤，后者体现了初病气滞而湿阻。其中新久轻重的不同分寸，只要接触临床，自可一目了然，掌握并不困难。

以上内容，集中到一点，就是阐明四逆散是疏肝理气的方剂。既然如此，为什么把它置于"舒达肝气"的第一方？"舒达肝气"难道不是"舒肝"吗？这不是与"疏肝"相矛盾吗？其实，这里说的"舒达肝气"是广义的，而前述"疏肝"与"舒肝"则是狭义的，它们都属于"舒达肝气"的范围。

就要从肝的功能谈起。

研究《内经》关于肝的功能的全部论述，集中到一点，就是肝主疏泄。而肝能做到这一点，其根本机理，就在于"因时之序"。此理叶天士一语道明："人身左升属肝，右降属肺，当两和气血，使升降得宜。"其中"人身左升属肝"与"使升降得宜"最为关键。它阐明了四逆散证必见脐左肓俞穴处压痛的原因。盖此处压痛乃肝从左升受阻之象也。

在《内经》中，本无"肝主疏泄"之语，有的是《素问·五常政大论》所谓"土疏泄，苍气达"，即"岐伯曰：木曰发生……发生之纪，是谓启陈，土疏泄，苍气达"。张景岳注曰，"苍气，木气也""木气动，生气达，故土体疏泄而通也"。可见，虽然最终是土疏泄，却由于"苍气达"，这就是后人称"肝木主疏泄"的来源。显然，它已经扩展了原文的文义，将肝木只对脾土的疏泄功能扩展到肝木对全身所有脏腑、器官、组织的功能。换句话说，"肝主疏泄"对于整个人体是不可或缺的。

"肝主疏泄"的功能同样来源于"人与天地相参，与日月相应"与"五脏应四时，各有收受"的基本原理。《素问·阴阳应象大论》说"东方生风，风生木，木生酸，酸生肝……神在天为风，在地为木，在体为筋，在脏为肝"，《素问·金匮真言论》说"东风生于春，病在肝"。肝木之在于人体，即如春天之在于四季，是万物生发之时，因此《素问·四气调神大论》

才说:"春三月,此谓发陈……逆之则伤肝。"此处"发陈",即前述之"启軷"(軷,通作陈),皆属推陈出新之义,如此则万物蓬勃生长,欣欣向荣,反映到人体,各个脏腑、组织、器官的生理活动,与肝主疏泄功能必然息息相关。

关键在于肝的疏泄功能怎样才属正常?这就是前面的引文"东风生于春""春三月,此谓发陈"与"逆之则伤肝""病肝"的临床意义。肝之在于人体,要像"春三月"的"东风"一样生发、柔和、和煦、温暖,既不可太过,亦不可不及,否则就要"伤肝""病肝",这就叫"因时之序"。

"因时之序"是《内经》极为重要的学术观点,见于《素问·生气通天论》,"苍天之气,清净则志意治。顺之则阳气固,虽有贼邪,弗能害也,此因时之序","清净则肉腠闭拒,虽有大风苛毒,弗之能害,此因时之序也"。此处"因时之序",言自然界气候变化,是随时间而有序进行的。由于"人以天地之气生,四时之法成",人体脏腑气运动当然亦应有序进行,其升降出入"四者之有,而贵常守",否则"反常则灾害至矣"。具体到肝的气运动状态亦当如此。

此前在"人体后天气运动基本模式"中已经谈到,肝在整个人体脏腑属性中,乃为阴脏,其主要运动方向是上升的,但又为阴中之阳脏,应升而不可过升,决定了肝为风木之脏,应于春季,其气当生发、柔和、和煦、温暖。此正如《素问·五常政大论》谈到"五运"之"平气"时说:"木曰敷和……敷和之纪,木德周行,阳舒阴布,五化宣平,其气端,其性随,其用曲直,其化生荣,其类草木,其政发散,其候温和,其令风,其脏肝。"而在非平气,即或太过,或不及时,《素问·气交变大论》则曰,"岁木太过,风气流行,脾土受邪。民病飧泄,食减,体重,烦冤,肠鸣,腹支满……忽忽善怒,眩冒巅疾……胁痛而吐甚""岁木不及,燥乃大行,生气失应……民病中清,胠胁痛,少腹痛,肠鸣溏泄……复则炎暑流火……病寒热疮疡痱胗痈痤……上胜肺金……咳而鼽"。以上"岁木太过",在于人体,实即肝气疏泄太过,为肝气病;"岁木不及",在于人体,实即肝气郁结,为肝郁病。

治疗方法，对肝气病，则当疏肝理气，予四逆散；对肝郁病，则当舒肝解郁，予逍遥散。

以上不论疏肝理气还是舒肝解郁，其最终目的都是使肝回复到正常的疏泄状态，既非太过，亦非不及，从而不仅"舒服""舒展"，而且"畅达""通达"，故曰"舒达"。

这就是本书将四逆散列为舒达肝气第一方的原因。我在临床治疗癌病时，常将四逆散与奔豚汤合方，取名"四奔汤"，体现治癌首先要宣降肺气与舒达肝气并举的原则。

解郁消愁汤

【组成与用法】　柴胡、当归、白芍、白术、茯苓、炒枣仁、远志、香附、陈皮、半夏、焦三仙各 10g，生龙骨 30g（先煎），生牡蛎 30g（先煎），薄荷、炙甘草各 6g，生姜三片。

水煎服。

【主症】悲愁、纳呆、少寐并见；脐左肓俞穴处及脐中压痛；脉浮弦无力。

【阐释】本方为自拟方，载于《发挥》书中。

本方实由逍遥散改煨姜为生姜，加余药组成。因此，讲解本方应从探讨逍遥散及其方证开始。

逍遥散首载于北宋《局方》。在王旭高《西溪书屋夜话录》中有"散肝"一节，曰"一法曰：散肝。'木郁则达之'，逍遥散是也。'肝欲散，急食辛以散之'，即散肝是也"。

我认为要彻底明白"散肝"的原意，就要对逍遥散的方剂组成、功用、主治详加分析，因此专门进行了下面的论述：

逍遥散首见于宋代《太平惠民和剂局方（简称《局方》）·卷九·治妇人诸疾》中，原文云："治血虚劳倦，五心烦热，肢体疼痛，头目昏重，心忪颊赤，口燥咽干，发热盗汗，减食嗜卧，及血热相搏，月水不调，脐腹胀痛，寒热如疟。又疗室女血弱阴虚，荣卫不和，痰嗽潮热，肌体羸瘦，渐成骨蒸。

甘草（微炙赤）半两，当归（去苗，锉，微炒）、茯苓（去皮，白者）、芍药（白）、白术、柴胡（去苗）各一两。

右为粗末，每服二钱，水一大盏，烧生姜一块切破，薄荷少许，同煎至七分，去渣热服，不拘时候。"

按照现代书写格式，文中"右为粗末"之"右"字应为"上"。"心忪"之"忪"字应读作"中（zhōng）"。"烧生姜"即"煨姜"，将生姜用纸包好后蘸上水，再用火来烤，待纸烤焦后即成。现代用法：可参照原方比例，酌定用量，亦可作汤煎服，亦可作丸剂。作汤剂，薄荷要与其他药一起煎，用量1～2克。

对于本方的研究，要把重点放到证候的病因、病机及主症上，这也是应用本方的难点。目前方书对本方所主证候病机为"肝郁、血虚、脾虚"的认识是一致的，而对于这三者谁为主，谁最重要则认识不尽一致。而恰恰在这一点上，决定了对本方认识的全局。北京中医药大学王绵之教授认为"是先血虚还是先肝郁，是由血虚导致肝郁，还是由肝郁导致血虚，都有可能"。笔者认为这种观点值得商榷。它直接涉及了对肝郁病机的认识，也就是对病本的认识。中医认为，肝体阴而用阳，肝的功能的正常发挥，依赖于肝血的资助。肝血旺盛，在平时肝脏可以正常疏泄，有助于人体各个脏腑、器官、组织生理活动的正常进行；在遇到外邪侵袭或不良的情志刺激时，亦可以奋起应对。一般所谓肝气病的急躁、愤怒，其实是奋起应对不良情志刺激的表现，只是由于患者肝血供给相对充足，因而有恃无恐而表现过度罢了。肝郁病则不同。肝郁病患者先有血虚，平时就肝血供给不足，肝的功能即"将军之官"的表现可以说是有气无力。《素问·生气通天论》曰"阴者，藏精而起亟也"，血为阴，气为阳，血不足则气无力，如何能"起亟"？"起"，扶持之意；"亟"，屡次、不断之意。肝血不足则不能连续不断地扶助肝气，于是肝气就显得软弱无力。当遇到外邪侵袭或不良情志刺激时，就由于无力而不能奋起应对，丧失了"将军之官"的功能，显得胆怯、畏缩，甚至悲伤、哀愁。如此精神状态，就称作"肝气郁结"，是谓"肝郁"病。当然，阴阳是相互资生的，由于肝郁而木不疏土，脾胃渐虚，运化水谷之力不足，气血生化无源，进一步更导致血虚，以致形成恶性循环。此外，肝郁久而生肝热，也反过来耗伤肝脏阴血。但是，需要明确的是，没有血虚，就没有肝郁的基础。换句话说，血不虚的人，即使受到不良情志刺激亦会从容面对、正确处置，而绝不会悲伤哀愁的。所以，血虚与肝郁完全是因果关系，而不是鸡生蛋、蛋生鸡的模棱两可关系。对于这一点，仔细研究《局方》的原著是十分必要的。原著的第一句话，就是"治血虚劳倦"，"劳倦"既指七情所伤，亦指体力过用，但把"血虚"二字置于"劳倦"之前，显然是再明确不过地告知读者，是"血虚"之人再加"劳倦"，才产生如下病况。此后，又言"室女血弱阴虚"，再次明确"血弱阴虚"是发病的前提。至于文中谈到"血热相搏"，其实也是血虚生热或血虚导致肝郁，然后肝郁继发肝热。总之，在整个病因、病机、症状的叙述中完全不见"肝郁"字样，完全不同于《局方·卷三·治一切气》中强调的"气痞""气逆""气结"等字样。再看药物组成的排列顺序，炙甘草是第一味药，目的在于从中焦化生营血，以为肝血的来源，当归是第二味药，完全是直接滋补肝血，再明白不过地提示本方生血补血是第一要务，是着眼点。再看辛味药柴胡，放在最后一味，此外煨姜、薄荷仅作为使药列入煎服法中，证明气分药，不论或疏或散，都不是居于主导地位的。因此，为正确表达病因、病机起见，应将叙述次序改为"血虚、肝郁、脾虚"。由于血虚，不能濡养肢体及头目，则肢体疼痛、羸瘦、头目昏重；不能滋养心神，故"心忪"。"心忪"即心悸、怔忡之甚，以致有心中不稳、忙乱、恐惧不安之感。血虚而后肝郁，荣卫不和，并郁而生热，故发热盗汗、寒热如疟、潮热、骨蒸。肝郁而木不疏土，脾胃运化无力，故减食嗜卧、脐腹胀痛，由此而气血生化无源，则月水不调；阴血衰少，而生内热，则口燥咽干、颊赤、五心烦热。土不生金，津液不归正化，则继发痰嗽。治法，以当归为君，直接滋补阴血，配伍白芍，并滋养肝阴。另则以炙甘草、茯苓、白术健脾益气，从中焦化生营血，并有养心安神之功。最后佐使以柴胡、煨姜、薄荷，辛以散之，使肝气得"舒"，恢复其正常的疏泄功能。由于是从"压抑""抑郁""封闭"状态转为"开放""舒展""舒散"状态，故不应为"疏肝"，而应为"舒肝"，即让肝"舒服"的意思。一般方书及教材，谓其"疏肝"，显然是词不达意，是完全错误的。

王旭高在这里不言"舒肝"，而言"散肝"，其目的是与"平肝"相对而言。"平肝"法是"平定""平抑""平复"之意。"散肝"法是"舒散""舒展""舒服"之意。可见，前者用于功能的亢奋，后者用于功能的不足。以此二法为分界，此前专论肝气、肝风、肝火多表现为实证，现在则专论肝郁，即表现为偏虚之象了。此后更有补肝阴、补肝阳、补肝血、补肝气之论，纯虚无实，足以体现文意的转折。

总之，一定要认识到，王氏此法虽曰"散肝"，但引经旨"木郁则达之"，证明所治乃"肝郁"病，而非"肝气"病，因而此"散肝"之法绝对不同于治疗"肝气"病的"疏肝理气"法，而应为"舒肝解郁"法。代表方剂是逍遥散。"逍遥"者，逍遥自在、随心所欲、快乐兴奋也，因此是为"舒展"肝气而设，使肝气不受压抑从而"舒服"之意。主要法则是充实"将军之官"的后勤供应，即肝血的供给，因此应以当归为君药，伍以白芍，补血育阴，并且配合健脾之炙甘草、白术、茯苓以增进食欲，从中焦化生营血，这才是"治病求本"之举。至于王氏所谓"肝欲散，急食辛以散之"之"散肝"药，如柴胡、煨姜、薄荷之类，乃佐使之品，是使肝气在得到充足的血液供给后，得以开放、舒展而已。以其能开放、能舒展，于是肝气即可顺利地通达于全身各处，行使其正常的疏泄功能。由此可见，所言"木郁则达之"，是逍遥散全方的综合功能，而"肝欲散，急食辛以散之"，则专指柴胡、煨姜、薄荷个别功能，两者不可混为一谈。

为了更有效地治疗肝郁病，我在本节的"心得发挥"中谈到了"解郁消愁汤的临床应用"，文中说：

笔者在治肝第一法即疏肝理气法的"心得发挥"中，已经详论"肝气病与肝郁病在病因、病机、诊断、治疗方面的不同"，读者应参阅。由于肝郁患者来源于体质的血虚，血虚而肝虚，军旅后勤供应不足，"将军之官"于是胆怯而气馁，不仅不能勇敢面对不良外界环境和情志刺激，反而缺乏斗志、情绪低落而难过、委屈、悲愁。受"肝气郁结"影响的首先就是脾胃，以"木不疏土"，脾胃呆钝而不能运化，表现为毫无食欲的"纳呆"；其次即因气血生化无源而血虚更甚，血不养心、心神不安而少寐、睡眠不实、时睡时醒，甚则彻夜不眠。评剧《刘巧儿》中巧儿有两句台词，就是对这种状态的最佳描述："饭到口难往下咽""睡梦里心神不安"。总之，肝郁病的三大主症就是悲愁、纳呆、少寐。对此治疗以逍遥散养血解郁、健脾安神固然有效，笔者在该方的基础上进行加味，拟定"解郁消愁汤"，其效则大大超过逍遥散原方。临床凡见此三大主症，不论任何疾病，一概有效。

解郁消愁汤由柴胡、当归、白芍、白术、茯苓、炒枣仁、远志、香附、陈皮、半夏、焦三仙各10克，生龙牡各30克（先煎），薄荷、炙甘草各6克，生姜3片组成。方中除用生姜代替煨姜外，逍遥散原方药物全部留用，并加陈皮、半夏、香附、焦三仙理气解郁以助运化，枣仁、远志、生龙牡安神定志以助睡眠，于是肝郁之悲愁、脾虚之纳呆、心神不安之少寐均可治愈。在此基础上的一切疾病，由于具有血虚、肝郁、脾虚而心神失养的共同病机，用此均可如矢中的，迎刃而解。

此外，体现于腹诊，由于肝郁，故脐左肓俞穴处压痛，由于脾虚，故脐中压痛；体现于脉诊，由于血虚，则脉浮弦无力。

前面已经多次阐明肝与癌病的关系，而肝气与肝郁恰恰是肝病首发的两大类型。它见于肝病偏实与偏虚的不同体质与不同病机，涵盖了与情志因素相关的一切癌病。更为重要的是，多种癌病皆由此两种类型继续变化和发展。因此，要从根本上治疗癌病，并截断其发展，深入探讨并理解治疗肝气与肝郁病的理、法、方、药就显得十分必要。这就是我把四逆散与解郁消愁汤排在"舒达肝气"诸方最前列的原因。

血府逐瘀汤

【组成与用法】　当归三钱　生地三钱　桃仁四钱　红花三钱　枳壳二钱　赤芍二钱　柴胡一钱　甘草二钱　桔梗一钱半　川芎一钱半　牛膝三钱　水煎服。

【主症】敲击右胠胁引剑突下痛，并见脐左、脐上压痛。

【阐释】本方出自清代医家王清任《医林改错》。我在《发挥》书中讲解王旭高"疏肝通络"法时，在"心得发挥"中专门谈到"抓主症运用血府逐瘀汤的体会"，文中说：

血府逐瘀汤出自清代医家王清任所著《医林改错》一书，是治疗瘀血证候的著名方剂，由当归、生地黄、桃仁、红花、枳壳、赤芍、柴胡、甘草、桔梗、川芎、牛膝组成。书中罗列本方所治症状很多，包括头痛、胸痛、胸不任物、胸任重物、天亮出汗、食自胸后下、心里热（名曰灯笼病）、瞀闷、急躁、夜睡多梦、呃逆、饮水即呛、不眠、小儿夜啼、心跳心忙、夜不安、肝气病、干呕、晚发阵热等。其中除肝气病是指"无故爱生气"外，其余都是各个不同的症状。现代医家大量重复应用此方，治愈很多疑难疾病，证明此方确有重要的实用价值，是前人留给我们的极为宝贵的遗产。但是，遗憾的是，王氏以及其他医家均没有明确谈过应用本方的主症，因而在临床应用中就显得有些盲目，缺乏肯定的针对性。笔者长期使用并研究本方，力图找出本方的主症，发现王氏对本方所拟的方歌是一个重要线索。方歌云，"血府当归生地桃，红花甘草壳赤芍，柴胡芎桔牛膝等，血化下行不作劳"，关键是"血化下行不作劳"一句。既然要"血化下行"，那么瘀血就必然在人体上部。人体阴阳分界在于膈，膈以上为胸胁，属阳；膈以下为脘腹，属阴。那么，血瘀的部位就应当在胸胁。胸胁部位被胸骨、肋骨所包护，察其内部是否有瘀，不可能用按压的方法，只能用敲击的方法。笔者对临床应用本方有效患者的胸胁部进行敲打，患者都诉当敲击右胠胁部位时，感到剑突下疼痛明显，而敲击其他部位则无异常感觉。于是，笔者遇到疑有瘀血证候的患者时，就有意识地敲击其右胠胁，如患者诉剑突下疼痛，即予血府逐瘀汤治疗。令人高兴的是，这些患者不论患有何种疾病，用此方都能有效，有的能够达到治愈的效果。仔细研究本方之所以有此主症，从方剂组成亦可找到答案。本方实际由四逆散合桃红四物汤加桔梗、牛膝组成。四逆散疏肝理气，主治两胁肋疼痛胀满，而加入桔梗，就专门引药治肺了，而肺气从右而降，可见已从泛治两胁肋病改变为专治右胁肋病了。但由于四逆散主要治气滞，单纯气滞是不可能有敲击痛的。这时，恰好配伍了桃红四物汤，二方相合，就不仅治疗气滞，而且也治疗血瘀了，这时有敲击痛就可以理解了。那么，为什么敲击右肱胁偏偏会导致剑突下疼痛呢？这是由于血与冲脉的关系。《内经》称冲脉为十二经之海，又曰"血海"。《素问·骨空论》曰，"冲脉者，起于气街，并少阴之经，夹脐上行，至胸中而散"；《素问·举痛论》曰，"冲脉起于关元，随腹直上"，可见，冲脉恰好直达于膈间剑突下部位，至胸中而散。而冲为血海，与血的运行关系密切，肺气郁滞与肝血瘀阻，必然导致冲脉之血的灌渗出现瘀滞，所以，当敲击右肱胁时，会牵引剑突下疼痛。对此，王清任特别使用了一味入冲脉降逆的药物，引血从冲脉下行，这就是牛膝。叶天士即常用牛膝平冲降逆。近代医家张锡纯更常用牛膝引血下行以治疗中风。可见，从病因、病机及方药组成均可解释血府逐瘀汤证具有敲击右肱胁牵引剑突下疼痛这一主症的道理。

由于本方实由四逆散（改枳实为枳壳）合桃红四物汤加桔梗、牛膝组成，因此在腹诊方面尚有四逆散证的脐左肓俞穴处压痛，以及瘀阻络脉的脐上水分穴处压痛。

癌病是奇邪溢出命门，通过三焦而漫延全身，阻滞气、血、津、液运行所致，由此而形成的癌瘤显然具有瘀血的特点，故活血化瘀极为必要。本方不仅理气活血，消除奇邪的载体，而且有桔梗，"行奇恒之法，以太阴始"，有牛膝，直入冲脉，引诸药从冲脉将奇邪搜逐出去，同时可进一步封堵从冲脉溢出命门的奇邪，故在癌病治疗中应用的机会很多，只是一定要注意两点：①必须具有本方证的主症；②要根据患者病情酌定药量，并加入其他适当药物。

越鞠丸

【组成与用法】　苍术　香附　抚芎　神曲　栀子各等分

上为末，水丸如绿豆大。

【主症】胸脘满闷；心烦；上脘有灼热感。

【阐释】本方出自元代医家朱丹溪《丹溪心法·卷三·六郁五十二》，曰"气血冲和，万病不生，一有怫郁，诸病生焉，故人身诸病，多生于郁"，并着重指出越鞠丸方以"苍术、抚芎总解诸郁，随证加入诸药"，这由于"凡郁皆在中焦，以苍术、抚芎开提其气以升之。假如食在气上，提其气则食自降矣。余皆仿此"。

在此论之后，丹溪弟子戴元礼云："郁者，结聚而不得发越也。当升者不得升，当降者不得降，当变化者不得变化也。此为传化失常，六郁之病见矣。"戴氏并举出六郁之见症："气郁者，胸胁痛，脉沉涩；湿郁者，周身走痛或关节痛，遇阴寒则发，脉沉细；痰郁者，动则喘，寸口脉沉滑；热郁者，瞀闷，小便赤，脉沉数；血郁者，四肢无力，能食便红，脉沉；食郁者，嗳酸，腹饱不能食，人迎脉平和，气口脉繁盛者也。"由于诸郁皆从气郁开始，气郁者，肝气郁也，故本书将越鞠丸作为舒达肝气之主方。

上述朱、戴所言，简而明，切中郁证病机，如能联系王冰所谓"天有阴故能下降，地有阳故能上腾，是以各有阴阳也。阴阳交泰，故化变由之成也"，我们对此可以理解得更为全面和深刻。

人身不外气血，气血即阴阳。从广义而言，阴不升而阳不降，实即气血结聚而不能发越，郁证成矣。"阴阳交泰，故化变由之成也"，而交泰之处，就在中焦。阴阳"交"而且"泰"，于是才能"化变"，全身气血得以化生，并且正常运行。如果阴阳不能在中焦相交，或者虽相交却不能变化，当升者不升，当降者不降，不仅不能化生气血，反而结聚在一起，即形成各种郁证。这就是丹溪所谓"凡郁皆在中焦"的机理。深入正确理解这一点，与我们挖掘越鞠丸证主症密切相关。

在越鞠丸中，哪一味药最能体现郁证病机？换句话说，如果缺少了它，本方就不能说是治郁证的专方。我认为，不是丹溪所说的"苍术、抚芎"，也不是香附、神曲，只能是栀子。因为只有它才体现郁证已经形成的结果，更重要的是，它完全符合丹溪的学术思想。

《丹溪纂要·卷之二·第二十五肿胀》曰："心肺阳也居上，肝肾阴也居下，脾居中亦阴也，属土。《经》曰：饮食入胃，游溢精气，上输于脾，脾气散精，上归于肺，通调水道，下输膀胱，水精四布，五经并行。是脾具坤静之德而有乾健之运，故能使心肺之阳降，肝肾之阴升，而成天地交之泰。今也七情内伤，六淫外侵，饮食不节，房劳致虚，脾土之阴受伤，转输之官失职，胃虽受谷，不能运化，阳自升，阴自降，而成天地不交之否，于是清浊相干，隧道壅塞，气化浊血瘀郁成热，留而久，气化成湿，湿热相生，遂成胀满。"

上述丹溪虽言胀满病机，实则概括了一切郁证的机理。首先，从全身的气运动而言，明确肯定了阴升阳降。阴阳相交，则谓之"泰"，不相交则谓之"否"。而决定阴阳相交的关键却在脾，亦关于胃。脾胃不能运化，则"清浊相干，隧道壅塞，气化浊血瘀郁成热"，继则气化成湿，湿热相生，而成胀满，实即郁证。所谓"气化浊血瘀郁成热"，在这里，丹溪不仅阐明了"凡郁皆在中焦"即在脾胃的机理，更重要的是强调郁证最终必然"成热"，无热不能称其为郁证。所以我认为虽然越鞠丸有苍术、川芎化湿、行气、活血，但最终仍要落实到清热，即解郁热之上，因此，主要体现治疗郁证本质的药物，非栀子莫属。没有栀子，即使有香附之类理气，苍术之类化湿，川芎之类活血，神曲之类消食，或更加二陈汤之类化痰，皆不能称其治疗郁证，只能是治疗气滞、湿阻、血瘀、食积或者痰凝而已，均构不成郁证，以郁证必"成热"也。正因如此，此前在论述栀子豉汤方证时，才特别提到丹溪谓"山栀仁，大能降火，从小便泄去，其性能屈曲下降，人所不知。亦治痞块中火邪""泻三焦火，清胃脘血，治热厥心痛，解热郁，行结气"。关键就在于"解热郁，行结气"六字，一语道出了栀子治病的奥秘。

据此，对越鞠丸证的主症也就挖掘出来了，即由于"凡郁皆在中焦"，凡气、湿、痰、瘀、食阻滞气机，必发胸脘满闷，但因热郁于此而上扰心神，则必见心烦。热郁中焦，而"中焦亦并胃中，出上焦之后"，"上焦出于胃上口，并咽以上，贯膈而布胸中"，热郁于此，上焦之气阻滞于胃上口而不能达于上，故见上脘有灼热感。由栀子豉汤可知，栀子能解上脘之郁热，则本症用此，恰到好处。

癌病乃奇邪溢出命门，随三焦而漫延全身，其中有上达于中焦脾胃者，此时患者如恰有气、食、痰、瘀、湿邪郁滞于此，则以其为载体，进一步阻滞气机，变生郁热，即形成典型郁证而具越鞠丸证主症。此时以越鞠丸加味治疗，既能清除奇邪之载体，又能为设法从三焦驱奇邪下行而最终将其消除创造有利条件。这就是对癌病运用越鞠丸治疗的临床意义。

延年半夏汤

【组成与用法】　半夏三两（洗）　生姜四两　桔梗二两　人参一两　吴茱萸二两　前胡三两　鳖甲三两（炙）　枳实二两（炙）　槟榔子十四枚

上九味切，以水九升，煮取二升七合，去滓，分温三服，如人行八九里久。忌猪羊肉饧苋菜等。

【主症】　左肋弓下压痛；胃痛偏左；畏食冷。

【阐释】　本方出自唐代王焘《外台》。在本书"卷十二"载有本方，谓"半夏汤主腹内左肋痃癖硬急，气满不能食，胸背痛者方"。由于本方原出自《延年》一书，由《外台》收录，故曰"延年半夏汤"。

首先，要明白什么是"痃癖"。《太平圣惠方·卷四十九》曰："夫痃癖者，本因邪冷之气积聚而生也。痃者，在腹内近脐左右，各有一条筋脉急痛，大者如臂，次者如指，因气而成，如弦之状，名曰痃气也；癖者，侧在两肋间，有时而僻，故曰癖。夫痃与癖，名号虽殊，针石汤丸主疗无别。此皆阴阳不和，经络否隔，饮食停滞，不得宣疏，邪冷之气，搏结不散，故曰痃癖也。"可见，痃癖皆指腹内结块或胀或痛之疾，痃则在于肚脐左右，呈条状，癖则在于两肋下，有凸起而按之疼痛。其病因皆由"邪冷之气积聚"。由于痃癖病位皆在腹部之两侧，因此皆与肝有关，实则为肝寒，肝主筋，乃肝之筋脉气血寒凝聚结而挛急也。值得注意的是，在《外台》本卷，并载有"《延年》疗两肋胀急，痃满不能食，兼头痛、壮热、身体痛方"，本方药味仅将延年半夏汤中吴茱萸换为桂心，除药量不同外，余皆相同。可见二者不同只体现于吴茱萸与桂心的用法。盖二者皆温阳散寒降逆，但吴茱萸归经主要入肝，而桂心归经不仅入肝，而且入肾。肝气行于左，肝寒上逆，则气从左冲于上而结聚于左肋，故见"腹内左肋痃癖硬急"。肾为人之后天阳气根本之所在，肾阳不足，寒气上冲，必表现为全身性的气逆，故气从左右两侧上冲而结聚于两肋，见"两肋胀急"。延年半夏汤证肝气冲逆较轻，仅见"气满不能食，胸背痛"，后方证肾气冲逆较甚，不仅"痃满不能食"，更见"头痛"，影响全身，而"壮热，身体痛"，有似于外感热病，实则由虚阳冲逆所致。

有鉴于此，我们即可对延年半夏汤证主症进行如下的探讨：①虽然原文未言明"左肋痃癖硬急"在"左肋"之何处，但据临床所见，应在左肋弓下。盖凡用延年半夏汤而有效者，必左肋弓下压痛，它处则无压痛；②吴茱萸不仅治肝寒，而且治胃寒，本方证肝胃寒凝气滞，必见胃脘疼痛，且以左侧为甚；③寒凝而中阳虚衰，故畏食冷物。

以上是延年半夏汤证必备之主症，见此主症，无论何病，用之一概有效。

原文谓"主腹内左肋痃癖硬急"，即左肋弓下压痛之意。而又言"气满不能食，胸背痛"，则别有深意，盖此不仅气聚不通，而且气逆于上也。据此，可大大扩展本方的应用范围，即凡属肝寒气逆而从腹部左侧上冲导致的一切疾病，皆可用之。

其症状尚可见：阵发咳喘，吐稀浊痰涎，左胸满闷；左胸疼痛，向上可牵及左肩及左肩胛处；左胸牵左背疼痛，且呈紧缩感；当胃脘偏左痛甚时，并伴呕吐稀涎、酸水。

以上诸症，集中于一点，即气逆上冲。朱丹溪在《局方发挥》中说："上升之气，自肝而出。"此说被后世医家普遍肯定和引用。叶天士说"人身左升属肝"，不论肝气、肝火、肝热、肝阳、肝风，其气必冲于上，且必从身左开始，甚至肝寒而夹浊阴上逆，其病状亦然，此从延年半夏汤证看得一目了然。

对此如何治疗？首先，"邪之所凑，其气必虚"，故用人参补虚，先行扶助胃气，以抵制肝气之上逆；第二，温肝降逆，以吴茱萸为首，伍以半夏，不仅温肝，而且降冲；第三，即以枳实、前胡、桔梗宣降肺气，实则叶氏"右降属肺"，佐金制木，"当两和气血，使升降得宜"之意；第四，以槟榔、生姜行气化浊降逆，此二味如再加吴茱萸、桔梗，使我想起了南宋朱佐《类编朱氏集验医方》之鸡鸣散，方中除有苏叶、木瓜、陈皮外，即含此四味药，治疗因肝寒夹浊阴上逆而脚气冲心之危证。由此更可见延年半夏汤绝妙之处；第五，鳖甲，本品软坚散结，是本方的特殊药物，乃点睛之笔，缺此则不能治其"痃癖"。盖"痃癖"一病，实即包括西医学之良恶性肿瘤在内。我治癌病，多以吴茱萸、半夏、鳖甲为底方，随证加味，效果良好，乃降冲且散结也，实即来源于延年半夏汤。

桂枝茯苓丸

【组成与用法】　桂枝　茯苓　牡丹（去心）　桃仁（去皮尖，熬）　芍药各等分

上五味，末之，炼蜜和丸，如兔屎大，每日食前服一丸，不知，加至三丸。

【主症】脐左下外陵穴处压痛；脉右寸浮而涩，左关弦细涩。

【阐释】本方出自《金匮要略·妇人妊娠病脉证并治》，曰"妇人宿有癥病，经断未及三月，而得漏下不止，胎动在脐上者，为癥痼害。妊娠六月动者，前三月经水利时胎也。下血者，后断三月衃也。所以血不止者，其癥不去故也，当下其癥，桂枝茯苓丸主之"。理解本条原文的关键在于明白"胎漏"与"胎动"两个概念。"胎漏"是妇人妊娠期间阴道仍不时下血，此时胎儿仍可正常发育。"胎动"一般可发生于妊娠5个月以后，其最初感觉胎动的部位可在下腹部，亦有在左上腹、右上腹及脐上腹部者。

本条患者确实已妊娠 6 个月，故觉胎动在脐上。但此人在怀孕之前就有癥病，怀孕后前 3 个月出现胎漏，故曰"前三月经水利时胎也"。此后胎漏停止，胎儿继续生长，但"经断未及三月"，又得漏下不止，此时感觉胎动在脐上，因为已"妊娠六月"了，导致漏下不止的原因就不是前三月的胎漏而是孕前就有的"癥"病了。所下的血也是体内的瘀血，故曰"下血者，后断三月衃也"。此时再下血，就有可能危及胎儿的生命，瘀血不去，血必不止，故"当下其癥，桂枝茯苓丸主之"。据我的临床经验，只要具备桂枝茯苓丸证主症，用本方确实有效，其血可止，胎儿可正常发育生长。服后当先下黑血块，继则出血自然停止。

本方不仅治疗上述疾病，凡内、妇、儿、外各科疾病具有本方证主症者，皆用之有效，当然也包括癌病在内。

所以然者，以本方所治病位在肝，病因为瘀血。人体少腹属肝，左少腹尤其为肝所主。左少腹当脐左下外陵穴处压痛，恰好体现病位在肝，病因为此处之瘀血。本方桂枝、芍药，其治在肝，此前讲述桂枝汤证即已阐明；牡丹皮、桃仁尤其善于消散下焦瘀血；茯苓并能与桂枝相伍，行水利湿，有助于瘀血下行。更有趣者，患者当左少腹外陵穴处除有压痛外，医生更觉其处按之有明显的悸动感，恰与苓桂剂能治水悸之证的特点相关。叶天士曰，"人身左升属肝，右降属肺，当两和气血，使升降得宜"，本证从根本上而言，亦属肝肺之气升降不和，从而导致血液运行不畅。肺气不能顺利从右而降，故脉右寸浮而涩；肝气不能顺利从左而升，故脉左关弦细涩。而升降不和之癥结则在于脐左下之瘀血，以本方祛其瘀血，则肝肺气机恢复正常，上述异常之脉亦随之消失而转为正常。

《三因》补肝汤

【组成与用法】 山茱萸 甘草（炙） 桂心各一两 细辛（去苗） 茯苓 桃仁（麸炒，去皮尖） 柏子仁 防风各二两 川乌头（炮，去皮脐）半两上剉散，每服四大钱，水盏半，姜五片、枣三枚，煎至七分，去滓，空心服。

【主症】左侧腹部冷痛、气逆；脐左下、脐左压痛，牵引左肋弓下痛；左脉沉细无力。

【阐释】本方出自《三因方·卷之八·肝胆经虚实寒热证治》，曰"治肝虚寒，两胁满，筋急，不得太息，寒热腹满，不欲饮食，悒悒不乐，四肢冷，发抢心腹痛，目视䀮䀮。或左胁偏痛，筋痿脚弱，及治妇人心痛乳痛，膝热消渴，爪甲枯，口面青"。

对本方证的症状及本方方义的解释有一定难度，涉及很多理论问题，需要层层剖析。

首先，关于"治肝虚寒"。"虚寒"者，乃正气虚于内而生的寒象，非实寒者由寒邪所致，故《经》曰"精气夺则虚""邪气盛则实"。此"肝虚"乃泛指肝的气、血、阴、阳之虚，非仅指肝的阳气虚。这是首先必须明确的基本概念。肝气虚，则肝气疏泄无力，气郁于内，肝脉循行之处气机不畅，而"两胁满"。《难经·第四难》曰，"呼出心与肺，吸入肾与肝"，吸入者，阴引阳入也，肝虚则无力引肺气下降，故吸气无力而不能引长一吸，即"不得太息"。气虚肝郁而情志不遂，失其生发之象，故"悒悒不乐"。肝气郁而木不疏土，脾胃运化呆钝，故"腹满，不欲饮食"。肝气郁与肝阳虚，均令阳气不能达于四末，故"四肢冷"。肝的阳气虚，寒从中生，阴寒之气随之上逆，而气从少腹抢心，故"发抢心腹痛"。肝开窍于目，肝的气、血、阴、阳其中任何一方面亏虚，均不能温养和濡养于目窍，遂致"目视䀮䀮"。至于"寒热"，谓或时恶寒，或时发热，乃阳气虚则恶寒，阴血虚则发热之故，亦因厥阴通于少阳，或发往来寒热也。同样，肝主筋，肝气、血、阴、阳之虚亦令筋失温养与濡养，而现"筋急"。以上诸症，均以肝之阳气虚所致者多见。至于或然症，则多因肝之阴血虚为主。"左胁偏痛"，人身左升属肝，肝之阴血不能从身左而达于上，肝脉失于濡养，故肝脉循行之左胁处因虚而痛，且必痛而喜按也。肝之阴血虚，筋失所养，故"筋痿脚弱"。妇人以肝为先天，尤须阴血滋养。阴虚而风动，心络失养，故"心痛"。乳头属肝，乳络失于阴血滋养，甚则血运不畅而虚热内生，即可酿成"乳痈"，此乃血虚而肝郁也。《素问·脉要精微论》曰，"膝者筋之府"，肝之阴血虚，筋失所养，亦虚热内生，故发"膝热"。肝之阴血虚，或更阳气虚，反致虚阳亢于上而津液大伤，人欲引水自救，故发"消渴"，此与《伤寒论》"厥阴之为病，消渴"之义相同。至于"爪甲枯，口面青"者，亦肝之阳虚失于温养、肝之阴血虚失于濡养之故也。

最难解释的是本方的方义。

首先谈陈无择对方剂补泻的理解。

陈氏在本卷开头之"内外因论"中说，"夫阴阳虚实者，乃脏腑更相胜复也。若其子母相感，则母虚能令子虚，子实能令母实，《经》曰'实则泻其母，虚则补其子'，如肝实则泻肾，肝虚则补心"。陈氏此论，显然与《难经·第六十九难》所言"虚者补其母，实者泻其子"不同。对此，徐灵胎在《难经经释》中说：《内经》补泻之法，或取本经，或杂取他经，或先泻后补，或先补后泻，或专补不泻，或专泻不补，或取一经，或取三四经，其说俱在，不可胜举，则补母泻子之法，亦其中之一端，若竟以补泻之道尽如此，则不然也。"事实确实如此。如陈氏此"补肝汤"，不论从"虚则补其子"还是从"虚者补其母"解释，均不完善，均不能自圆其说。如谓"虚则补其子"，乃方中之桂心、川乌头，温补心阳，其实此二味更补肾阳。它如细辛、防风亦与补心毫不相干。如言柏子仁补心虽可，实则本品更补肝之阴血，此与山茱萸之用相同。桃仁重在活血，亦谈不上补心。其中言补心者，茯苓与桂心、甘草同用，温壮心阳与宁心行水倒还贴切。余则均显牵强。

其实对本方的理解，还应回到脏腑辨证的基本理论上来，如此则简单明了，一清二楚，令人信服。前面已经说过，本方证实即肝气、血、阴、阳之虚而以阳气虚为主，继则产生一系列寒象，乃虚寒也。当然，由于虚寒，气、血、津、液运行不畅，亦可继发气郁、水停、瘀阻，但此乃标证，在用药方面适当照顾即可。

既然肝之阳气虚为主，故以桂心、川乌头温补肝阳且壮肾阳，以从本治。以此为基础，伍以补肝阴血之品，如山茱萸、柏子仁，则阴阳并补，体用并补，所谓"欲补阳者，当从阴中求阳"。一旦肝之气血阴阳充足，有肝气升发的物质基础，则伍以细辛、防风以助木气之升发，解其肝气之郁，此顺肝之性，亦可谓补肝，王旭高"补肝气"法即由此悟出。至于茯苓、桃仁之用，即前述继发水停、瘀阻之治也。

关键是要阐明本方组成与本方证主症的对应。肝从左升，肝之阳气虚，继发寒象，腹左不得温煦，故发冷痛，伴浊阴上逆，甚则可见呕吐稀涎。以其阳虚寒凝而水停瘀阻，左下腹部当外陵穴处可现压痛如桂枝茯苓丸证，并由此气逆于上，出现脐左肓俞穴处压痛，按此并牵引左肋弓下疼痛。方中桂心、茯苓、桃仁相伍，恰具桂枝茯苓丸的主要药物，治此主症及其继发症状最为适宜。此外，桂、乌温阳以解寒凝，萸、柏养阴以缓筋挛，辛、防以助肝气之升发，甘草合姜、枣伍上药并辛甘化阳，酸甘化阴，为调和气血阴阳之上品，前述主症与或然症均可痊愈，由肝之气血阴阳亏虚之左脉沉细无力亦必转弦而和缓有力，从而恢复肝主疏泄之常态。

我在临床中，见胃、肠、胰腺癌病出现上述主症者颇多，以本方治之均效。

《良方》温经汤

【组成与用法】 当归　川芎　芍药　桂心　牡丹皮　莪茂各半两　人参　甘草　牛膝各一两

上㕮咀，每服五钱，水一盏半，煎至八分，去滓温服。

【主症】 脐右下外陵穴处压痛；育龄期妇女经行伴小腹凉；饿时心中难受。

【阐释】 本方出自南宋医家陈自明《妇人大全良方（简称《良方》）·卷之一·月水行或不行心腹刺痛方论第十二》，曰"夫妇人月经来腹痛者，由劳伤气血，致令体虚，风冷之气客于胞络，损于冲任之脉，手太阳、少阴之经。冲脉、任脉皆起于胞内，为经脉之海也。手太阳小肠之经、手少阴心之经也，此二经为表里，主下为月水，其经血虚，则受风冷，故月水将行之际，血气动于风冷，风冷与血气相击，故令痛也"；又曰"若经道不通，绕脐寒疝痛彻，其脉沉紧，此由寒气客于血室，血凝不行，结积血为气所冲，新血与故血相搏，所以发痛。譬如天寒地冻，水凝成冰。宜温经汤"。可见，本方原治"妇人月经来腹痛"即痛经之病。我则在临床中挖掘出本方证主症，大大扩展了本方的应用范围。

我多次强调，要挖掘出方证主症，必须明了本方证病机，而要明了本方证病机，不仅要参考原著对病机的论述及对主治症状的交代，更重要的则在于对方剂药物组成的分析。

首先，当归、川芎、芍药、牡丹皮、莪茂（即莪术）显然是活血化瘀，而且牡丹皮尤其作用于下焦，善消下腹部瘀血，故《金匮》大黄牡丹皮汤、肾气丸及桂枝茯苓丸皆用之。可见，其腹痛应在下腹部，而且必呈压痛，且深压痛，此乃瘀血证必备特点。还要进一步明确在下腹部何处压痛最甚，对此牛膝的应用给出了答案。在对血府逐瘀汤方的解释中已阐明牛膝入冲脉降逆的作用，现对此再详加解释。

先从冲脉谈起。冲脉为奇经八脉之一，《难经·第二十八难》曰，"冲脉者，起于气冲，并足阳明之经，夹脐上行，至胸中而散也"。《灵枢·经脉》曰，"胃足阳明之脉，起于鼻，交频中……其支者，从大迎前下人迎，循喉咙，入缺盆。其直者，从缺盆下乳内廉，下挟脐，入气街中"。虽曰冲脉"并足阳明之经，夹脐上行"，但足阳明胃脉则是"下挟脐，入气街中"，实则二条经脉是相逆而行的。在病理状态下，"冲之为病，逆气而里急"，如妇人"体虚，风冷之气客于胞络"，损于冲脉，导致冲脉血瘀，或进一步因瘀阻而冲气上逆，即"结积血为气所冲"，则痛经发矣。治疗之法，除用温经散寒、活血化瘀药物之外，还必须选用一味既降胃气又入冲脉，从而降冲气的特殊药物，那就是牛膝。为什么一定要降胃气？因为胃气之下行恰好抵制冲气之上逆也。此外，更重要的是，胃为阳，足阳明胃脉虽然从胸、腹两侧下行，但毕竟以从右降为主，从而直接抵制冲气从右之上逆。《灵枢·五音五味》曰，"冲脉、任脉，皆起于胞中……其浮而外者，循腹右上行，会于咽喉"，对此，张隐庵注曰："此言胞中之血气，从冲任而行于经脉之外内，乃先天所藏之精气，从下焦而上也……其浮而外者，循腹右，上行至胸中而散此，半随冲脉，而散于皮肤分肉者也。"张氏不仅明确肯定此胞中之血气及冲任之血气皆为"先天所藏之精气"，更明确肯定是"从下焦而上"，即通过命门向上达于中焦脾胃（当然奇邪亦从而达于脾胃）。正因胃气主要从腹右而降，恰好抵制冲气从腹右上行，本病痛经应在下腹部（下焦）的右侧。据我临床探索，发现其压痛处就在右外陵穴，此处恰为足阳明胃经穴位，冲中之血在此凝结，牛膝则通过降胃气而入冲脉，并携带其他药物，化冲中瘀血而将其治愈。

右外陵穴处压痛，是瘀血之象，而育龄期妇女经行伴小腹凉，则纯属寒瘀。饿时心中难受，觉胃中有空虚感，欲得进食，且欲进温热食物，则证明患者素体脾胃虚寒，此即"劳伤气血，致令体虚"的结果。为此，《良方》温经汤以当归、川芎、白芍、牡丹皮、莪术活血化瘀，合桂心温散下焦寒瘀，以人参、甘草补益中气，携桂心、白芍并有温养脾胃之功。最后则以牛膝入冲脉，降胃气，携诸药共建和降冲气、温化寒瘀之功。

必须着重说明的是，本方绝不仅治痛经，如桂枝茯苓丸一样，凡见主症如上所述者，不论内、妇、儿、外各科任何疾病，用之皆效，当然也包括癌病在内。前面已多次说过，奇邪是从冲脉溢出命门，又从下焦而上达中焦的，本方恰好从中焦降胃气，降冲气，通过活血化瘀消除奇邪的载体，从而将奇邪消掉、化掉；或可直达命门，并配伍它药将其封堵。可见，本方是治疗癌病的最佳方剂之一。

《金匮》温经汤

【组成与用法】　吴茱萸三两　当归三两　芎䓖二两　芍药二两　人参二两　桂枝二两　阿胶二两　生姜二两　牡丹皮二两（去心）　甘草二两

半夏半升　麦门冬一升（去心）

上十二味，以水一斗，煮取三升，分温三服。亦主妇人少腹寒久不受胎，兼取崩中去血，或月水来过多及至期不来。

【主症】脐上、脐左、脐下压痛；唇干，经期小腹凉，冬日手足冷；脉细。

【阐释】本方出自《金匮要略·妇人杂病脉证并治》，曰"问曰：妇人年五十所，病下利数十日不止，暮即发热，少腹里急，腹满，手掌烦热，唇口干燥，何也？师曰：此病属带下。何以故？曾经半产，瘀血在少腹不去。何以知之？其证唇口干燥，故知之。当以温经汤主之"。

对本条原文存在争议者为"病下利数十日不止"之"下利"二字。现多数医家认为"下利"应为"下血"。如清代医家吴谦等在《医宗金鉴》中说："妇人年已五十，冲任皆虚，天癸当竭，地道不通矣。今下血数十日不止，宿瘀下也。"但有医家仍然认为是"下利"。如清代医家张隐庵《金匮要略注》曰，"此复申明奇经之为病，而立救治之法也。妇人年五十，已逾七七之期，任脉虚，太冲脉衰少，天癸竭，地道不通，而血脉衰于下矣。冲任之脉，并足三阴、阳明，循腹上行，经气不能上达，故所病下利，多至数十日不止"。二者均有道理，难以定论，只好存疑。其实，不论下利，还是下血，都不是《金匮》温经汤方证之主症，都是或然症，本不必过多考究。

最重要的是各家对本方证病机的认识一致，即冲任虚寒，瘀血阻滞。我认为，在此病机基础上，如果具有我提出的主症，则任何疾病，用本方均可治愈。

既然如此，即应对本条文所叙各症是否为本方证必见症状加以辨析。

（1）"下血"或"下利"。众所周知，凡瘀血证均可导致"下血"或"下利"，如再加冲任虚寒，则此二症更易发生。但"易"发生不等于"必"发生，故此二症并非主症。

（2）"暮即发热"。凡瘀血证及阴血不足者，皆会出现"暮即发热"，即傍晚发热，但具此病机者并不必然出现此症。

（3）"少腹里急"。"里急"者，腹中有筋脉拘急之感，甚则腹中疼痛，如《金匮》黄芪建中汤证"虚劳里急，诸不足，黄芪建中汤主之"之谓，此多见于上腹胃脘部。又如《金匮》肾气丸证"虚劳腰痛，少腹拘急，小便不利者，八味肾气丸主之"，则见于下腹部。此外，小建中汤亦治"虚劳里急""腹中痛"。此"里急"之症，凡人体气血阴阳亏损者，均可出现，但要如上所述，辨明具体部位。此证少腹里急，为冲任虚寒，少腹筋脉失于温养及濡养所致，是本病机代表性症状，据临床观察，虽多见，但并非必见。许多无此症状者，亦可用本方。

（4）"腹满"。病腹满者当有虚实之别。此证腹满乃因冲任虚寒并兼瘀血，气机不畅所致。但腹满一症由其他病因导致者更为多见，故非本方证主症。

（5）"手掌烦热"。凡阴血不足、阴虚火旺，或热邪伏于阴分，消灼阴液，均可导致本症，非独见于本方证者。

（6）"唇口干燥"。凡阴液亏损者，皆可出现咽干口燥，可谓必见症状。此两次强调"唇口"干燥，则尤有深意，点明了辨证要点。下面将对此详加讲述。

本条原文自始至终未出现"冲任"二字，但诸家一致认为其乃冲任虚寒之证，道理何在？就来源于原文开始之"妇人年五十所"一句。《素问·上古天真论》曰，"女子……二七而天癸至，任脉通，太冲脉盛，月事以时下，故有子……七七，任脉虚，太冲脉衰少，天癸竭，地道不通，故形坏而无子也"。这就是前述吴、张二氏及多数医家强调本方证乃病在冲任的原因。然而，病在冲任有虚实寒热之不同，本方证则为虚实夹杂，并以虚为主。虚者，妇人年已五十；实者，有寒瘀也。冲任虚，不仅指阴血虚，亦指阳气虚。此证即冲任气、血、阴、阳皆虚，并夹有寒瘀。所以然者，因妇人"曾经半产"，进一步损伤冲任之气、血、阴、阳，并感受寒邪，留瘀所致，而且是"瘀血在少腹不去"。此正如《金匮》本节所言，"妇人之病，因虚、积冷、结气……血寒积结，胞门寒伤"。冲任二脉皆起于胞中，并隶于肝肾，以其虚而夹有寒瘀，故本方证主症均与此相关。

首先，由于与肝相关，故脐左肓俞穴处压痛；由于与肾相关，故脐下气海穴处压痛。在此前讲述《良方》温经汤时，即引用陈氏所言"手太阳小肠之经、手少阴心之经也，此二经为表里，主下为月水……风冷与血气相击，故令痛也"，而《难经》明确指出，"假令得心脉……其内证脐上有动气，按之牢若痛"，因此，本方证当有脐上水分穴处压痛。

由于本方证为冲任虚而有寒，经期下血，阳气更伤，故必现小腹比平常更觉发凉。冬日天阳相对较少，人体原本阳气不足，又不得天阳之助，故冬日手足尤其觉冷，触之亦凉。张隐庵曰，"此病属带脉之下，有瘀血在少腹不去，而血不荣于上故也。冲脉、任脉，皆起于胞中，上循背里，为经络之海。其浮而外者，循腹右上行，会于咽喉，别而络唇口。其证唇口干燥，故知有瘀血在少腹，而冲任之脉，不荣于唇口故也"。据临床所见，虽曰"唇口干燥"，实则并非必然口燥，但一定"唇干"，故本症为本方证必备主症。

至于"脉细"，容易理解，凡阴血虚者脉皆细，而有寒者，其脉尤细，如《伤寒论》曰"手足厥寒，脉细欲绝者，当归四逆汤主之"便是。

以上，是我挖掘出来的《金匮》温经汤证主症，与本条原文所叙大部分症状不同。盖后者并非"存在而且唯一"也。

至于对温经汤方义的解释则要容易得多。

本方实由四首方剂加减变化而来。①桂枝汤，为桂枝、芍药、甘草、生姜；②麦门冬汤，为麦门冬、人参、半夏、甘草；③吴茱萸汤，为吴茱萸、人参、生姜；④胶艾汤，为阿胶、当归、川芎、芍药、甘草。方中以吴茱萸、半夏入冲脉，引领阿胶、当归、芍药、川芎入冲脉养阴、补血、活血；并合桂枝、生姜温阳散寒；合人参、甘草补益阳气。尤其用麦冬养胃阴，引胃气下降入于冲中，增强阴液的来源，实则扶助胃气，以后天补养先天。由于本方证是瘀血在于下焦，正如桂枝茯苓丸、肾气丸、大黄牡丹皮汤一样，必用牡丹皮一味，化下焦瘀血，不论少腹里急或按之疼痛均效。

由于本方补益冲任之气、血、阴、阳，并散寒化瘀，故本条文所述诸症皆可治愈，煎服法后所言诸症，如"妇人少腹寒久不受胎""崩中去血""月水来过多及至期不来"用之亦效。

其实，凡具本方证主症者，不论内、妇、儿、外各科的任何疾病，用本方均可治愈。癌病尤其与冲任有关，更应审证而选用。

《三因》牛膝木瓜汤

【组成与用法】　牛膝（酒浸）　木瓜各一两　芍药　杜仲（去皮，姜制，炒丝断）　枸杞子　黄松节　菟丝子（酒浸）　天麻各三分　甘草（炙）半两

上剉散。每服四钱，水盏半，姜三片、枣一枚，煎七分，去滓，食前服。

【主症】身痛拘急而喜按；头晕喜卧；左关脉无力。

【阐释】本方与前述紫菀汤一样，亦出自《三因方·五运时气民病证治》，曰"凡遇六庚年，坚成之纪，岁金太过，燥气流行，肝木受邪，民病胁、小腹痛，目赤眦痒，耳无闻，体重烦冤，胸痛引背，胁满引小腹，甚则喘咳逆气，背、肩、尻、阴、股、膝、髀、腨、胻、足痛。为火所复，则暴痛，胠胁不可反侧，咳逆，甚则血溢，太冲绝者，死"。据此，陈无择拟订了本方，"治肝虚遇岁气，燥湿更胜，胁连小腹拘急疼痛，耳聋目赤，咳逆，肩背连尻、阴、股、膝、髀、腨、胻皆痛，悉主之"。上述药物组成及原文均出自《陈无择医学全书》（中国中医药出版社2005年4月第1版）。从药物的剂量看，显然有不合理处。其中牛膝、木瓜各一两，而芍药、杜仲、枸杞子、黄松节、菟丝子、天麻等仅各三分，显然有误。因此，我选用王旭高《运气证治歌诀》（载于2009年1月山西科学技术出版社出版的《王旭高临证医书合编》）中的药物剂量如下，供读者参考：

牛膝（酒浸）　木瓜各一两　炙甘草五钱　芍药　天麻　菟丝子（酒浸）　枸杞子各三钱　黄松节二钱　姜二片　枣一枚　杜仲（姜汁炒）三钱

煎同前法（即煎同本书之苓术汤法：水杯半，煎七分，去渍，空心

温服）。

王旭高对本方方义有所解释，曰"岁运太过，燥气伤肝，燥乃阳邪，伤肝之血，肝伤苦急，虽缓之者必以甘，而入肝者惟酸，故君牛膝、木瓜之苦酸以入肝，臣甘草之甘以缓肝，甘酸相得，便能化肝之液，以滋筋血之燥，仲景所谓肝之病，补用酸，助用苦，益用甘味调之是也。佐以白芍敛肝阴，天麻平肝阳，菟丝、枸杞养肝血，姜炒杜仲理肝气。盖燥气伤肝，肝之阴血急宜培，而肝之阳气不宜亢也。使以松节者，松为木长，其节多油，能祛骨节之风燥，肝属木而主筋，又同气相求之理也。统论全方，在养血以舒筋，则肝无燥急之苦矣"。

王氏此论，虽然大体上说得通，但立足于"统论全方，在养血以舒筋"，则没有切中要点。盖本证乃"岁金太过，燥气流行，肝木受邪"，陈氏故曰"燥湿更胜"，谓燥邪伤阴，尤伤肝阴，而非肝血也。此病本在燥邪，病标在肝阴。如病本在肝虚，则为肝血虚而非肝阴虚矣。盖中医所谓"肝虚"，多为肝血虚也。本病燥邪不仅伤肝之阴，而且伤肝之气，如此理解，则不论症状之病因病机还是方剂的药物组成，皆可豁然开朗，一通百通。

方中木瓜、芍药伍炙甘草，酸甘化阴，直补肝阴；牛膝、杜仲、枸杞子、菟丝子平补肝肾，补肾乃"虚则补其母"，即补肝之意。且其中枸杞子本即补肝之阴，此从一贯煎的用药可知，菟丝子亦然。正如王氏所言，松节"其节多油，能祛骨节之风燥，肝属木而主筋"，实则仍然是补肝阴。更值得注意的是，本方杜仲、天麻、生姜是王旭高《西溪书屋夜话录》之"补肝气"法7味药（天麻、白术、菊花、生姜、细辛、杜仲、羊肝）中的3味药，显然另有补肝气的作用。分析至此，即可以作如下总结：本方平补肝肾，实则重在补肝；虽曰可补肝之阴血，实则重在补肝之阴；以其燥邪不仅伤阴，而且耗气，则本方尚有补肝气之功；此外，除天麻、松节外，杜仲、牛膝均有通行经络，畅达肢体关节以助运动之力，后世医家尚用天麻、杜仲、牛膝平息肝风，尤以肝肾亏于下、风阳袭扰于上者常用，如天麻钩藤饮便是。

明白了药物的功用，则不论《内经》还是陈氏所言的本方主治的症状，其病因病机皆可清楚解释。

（1）民病胁、小腹痛……胸痛引背，胁满引小腹（陈氏所谓"胁连小腹拘急疼痛"）。此皆属肝阴亏损，肝脉循行所过之处失于濡养，筋脉挛急，气机不畅所致，故曰"引"背、"引"小腹及"拘急"疼痛。

（2）目赤眦痒，耳无闻（陈氏所谓"耳聋目赤"）。此肝阴亏于下，则风火炎于上，清窍失于濡养，且更伤耳、目之阴津也。

（3）体重烦冤……背、肩、尻、阴、股、膝、髀、腨、胻、足痛（陈氏所谓"肩背连尻、阴、股、膝、髀、腨、胻皆痛"）。此肝阴亏损，全身筋脉、肢体关节皆失于濡养，不荣则痛也。而"体重烦冤"意味动作乏力，难以转侧及行走，此则不仅肝阴虚，肝气亦虚也。以"肝气"乃力量的概念，或燥邪伤气，或阴损及气，皆可导致本症。

（4）喘咳逆气（陈氏所谓"咳逆"）。此本燥金之气邪盛，肺气上逆，亦因金来克木，肝阴亏损而肝气上逆。

（5）为火所复，则暴痛，胠胁不可反侧，咳逆，甚则血逆。此虽曰"为火所复"，其实还是肝阴亏损，酿生肝热、肝火，木火刑金。

以上诸症，即使连"复气"在内，其根本皆在于燥金太过，导致肝阴亏损，并兼有肝气不足。

有鉴于此，我挖掘本方证主症于下：

（1）身痛拘急而喜按：此因肝阴亏损，全身筋脉关节皆失于濡养，且拘紧而难以伸展，以其虚，故喜按。

（2）头晕喜卧：肝阴亏损，阴液不能濡养清窍且风阳上扰，故头晕；肝气虚，动作乏力，故喜卧。

（3）左关脉无力：凡肝之气、血、阴、阳之虚者，皆见本脉，但亦有肝阴愈虚而肝脉愈弦硬者，此乃筋脉失于濡养，其脉必无柔和之象，胃气大伤也，与脉之无力者其理无异。

凡癌病见上述主症者，皆可用之。本方乃"舒达肝气"之主方，我在临床中，常伍以紫菀汤，与"宣降肺气"并用，共同启动"陀螺"的运转。

《三因》苁蓉牛膝汤

【组成与用法】　肉苁蓉（酒浸）　牛膝（酒浸）　木瓜干　白芍药　熟地黄　当归　甘草（炙）各等分

上为剉散，每服四钱，水盏半，姜三片、乌梅半个，煎七分，去滓，食前服。筋痿脚弱，锉鹿角屑同煎。

【主症】　胠胁小腹痛而喜按、喜暖；腰膝酸软、屈伸无力；脉左关细弱无力。

【阐释】　本方亦出自《三因方·卷之五·五运时气民病证治》，曰"遇六丁年，委和之纪，岁木不及，燥乃盛行，民病中清，胠胁小腹痛，肠鸣溏泄。为火所复，则反寒热，疮疡痤痱痈肿，咳而鼽"。陈无择故拟此方，曰"治肝虚为燥热所伤，胠胁并小腹痛，肠鸣溏泄，或发热，遍体疮疡，咳嗽肢满，鼻鼽"。

王旭高在《运气证治歌诀》中对本方解释曰，"此与前牛膝木瓜汤大段相同，但彼因燥盛伤肝，肝血虽虚不甚，故止化肝之液，养肝之血，便可以却燥；此以肝虚伤燥，血液大亏，故用苁蓉、熟地黄峻补肾阴，是虚则补母之法也"。

王氏此论，确实道出了两方的基本区别，即牛膝木瓜汤证"肝血虽虚不甚"，苁蓉牛膝汤证则"肝虚伤燥，血液大亏"。其缺点是，对两方用药的区别，论述尚不全面和清晰，而且对《内经》所言"民病中清"的病机及辨证要点亦未加解释，这恰恰是理解本方证的关键，也是方名一为"牛膝木瓜汤"，一为"苁蓉牛膝汤"的原因。

苁蓉牛膝汤证是在肝虚的基础上感受燥邪的，故曰"岁木不及，燥乃盛行"。肝虚者，血虚也。为燥邪所伤，则虚而更虚，血虚尤甚。此与牛膝木瓜汤证"岁金太过，燥气流行，肝木受邪"，原本肝血不虚，却被燥邪所伤，所伤者乃肝之阴液者不同。

关于两方证所出现症状的不同，原著本就说不清楚。对牛膝木瓜汤证，原著谓"民病胁、小腹痛"，而苁蓉牛膝汤证，原著亦言"肢胁小腹痛"。此外，牛膝木瓜汤证所叙其他症状众多，从"目赤眦痒"直至"背……足痛"，只是没有苁蓉牛膝汤证的"民病中清""肠鸣溏泄"。至于"为火所复"所出现的热证，其症状大体相同，无特殊意义。

可见，我们应从"中清"二字找出两方证区别的线索。"中"者，内也；"清"者，寒也，凉也。苁蓉牛膝汤所治病位在肝是毫无疑义的，而"肠鸣溏泄"乃脾阳不足，脾气不升，脾虚寒之象。肝脾之间的关系是木、土关系，脾虚寒其实来源于肝阳不足的肝虚寒，肝阳不足，生发无力，不能帮助脾气上升，故发"肠鸣溏泄"。古方四神丸即治此症。更为重要的是，在中医理论中，肝阴虚则易生肝热，如一贯煎证；肝血虚则易生肝寒，如当归四逆汤证。这就把上述两方证的病因病机及辨证要点完全区别开来了。此外，由于阴虚往往是全局性的，体现了脏腑、肢体、关节皆失于濡养，且呈拘挛之象，故"胁连小腹拘急而痛"，并"肩背连尻、阴、股、膝、髀、腨、胻皆痛"。

两方的药物组成亦体现了上述区别。关于牛膝木瓜汤所治乃肝阴虚，上文已述，特别从方名为牛膝"木瓜"汤亦可证明，以木瓜之酸乃滋养肝阴也，故治诸拘挛疼痛之症。苁蓉牛膝汤则不然。此言"苁蓉"牛膝汤，以肉苁蓉乃温补肝阳也。此外，由于肝血虚乃疾病之本，故以四物汤去川芎专门补肝之血，同样亦以木瓜、白芍、炙甘草并加乌梅酸甘化阴，生津液即所以补血液也。更为重要的是，煎服法后言"筋痿脚弱，镑鹿角屑同煎"，尤其证明本方重在补肝阳，温肝阳，以肝肾同源，补肾阳即所以补肝阳也。用鹿角者，更因鹿角入督脉，尤具阳气生发之力也。

正因苁蓉牛膝汤证为肝血虚与肝阳虚，肝血虚则失于濡养，肝阳虚则失于温煦，故肢胁小腹痛而喜按、喜温；肢体筋脉失于濡养、温煦，故腰膝酸软、屈伸无力；血虚则脉细，阳虚则脉弱，病位在肝，故脉左关细弱无力。

我在前述治癌的"转陀螺"理念中，谈到治癌要遵循"行奇恒之法，以太阴始"，即从宣降肺气开始，启动陀螺的旋转，同时，更强调要"舒达肝气"，使其与肺气相辅相成，升降相因。此"舒达肝气"的代表方剂即牛膝木瓜汤与苁蓉牛膝汤。由于牛膝木瓜汤重在补肝阴、补肝气，苁蓉牛膝汤重在补肝血、补肝阳，因此当查其肝的气血阴阳皆虚时，应将两方合用，并配伍紫菀汤，共同实现叶天士所谓"人身左升属肝，右降属肺，当两和气血，使升降得宜"的目的。

少腹逐瘀汤

【组成与用法】　小茴香七粒（炒）　干姜二分（炒）　元胡一钱　没药二钱（炒）　当归三钱　川芎二钱　官桂一钱　赤芍二钱　蒲黄三钱（生）灵脂二钱（炒）

水煎服。

【主症】脐右下外陵穴处压痛；育龄期妇女经行伴小腹凉。

【阐释】本方与血府逐瘀汤一样，均出自清代医家王清任《医林改错》，曰"此方治少腹积块疼痛，或有积块不疼痛，或疼痛而无积块，或少腹胀满，或经血见时先腰酸少腹胀，或经血一月见三、五次，接连不断，断而又来，其色或紫、或黑、或块，或崩漏，兼少腹疼痛，或粉红兼白带，皆能治之，效不可尽述"，并曰"更出奇者，此方种子如神"。

本方药物组成及方义都容易解释，关键在于方证主症的判定。王氏所言本方主治症状皆属寒瘀所致，病位则在少腹。所用药物，不外两类。一类活血化瘀，一类温经散寒。活血化瘀者，以四物汤去熟地黄，将白芍改为赤芍，并加失笑散（蒲黄、五灵脂）及延胡索、没药。诸药相伍，活血力量明显增强，故能消除瘀血引起的"积块"及其他一系列瘀血证候。温经散寒者，为小茴香、干姜、官桂。前述诸活血化瘀药，可用于全身各处的瘀血证候，没有病位的特异性，此温经散寒药，则确定此类瘀血必在"少腹"，故曰"少腹逐瘀汤"，以其除干姜外，其中小茴香、官桂则专入肝经，因而专治少腹之寒也。问题在于，泛言少腹，一般包括小腹之左、右部位，甚至有时也包括脐下部位，如《金匮》"虚劳腰痛，少腹拘急，小便不利者，八味肾气丸主之"便是。前面已经说过，同样活血化瘀，桂枝茯苓丸证主症是脐左下外陵穴处压痛，《良方》温经汤证主症则是脐右下外陵穴处压痛。那么，少腹逐瘀汤既然活血化瘀，且治在少腹，其方证应当在少腹何处有压痛呢？我多年应用本方，力图挖掘出它的主症，终于发现，它与《良方》温经汤证主症一样，都是脐右下外陵穴处压痛。区别仅仅在于，《良方》温经汤证强调"由劳伤气血，致令体虚，风冷之气客于胞络，损于冲任二脉"，故方中必用人参、甘草，合当归、芍药补气养血，此外，即用桂心、牛膝温养冲脉，显然重在益胃补虚。以其胃气已虚，故必症见饿时心中难受，有空虚感，并欲得进食，且欲进温热食物。少腹逐瘀汤证则不然，王氏所叙诸症皆无虚象，且方中亦无补气之品，因此无《良方》温经汤证"饿时心中难受"之主症。由于两方证皆属寒瘀，阳气不足，故均现"育龄期妇女经行伴小腹凉"。

正如我对桂枝茯苓丸证及《良方》温经汤证所言，凡见主症如上所述者，少腹逐瘀汤不仅仅用于王清任所提示的各种症状，而是可以用于内、妇、儿、外各科任何疾病，当然亦包括癌病。

柴胡桂枝干姜汤

【组成与用法】 柴胡半斤　桂枝三两（去皮）　干姜二两　栝楼根四两　黄芩三两　牡蛎二两（熬）　甘草二两（炙）

上七味，以水一斗二升，煮取六升，去滓，再煎取三升，温服一升，日三服。初服微烦，复服，汗出便愈。

【主症】 敲击右肢胁引右胁肋下缘与乳中线交叉点（即右腹哀穴）处痛。

【阐释】 本方出自《伤寒论·辨太阳病脉证并治（下）》，曰"伤寒五六日，已发汗而复下之，胸胁满微结，小便不利，渴而不呕，但头汗出，往来寒热，心烦者，此为未解也，柴胡桂枝干姜汤主之"。此外，在《金匮要略·疟病脉证并治》载有柴胡桂姜汤，方中药物与柴胡桂枝干姜汤完全相同，只是牡蛎用量为三两，"治疟寒多，微有热，或但寒不热，服一剂如神效"，煎服法亦相同。

对本方证症状及其病因、病机的解释，现代中医院校教材《伤寒论选读》曰，"伤寒五六日，已用过发汗及下法，病不解而出现胸胁满、往来寒热、心烦等症，知邪已传入少阳。少阳包括手足少阳两经及胆与三焦两腑，邪犯少阳，正邪相争，互有胜负，故往来寒热；胆火内郁，上扰于心，心烦；三焦决渎失职，水道不调，则小便不利；枢机不利，经气郁滞，加之水饮内停，故胸胁满微结；三焦气化失司，津不上承，加之胆火灼津，则口渴；邪在胸胁而胃气尚和，故不呕；少阳郁热为水饮所遏，不能外达而上蒸，故但头汗出"。对于方义的解释，则曰"柴胡桂枝干姜汤即小柴胡汤去半夏、人参、生姜、大枣，加桂枝、干姜、栝楼根、牡蛎而成。柴胡、黄芩合用，清解少阳郁热；因渴而不呕，故去半夏、生姜之温燥；因水饮内结，故去人参、大枣之壅滞；加栝楼根、牡蛎逐饮开结；加桂枝、干姜通阳散寒，温化水饮；甘草调和诸药。本方寒温并用，攻补兼施，既可和解枢机，又可温化水饮。初服邪正相争，故微烦。复服气机宣通，表里皆和，则周身汗出而愈"。

上述教材所论，应当说合情合理，符合仲景的原意，是说得通的。但也存在一个不可忽视的问题，即主症何在，是根据原文所述的症状应用吗？如果不是，其临床价值何在。

我一直坚定地认为，仲景的每一首方剂都是有用的，我们不会用，是我们自己的问题，是我们没有深入研究，没有真正地理解。对于柴胡桂枝干姜汤及其方证主症的研究同样如此。

《传承录》在《谈用经方如何"抓主症"（续）》文中，在"编者按"中专门谈到了我对柴胡桂枝干姜汤证主症的挖掘，文中说：

关于柴胡桂枝干姜汤证主症的挖掘就是刘师又一个贡献。《伤寒论·辨太阳病脉证并治（下）》曰："伤寒五六日，已发汗而复下之，胸胁满微结，小便不利，渴而不呕，但头汗出，往来寒热，心烦者，此为未解也，柴胡桂枝干姜汤主之。"本方由柴胡、桂枝、干姜、天花粉、黄芩、牡蛎、炙甘草组成。历来注释《伤寒论》者，多属顺文衍义，虽然对病机有所解释，但都没有落实到主症上。如按照条文中所述症状应用，则临床中具备此种症状的患者并不多见，因此本方很少被医家广泛使用。刘渡舟教授在《刘渡舟医论医话100则》书中有《结合临床论柴胡桂枝干姜汤的应用》一文，文中说："陈慎吾先生生前对我说：柴胡桂枝干姜汤治疗少阳病而又兼见'阴证机转'者，用之最恰。我问陈老什么是'阴证机转'时，陈老则顾左右而言他，没有把话讲清。"对于这件事，刘老在给刘师所在的首届中医研究生班授课时也讲过，是在问陈老什么才是柴胡桂枝干姜汤证主症时，陈老才说"少阳病有阴证机转"。其实"少阳病有阴证机转"是病机，不是主症。当再一次追问到底主症是什么时，陈老则"顾左右而言他"。刘师常对我们说，做学问要"知之为知之，不知为不知"，这种所答非所问、词不达意的回答显然是不妥当的。陈老可能不知其主症，也可能知道而不肯告诉，因为这是"秘诀"。刘渡舟教授对此长期研究体会，在上文提出，本方具"小柴胡与理中汤合方之义"，由于体现"阴证机转"，其主症应有太阴脾寒的"下利与腹胀"特点。此外就应具有"口苦、恶心欲吐"等少阳证症状，脉应沉弦而缓，舌苔白滑而润。至于"后背疼痛""小腹胀满""小便不利""两手麻木"等，则为或然症。总之，本方"能温寒通阳，解结化饮，疏利肝胆之气，善治背痛、腹痛、腹胀、胁痛、胁胀、小腹痛、小腹胀、小便不利、大便溏薄等证"。刘师认为，刘渡舟教授对本方证病机的解释是十分正确的，所列主治症状也是可能存在的，但主要缺点则在于症状罗列太多，已失去"主"症的意义。另外，本方证也不一定必然出现"下利"和"腹胀"，不符合主症必须"存在而且唯一"的定义和要求，于是使得柴胡桂枝干姜汤的应用范围或空泛，或狭窄。刘师在临床中长期思考和研究，终于发现敲击右胠胁时，如患者感到自乳中线向下与右胁肋下缘交叉点处腹部疼痛，即右腹哀穴处疼痛，则为柴胡桂枝干姜汤证主症。其此主症，应用柴胡桂枝干姜汤，不论患者是什么病，出现什么症状，均能随之而愈，百发百中。这是什么原因？原来，敲击右胠胁引右肋弓下痛是小柴胡汤证主症，由此向右下延伸，即达于右腹哀穴，而此穴乃足太阴脾经穴位，向下达于此，示病情已由半表半里的少阳进入里证的太阴。此外，具此主症患者，更多兼见脐中压痛，更证明病位已延及于脾，从而说明本症确实体现"少阳病有阴证机转"。只要见此主症，就没有必要再兼见下利与腹胀之症。事实上，下利与腹胀亦并非太阴脾寒的必见症状。

我在治疗癌病时，敲击患者右肤胁，查其是否有牵引右腹哀穴处疼痛，是必须的操作。如果有此主症，施予柴胡桂枝干姜汤都能取得良好疗效，患者的一些症状均有所好转。经过如此治疗，此主症如不复存在，则应进一步对病情深入审查，查出其他方证的主症，再予他方治疗，直至患者完全康复。

本方为何能治癌病？就因为它所治的病位在肝、脾、胆与三焦。柴胡、黄芩治在肝、胆容易理解；干姜、炙甘草则治在脾；栝楼根、牡蛎则治在三焦；桂枝与肝、脾、三焦均有密切关系。其中最耐人寻味的是栝楼根与牡蛎的应用。《伤寒论·辨阴阳易瘥后劳复病脉证并治》载有牡蛎泽泻散，曰"大病瘥后，从腰以下有水气者，牡蛎泽泻散主之"。方中有牡蛎、泽泻、蜀漆、葶苈子、商陆根、海藻、栝楼根。全方皆由化水饮、软坚散结药物组成，所治病位就在三焦。针对癌病，把三焦的水邪驱除，则附载于水邪之中的奇邪亦必荡然无存。此中机理，颇引人深思。

由此我联想到《金匮》以柴胡桂枝干姜汤治疗疟疾的机理。疟疾不离少阳，其实病位即在三焦。疟邪以三焦内的水饮为载体。三焦在阴阳之间，如阴盛阳虚，疟邪主要趋于里，即太阴，则"寒多"或"但寒不热"，少数情况下才趋于表，即阳明，故"微有热"。本方以柴胡、黄芩直入少阳，引邪外出，但重在以桂枝、干姜、炙甘草温补太阴，扶正祛邪，继则以栝楼根、牡蛎化水饮，消除疟邪的载体。其中更较《伤寒论》方加重了牡蛎用量，尤其加强行水散结之功。全方以温化水饮为主要功能，从而达到治疗阴盛阳虚疟疾的目的。在这里顺便提示，疟疾的某些机理，由于与三焦密切相关，对我们治疗癌病应有所启发。

乌梅丸

【组成与用法】乌梅三百枚　细辛六两　干姜十两　黄连十六两　当归四两　附子六两（炮，去皮）　蜀椒四两（出汗）　桂枝六两（去皮）　人参六两　黄柏六两

上十味，异捣筛，合治之，以苦酒渍乌梅一宿，去核，蒸之五斗米下，饭熟捣成泥，和药令相得，内臼中，与蜜杵二千下，丸如梧桐子大，先食饮服十丸，日三服，稍加至二十丸。禁生冷、滑物、臭食等。

【主症】左天枢穴处压痛；口苦咽干而下腹部、下肢畏冷，饮食欲冷而食后不舒；左关脉浮弦无力或细弱无力。

【阐释】本方出自《伤寒论·辨厥阴病脉证并治》，曰"伤寒，脉微而厥，至七八日肤冷，其人躁无暂安时者，此为脏厥，非蚘厥也。蚘厥者，其人当吐蚘。今病者静，而复时烦者，此为脏寒，蚘上入其膈，故烦，须臾复止，得食而呕，又烦者，蚘闻食臭出，其人常自吐蚘。蚘厥者，乌梅丸主之。又主久利"。

对于本条原文所言蚘（蛔）厥的症状及其机理，诸家均有论述，且容易理解，此不再赘言。至于乌梅丸治疗蛔厥的方义，清代医家尤在泾在《伤寒贯珠集》中认为"按古云，蛔得甘则动，得苦则安，又曰蛔闻酸则静，得辛热则止，故以乌梅之酸，连、柏之苦，姜、辛、归、附、椒、桂之辛，以安蛔温脏而止其厥逆，加人参者，以蛔动中虚，故以之安中而止吐，且以御冷热诸药之悍耳"。此亦被诸家所认可。

但有一个非常重要的问题值得注意，清代医家柯韵伯在《伤寒来苏集》中曰："此与气上撞心，心中疼热，饥而不欲食，食即吐蛔者，互文以见意也，看厥阴诸证，与本方相符，下之利不止，与又主久利句合，则乌梅丸为厥阴主方，非只为蛔厥之剂矣。"

柯氏此论，乃将乌梅丸的应用与厥阴病提纲证相联系，十分必要和正确，临床意义重大，并且可以引导出一系列被人忽视的中医理论问题。

《伤寒论·辨厥阴病脉证并治》曰，"厥阴之为病，消渴，气上撞心，心

中疼热，饥而不欲食，食则吐蛔，下之利不止"。柯韵伯谈到此吐蛔和下利的机理及治法时说："虫为风化，厥阴病则生蛔。蛔闻食臭，则上入于膈而从口出也。病发于阴，而反下之，则气无止息，而利不止矣。乌梅丸主之，可以治蛔，亦可以止利。"其实，真正理解本条文，需要认识到的问题远不止此。

首先，一定要明确：厥阴病是谁的病，它是怎样形成的。

前面已经说过，《伤寒论》的六经与《素问·热论》的六经毫无关系，《伤寒论》的厥阴病当然与《素问·热论》所谓"六日厥阴受之，厥阴脉循阴器而络于肝，故烦满而囊缩"亦毫无关系。后者是厥阴经脉的病影响到厥阴脏腑的病，且纯属实热证，而前者则为厥阴脏腑的病，确切地说，是肝脏的病，而且是虚寒证。

正如前面所说，这个问题只要用《素问·天元纪大论》所谓"阴阳之气各有多少，故曰三阴三阳也"解释则一通百通。在《伤寒论》中，把厥阴病排在太阴病和少阴病之后，《素问·至真要大论》早已说过，"帝曰：厥阴何也？岐伯曰：两阴交尽也"。厥者，尽也，"两阴"，即太阴与少阴，其尽头就是厥阴，这是我们理解厥阴病的关键所在。

按照《伤寒论》的排序，病入于阴的层面，其实是人体整体阳气大量衰减的结果，但即使如此，仍然有阳气多少的不同。据此，在阴的层面又分为太阴、少阴、厥阴。"太阴"，"太"者大也，是说在阴的层面，它的阳气最多。"少阴"，"少"者小也，是说在阴的层面，它的阳气已经很少了。而到"厥阴"，"厥"者尽也，是说在阴的层面，它的阳气最少，甚至已到阳气消亡殆尽的程度。我们的祖先早已认识到"物极必反"的道理，即事物发展到顶点，在一定条件下，就要向它的相反方面转化。正因为阳气衰减到极点，才又有可能产生新的阳气，但由于这个阳气非常弱小，故称"少阳"，这就是《素问·六节藏象论》将肝称作"阴中之少阳"的原因。在这里，肝就是厥阴，《伤寒论》中的厥阴病，就是肝的病。从中我们可以进一步体会所谓"肝者，罢极之本"的旨意。"罢极"即阴之极，阴极则阳生，所以我谓"肝乃人体气运动从阴转阳的开始之主宰"。对《伤寒论》"厥阴篇"的认识，全部立足于此。

在《伤寒论》的三阴层面，仲景始终把下利的变化作为判断阳气盛衰及其变化的依据。在太阴层面，曰"太阴之为病，腹满而吐，食不下，自利益甚，时腹自痛。若下之，必胸下结鞕"。关键在"自利益甚"四字。此并非如某些教材所言，"若失于治疗，脾虚不复，中阳虚弱日益加重，其泄利亦必日甚一日，故云'自利益甚'"。此"自利益甚"四字应与前面"腹满而吐，食不下"连贯诵读，并且在"益"字上加重语气，其意为"腹满而吐，食不下，随着自利而加重"。此乃虚实鉴别，即将太阴病与阳明病鉴别。阳明病亦有腹满而吐，食不下，但可随大便泻下即"自利"而减轻甚至消失。此太阴病腹满而吐，食不下，反而随自利的出现和加重而加重，证明此"自利"才是太阴病的典型症状，是辨证的眼目。盖腹满而吐，食不下，乃胃气不降即浊阴不降，自利为脾气不升，即清阳不升，太阴病乃脾气不升，脾气不升为本，胃气不降为标，脾气不升愈甚，必然导致胃气不降愈甚，故引发此种症状的变化。此外，更应当注意的是，太阴病的自利是不渴的，故曰"自利不渴者，属太阴"，证明是局部的脾虚寒，阳气衰减尚不太严重，尚能蒸腾津液于上，故虽因"自利"而损伤津液，但仍"不渴"。

在少阴层面，病情有了新的变化，曰"少阴病，欲吐不吐，心烦，但欲寐，五六日自利而渴者，属少阴也，虚故引水自救"。此时的辨证眼目在于"自利而渴"。盖此"自利"从太阴病发展而来，原已存在，但并不渴，现"自利"而且"渴"，则证明乃确属少阴病，即少阴虚寒证了。此少阴虚寒即肾虚寒，肾阳不足，实乃全身阳气不足，不能蒸腾津液而化气于上，于是口渴而引水自救。此属少阴与太阴下利的鉴别诊断。更应注意的是，此段原文接着说，"若小便色白者，少阴病形悉具，小便白者，以下焦虚有寒，不能制水，故令色白也"，再一次补充说明"自利而渴"的病机。少阴自利，严重者可"下利清谷"，如通脉四逆汤证便是。但更应注意的是，本证可出现"利止脉不出"，乃不仅阳亡，而且阴竭也，故加入人参治疗。至于白通加猪胆汁汤证，始则"下利，脉微""与白通汤"，继则"利不止，厥逆无脉，干呕烦"，"白通加猪胆汁汤主之"，此亦阴液大伤而欲竭，除用白通汤之葱白、干姜、生附子通阳、破阴回阳外，更加猪胆汁、人尿急速补充欲竭之阴液。由此可见，千万不要忘记，在少阴虚寒证中，实际是阳衰阴亦不足的。

病情继续发展，终于进入厥阴病层面。应当知道，少阴虚寒证乃全身之虚寒，病情已十分严重，绝大部分未经正确治疗和护理的患者死亡了。但是，确实有少数患者，"阴极则阳生"，与肝的"阴中之少阳"属性相符，而进入厥阴病层面。这种情况，可因正确的治疗和护理，亦可因自然界阳气即"天阳"的资助，从而使疾病出现转机。在这里必须明确的是，虽然疾病已进入厥阴层面，但其基本证候类型并未改变，即仍然是阳衰阴亦不足，这同样是我们研究厥阴病的立足点。

厥阴病的提纲证曰，"消渴，气上撞心，心中疼热，饥而不欲食，食则吐蛔。下之利不止"。关键是怎样理解"下之利不止"5个字。一般医家认为，"若医见上热误用苦寒攻下，则致脾阳更伤，下寒更甚，而见下利不止的变证"。应当说，这种解释并无错误，但此属顺文衍义，没有道出仲景的真正旨意。其实仲景是说，本证原来就有下利一症，如用下法，则使下利而不能止，意谓病情明显恶化。

为什么一定要强调本证原来就有下利？因为它提示厥阴病从太阴、少阴病发展而来，其阳衰阴亦不足的本质并未改变。此由"厥阴篇"的其他条文亦可参见。如"伤寒先厥，后发热而利者，必自止；见厥复利""伤寒始发热六日，厥反九日而利""伤害先厥后发热，下利必自止"，可见，厥阴本证是有下利的。

我们立足于此，即可顺利地探讨厥阴病提纲证的病机了。

病入厥阴，由于来自太阴、少阴阳衰的本质并未改变，故仍有下利。但此时又阳气来复，所谓"阴极则阳生"，厥阴肝乃"阴中之少阳"，少阳之气主生发及升发，于是阳气可缓缓升腾于上，此属正常的生理状态。但因此时仍有下利，而且阴亦不足，肝体阴而用阳，其阳气的生发及升发缺失阴液的资助，实际亦缺失了阴液的收敛和制约，则阳气陡然而升腾于上，出现一系列热象。《灵枢·经脉》曰，"肝足厥阴之脉，起于大指丛毛之际"，由此循下肢内侧上行，"抵小腹，挟胃属肝络胆，上贯膈，布胁肋"，此时肝的阳气冲逆于上，来势迅急而剧烈，故云"气上撞心"，灼伤津液及胃络，故"消渴""心中疼热"而嘈杂似"饥"，但脾胃虚寒之本未变，实则并"不欲食"，胃中仍然空虚。此时如勉强进食，一方面由于肠寒而胃热，蛔虫避寒就温，一方面"蛔闻食臭出"，上窜于胃，令胃气上逆，连蛔虫一并呕吐而出。注意：由于此时脾肾阳衰的本证并未改变，医者若误认为上述诸症属于实热而用苦寒泻下，必然导致阳气更衰，就连稍有回复的"少阳"亦荡然无存，结果从原有的不时下利而突变为"利不止"，病情危笃。

　　至于治法，当然亦应立足于阳衰阴亦不足的本质。以其三阴阳衰，补脾阳故用干姜，补肾阳故用附子，补肝阳故用蜀椒。以其阴亦不足，故用黄柏坚肾阴，乌梅补肝阴，当归补肝血。以其阳气与阴液均不足，脾胃乃气血生化之源，故用人参合以米饭、蜂蜜扶助胃气兼养胃阴。其中桂枝虽然亦有温三阴阳气之功，但在此则主要与细辛为伍，"肝欲散，急食辛以散之，用辛补之"，顺肝之性，以扶助肝气的正常生发。此外，以其毕竟上热为甚，故用黄连清上热，并寓有"实则泻其子"之意，清心火以泄其上炎之肝火。如此人体之阴、阳、气、血充实，肝气生发及升发归于常态，下寒之本与上热之标皆可随之消除，厥阴本证可愈。

　　问题在于，上述厥阴病提纲证所述症状在临床中并不常见，因此一般医家仅将乌梅丸用于蛔虫病及下利的治疗。但叶天士最善用此方，将其视为苦、辛、酸治肝主法的典型方剂，化裁后治疗多种疾病，取得良好效果。遗憾的是，叶氏医案中的主症依然不明。我在临床中对乌梅丸证详加探讨，抓住主症如下：

　　（1）左天枢穴处压痛。"人身左升属肝"，查肝病皆应查身之左侧。前面说过，"肝乃人体气运动从阴转阳的开始之主宰"，那么，在于人体，何处才是从阴转阳的节点呢？就是天枢穴，而且是左天枢穴。此处在正常生理状态下，肝气从左而升的气运动顺畅无碍，故毫无压痛之感，但在病理状态下，由于肝的气、血、阴、阳不足，肝气的生发和升发无力而在此受阻，于是出现压痛。

（2）乌梅丸证确实属于上热下寒证，而且下寒是本，上热是标。上热，则口苦咽干，下寒，则下腹部、下肢畏冷；上热，则饮食欲冷，下寒，则食后不舒。

（3）本证肝气、血、阴、阳皆不足，故反映到脉象上，必然左关脉浮弦无力或细弱无力。

以上所述症状，其中上热下寒诸症，在多种证候皆可出现，只是在乌梅丸证中更加多见与明显而已。因此，最具典型的主症主要是腹诊，其次是脉诊，具此二者，再加上述诸上热下寒之症，即可构成完整的乌梅丸证主症，据此而用于临床必效。

临床治疗癌病，发现有不少属于厥阴病寒热错杂类型者，应用"舒达肝气"方剂治疗的机会很多。其中有具乌梅丸证主症者，以乌梅丸为底方化裁，常能取得良好效果。更为重要的是，由于"肝乃人体气运动从阴转阳的开始之主宰"，我们利用此类方剂，发挥肝的职能，可以使癌病从阴转阳，迎来向愈的转机。

3. 升脾降胃

当归芍药散

【组成与用法】　当归三两　芍药一斤　茯苓四两　白术四两　泽泻半斤　芎䓖半斤（一作三两）

上六味，杵为散，取方寸匕，酒和，日三服。

【主症】脐中压痛；脐周与小腹怕凉；育龄期妇女兼见经行脐腹喜暖及经行腹泻。

【阐释】本方出自《金匮要略·妇人妊娠病脉证并治》，曰"妇人怀妊，腹中疗痛，当归芍药散主之"。在《金匮要略·妇人杂病脉证并治》中又曰，"妇人腹中诸疾痛，当归芍药散主之"。

《难经·第十六难》曰，"假令得脾脉……其内证当脐有动气，按之牢若痛……有是者脾也，无是者非也"。所谓"当脐有动气，按之牢若痛"，即医生以拇指按压患者脐中的神阙穴时，可感知指下有振动感，同时并有坚硬感，而患者则觉此处有疼痛感。当归芍药散主治病位在脾，其药物组成恰好反映《难经》所述症状的病机，故上述症状恰好为当归芍药散证主症。本书因此将其作为"升脾降胃"的第一方。

在《传承录》中，有对当归芍药散证主症的详细论述：

探讨本方应从方剂的药物组成入手。本方基本上分为两组药物，一组是当归、芍药、川芎，一组是白术、茯苓、泽泻。前者养血兼以活血，后者健脾兼以利湿。可见，本方适用于妇人妊娠，在脾虚的基础上兼见血虚、血瘀而湿阻者。因其脾虚而湿阻，其病位应居于中，对应《难经》理论，应在"当脐"，因其血瘀，故按之痛，且有动气。因其血虚并兼脾虚，患者自觉腹中"疗痛"即绵绵而痛，而非如寒疝之绞痛，亦非纯粹血瘀之刺痛。

据临床体会，本证不论男女均可出现。就妇人妊娠而言，亦与孕妇在怀妊前的体质有关。此类患者大多在平时即当脐压痛，但并不自觉。由于脾虚而血瘀、湿阻，患者每于行经时虽瘀血得下，但脾虚尤甚，故多见经行腹泻一症。湿阻亦与阳气不运、不通有关，故患者平时即觉脐腹间喜暖而畏寒，经期尤甚。

总之，运用本方并非仅限于怀妊之妇女，而是广泛用于男、妇具脾虚、血虚、湿阻、血瘀证候者。其主症即为脐中压痛。育龄期妇女，并可兼见经行脐腹喜暖畏冷及经行腹泻。均不以是否腹痛为辨证要点。换句话说，只要具有上述主症，不论男女，亦不论患者是否自觉腹痛，皆可用之。

癌病早期，即可出现食欲不振，至中晚期更常见厌食及其他脾胃升降失常症状，如见有上述主症，以当归芍药散加味治疗，常能收到良好效果。

桑杏汤

【组成与用法】　桑叶一钱　杏仁一钱五分　沙参二钱　象贝一钱　香豉一钱　栀皮一钱　梨皮一钱

水二杯，煮取一杯，顿服之，重者再作服。

【主症】剑突下按之憋闷疼痛；咽干而咳，痰少而黏；右脉寸关之间浮滑而数。

【阐释】本方出自清代医家吴鞠通《温病条辨·上焦篇·秋燥》，曰"秋感燥气，右脉数大，伤手太阴气分者，桑杏汤主之"。吴氏认为，本证"秋感燥气"，乃"本气自病之燥证，初起必在肺卫，故以桑杏汤清气分之燥也"。在所叙症状中，只言"右脉数大"，实则见此脉者，在多种肺胃热盛之疾皆可出现，并非秋燥所独具；更重要的是，就临床所见，用桑杏汤有效者，多数并非具此脉象，显然既非必然"存在"，亦非"唯一"存在，意义不大。因此，应当深入探讨，挖掘出本方证的真正主症。

首先要从秋燥病的成因谈起。

对于桑杏汤证，方书谓其乃"外感温燥证"，为与外感凉燥证鉴别，强调"乃初秋之气，邪犯肺胃，其病轻浅"，因此症见"头痛，身热不甚，微恶风寒，口渴，咽干鼻燥，干咳无痰，或痰少而黏，舌红，苔薄白而干，脉浮数而右脉大"。应当说，以上所述都是正确的。缺点是：①对病机的论述简单肤浅，缺乏与方中药物组成的对应性；②所言主治症状过多，多数为或然症，无主症可言，实则在临床上本非诸症皆见，若求皆见，必然导致错过应用桑杏汤的机会。

桑杏汤证是怎样形成的？本方证确属秋燥，而且是温燥，多发于"初秋"季节。此因长夏暑令季节刚过，自然界温热之气仍有存留。更重要的是体质因素。在某些患者，于暑热之时已感受热邪并郁伏于体内，至于初秋，又外感风燥之邪，两邪相合，即发本病。这就解释了桑杏汤药物组成的特殊性，即为什么以栀子豉汤为底方。

桑杏汤只能用于已有热邪郁伏于胸膈的温燥患者，否则即使同属温燥，亦不可用本方。正因如此，吴鞠通才在本方之后，另列桑菊饮、沙参麦冬汤、翘荷汤及清燥救肺汤等方。

明白了这个道理，桑杏汤证主症也就清楚了。①以其用栀子豉汤为底方，故必具热郁胸膈之典型症状：剑突下按之憋闷疼痛、右脉寸关之间浮滑而数；②以其温燥灼伤肺津，故咽干而咳，痰少而黏。至于方书所列的其他症状，则可见亦可不见，皆为或然症。

在这里要附带说明的是，既然桑杏汤的底方是栀子豉汤，为什么把它列入"升脾降胃"系列方中？前面已经说过，栀子豉汤证为"热郁胸膈"之证，从其主症可知，其病位其实在剑突下。此处最接近于肺，故吴鞠通谓"伤手太阴气分"，将栀子豉汤列入宣降肺气之方亦顺理成章。但此处正当胃之上口，正如《内经》所言，"上焦出于胃上口，并咽以上，贯膈而布胸中"，胃属阳明，胃上口为阳明之上，亦可曰"阳明之表"，这就是王旭高谓"栀豉汤治阳明表……此是温邪之的方"的原因。可见，言栀子豉汤治疗阳明病亦可。实则正因其方证病位在于肺胃之间，才有如上之主症。本书此后所列栀子豉汤加味方，皆治胃病，故由此方开始，诸方皆列入"升脾降胃"系列之中。

桑杏汤方中，除以栀子豉汤宣透和泄降胸膈郁热以治相关主症外，并用沙参、梨皮滋养肺胃津液，以治咽干；伍以杏仁、象贝清热化痰，肃降肺气，以治咳而痰少且黏；其中桑叶不仅在外感病中可散风清热，在内伤病中亦可清热平肝息风。因此，本方不仅可治外感之秋燥属温燥者，在杂病如见上述主症者亦可应用，当然亦包括癌病。

清代医家王孟英遵《内经》"诸气膹郁，皆属于肺"之旨，在临床中最善于宣降肺气，尤其强调此法与肝、胆、胃和三焦的关系。《王氏医案续编·卷一》在谈到治胃脘痛的方法时说："以大剂清淡之品，肃清气道，俾一身治节之令，肝胆逆升之火，胃府逗留之浊，枢机郁遏之热，水饮凝滞之痰，咸得下趋，自可向愈。"其中除阐明气道、治节即肺与肝、胆、胃的关系外，尤其谈到与枢机和水饮的关系，其实皆指三焦。有鉴于此，我们如把桑杏汤的组成与王氏理论相联系，更能体会本方的精义。

连朴饮

【组成与用法】制厚朴二钱　川连（姜汁炒）　石菖蒲　制半夏各一钱　香豉（炒）　焦栀各三钱　芦根二两

水煎温服。

【主症】剑突下压痛，右脉寸关间浮滑数、右关沉弦数；舌苔（尤其中间）黄白厚浊而黏腻；胃脘痞满。

【阐释】本方出自清代医家王孟英《随息居重订霍乱论》，曰"治湿热蕴伏而成霍乱，兼能行气涤痰"。王孟英对霍乱病有详细论述，曰"霍乱者，挥霍闷乱，成于顷刻，变动不安之谓也。若上不能纳，下不能禁之久病，但名吐利，不得谓之霍乱也"。可见，霍乱专指突然发生上吐下泻的急性热病。关于病因，曰"芒种后交三运土旺，地乃渐湿，湿热之气上腾，烈日之暑下烁，人在气交之中，受其蒸淫，邪由口鼻皮毛而入，留而不去，则成温热暑疫诸病，霍乱特其一证也"。阐明霍乱属于"温热暑疫"之病，具有传染性。至于治法，他在引用《素问·六元正纪大论》所谓"土郁之发，为呕吐霍乱"后说："诸郁之发，必从热化。土郁者，中焦湿盛，而升降之机乃窒，其发也，每因吸受暑秽，或饮食停滞，遂致清浊相干，乱成顷刻，而为上吐下泻。治法如燃照汤宣土郁而分阴阳，连朴饮祛暑秽而行食滞。"其中燃照汤由滑石、香豉、焦栀、黄芩、省头草、制厚朴、制半夏、白蔻仁组成，并强调"苔腻而厚浊者，去白蔻，加草果仁一钱"。连朴饮即本书本方。

王氏以上两方底方皆为栀子豉汤，此外，同样治霍乱的黄芩定乱汤、驾轻汤亦然。因此，王氏特别对栀子豉汤有一系列论述。他说，栀子豉汤是"治温热暑疫，转为霍乱之主剂"。并阐明"此伤寒吐剂也。然古方栀子生用，故能涌吐，今皆炒黑用之，虽不作吐，洄溪谓其涤热除烦之性故在也""余之治热霍乱，独推以为主剂，盖栀子苦寒，善泄郁热……豉经蒸腐，性极和中，凡霍乱多由湿郁化热，挟秽浊恶气，而扰攘于中宫，惟此二物，最为对证良药"。王氏所述，与连朴饮证的病因、病机及主症密切相关。

王氏指出，霍乱病"其发也，每因吸受暑秽，或饮食停滞，遂致清浊相干，乱成顷刻，而为上吐下泻"，其诸方皆以栀子豉汤为底方，恰因"凡霍乱多由湿郁化热，挟秽浊恶气，而扰攘于中宫，惟此二物，最为对证良药"。"中宫"即脾胃，在这里尤其指胃。胃之上口即栀子豉汤证的病位。外感湿热暑疫之邪从口鼻皮毛而入，直走中道，故曰"湿郁化热，挟秽浊恶气，而扰攘于中宫"。其中胃之上口首当其冲，必须首先用栀子豉汤宣泄此处郁结的湿热秽浊之邪。而且确实有栀子豉汤证的主症在，即剑突下压痛，右脉寸关间浮滑而数，有的放矢。特别应当注意的是，连朴饮中除芦根用量最大外，其次就是焦栀与香豉，亦证明本方证的主症必然以栀子豉汤证的主症为基础，这就是我把栀子豉汤证主症列在连朴饮证主症最前面的原因。

由于"湿郁化热，挟秽浊恶气"而"扰攘于中宫"，中宫不仅包括胃之上口，亦包括胃之中、下脘，但毕竟以上、中脘为主，故对其邪结聚，清浊混淆于上脘之下者亦应给予相应治疗，故本方特别名曰"连朴饮"。据临床所见，患者应有胃脘痞满之证，此多与患者在发病前曾吃黏腻食物，以致胃腑气滞而不消化有关。王氏尤其注意于此，故反复强调"饮食停滞"是导致霍乱病的重要原因之一，因此才用"兼能行气涤痰"的连朴饮"祛暑秽而行食滞"。方中用黄连，其性已较焦栀更为苦寒沉降，作用部位也从上脘下达于中脘，不仅清解此处的湿热之邪，而且配伍半夏，则苦降伍以辛开，成半个半夏泻心汤，升清降浊，解除此处的痞满。此外，即用厚朴行气导滞以降下，石菖蒲芳香化浊以宣上，共同行使消化食滞秽浊的功能。重用芦根利小便，清热利湿，加强焦栀功能，使湿热之邪从三焦水道排出体外。以上诸药并用，已能全面消除胃脘之湿热秽浊与食滞，故体现此证的右关脉沉弦数亦可转为正常的沉缓之象。本证不仅湿热郁伏，而且秽浊食滞尤甚，位在中宫，故表现在舌苔方面不仅苔黄白而腻，更重要的是在舌中尤其厚浊而黏，此不仅有食滞而且化生痰浊。连朴饮全方并可清化痰浊，则此苔可除，此病可愈，此亦王氏称本方能"行气涤痰"的原因。

如今流行于清末的真性霍乱已不复存在，但如同此病的症状在其他杂病中仍时有出现，尤其在癌病中更为多见，因此本方很常用。患者或无吐、泻之症，但查其确具此脉、此舌、此症，用之必有良效，而且非其他方剂所能替代。

黄连汤

【**组成与用法**】黄连三两　甘草三两（炙）　干姜三两　桂枝三两（去皮）　人参二两　半夏半升（洗）　大枣十二枚（擘）

上七味，以水一斗，煮取六升，去滓，温服，昼三夜二。

【**主症**】剑突下压痛；口苦心烦；饮食欲吃凉，但吃凉后胃不舒服。

【**阐释**】本方出自《伤寒论·辨太阳病脉证并治（下）》，曰"伤寒胸中有热，胃中有邪气，腹中痛，欲呕吐者，黄连汤主之"。

本条原文，只要从字面解释就可以使人正确理解，遗憾的是，却被一些注家搞糊涂了，结果也就再不知主症何在。

关键就在于对"胸中""胃中""腹中"的认识。其实，对这三个概念，任何中医人都理解，但在一些注家却变得不知所云。

早在 1959 年，《伤寒论译释》（南京中医学院伤寒教研组编著，1959 年 4 月上海科学技术出版社第 1 版第 1 次印刷）就说："本条的所谓胸中，实质上是指胃，胃中实质上是指肠，邪气是指寒邪而言，胃中有热，所以欲呕，肠中有寒，所以腹中痛"。直至今日，中医院校规划教材还是这种观点。《方剂学》说："本方证为上热下寒，胃热则欲呕，肠寒则腹痛。"《伤寒论选读》（以上两书均由中国中医药出版社 2016 年第 4 版，并分别于 2019 年 6 月第 6 次和 2019 年 11 月第 5 次印刷）说："本条乃表邪入里而致上热下寒证。'胸中'与'胃中'指上下部位而言，邪热偏于上，包括胃脘、上至胸膈，故称'胸中有热'。'胃中有邪气'，指腹中有寒邪，部位偏于下。胸胃有热而气逆，故欲呕吐；腹中寒凝气滞，故腹中痛。"仔细体会，后者认为"胃中"，就是"腹中"，也就是"肠中"，可见，以上三者的认识是一致的。

奇怪的是，它们的这些说法有根据吗？特别是从《伤寒论》原著能找出根据吗？如果找不出来，为什么要这样说？

我查阅《伤寒论》的全部内容，发现仲景所说的"胸中"就是"胸"，没有任何条文指"胃"；"胃中"，除在"阳明篇"有"有燥屎在胃中""胃中必有燥屎五六枚也"的说法，其余所言"胃中"就是指"胃"，只是由于"阳明之为病，胃家实是也"，才有上述以胃代肠之谓。至于"腹中"更无任何疑义，此"腹中"就是胸膈以下的全部腹部，所以才有"阳明篇"所谓"阳明中风……腹都满"。

其实，历代医家均一致认为，"胸中"就是"胸"，"胃中"就是"胃"，"腹中"就是指全部腹部，而绝非只指肠。

如宋代医家成无己在《注解伤寒论》中说："此伤寒邪气传里，而为下寒上热也。胃中有邪气，使阴阳不交，阴不得升，而独治于下，为下寒，腹中痛；阳不得降，而独治于上，为胸中热，欲呕吐。与黄连汤，升降阴阳之气。"

清代医家吴谦等在《医宗金鉴》中说："伤寒未解，欲呕吐者，胸中有热邪上逆也；腹中痛者，胃中有寒邪内攻也。此热邪在胸，寒邪在胃……伤寒邪气入里，因人之脏气素有之寒热而化，此则随胃中有寒、胸中有热而化。"

清代医家尤在泾在《伤寒贯珠集》中说："此上中下三焦俱病，而其端实在胃中。邪气即寒淫之气，胃中者，冲气所居，以为上下升降之用也。胃受邪而失其和，则失降之机息，而上下之道塞矣。成氏所谓阴不得升而独治其下，为下寒，腹中痛，阳不得降而独治于上，为胸中热，欲呕吐是也。"

再看现代著名医家的观点。

刘渡舟先生在《刘渡舟伤寒论讲稿》中说，"'胸中有热'是上热；'胃中有邪气'是胃里、中焦有邪气。什么邪气？这里指寒邪之气""胃里有寒，所以肚子就疼痛；胸中有热，就是'欲呕吐者'"，并且着重说明与痞证的不同，"不是塞于胸之下、腹之上的半上半下那个地方，它分开了，热就是在上边，寒就在腹中、下边……热只在上，而寒只在下，未构成一个交通痞塞的病机，就不作痞"。

胡希恕先生在《胡希恕伤寒论讲座》中说，"'胸中有热'，就有热邪了，而'胃中有邪气'，这个邪气指的水饮，热邪与水气相互激动，所以他'腹中痛'，就是里头这个水饮为热所激动，他腹中痛，而且'欲呕吐'"，并且特别提到黄连是治疗"胸中有热"的，"黄连治胸中烦热呀……这个方以黄连为主，特别提出'胸中有热'，咱们黄连上清丸呀，清上边的热，这个热往上边涌，所以颜面潮红呀，胸中必特别烦热"。

以上二位医家除了对"胃中有邪气"的"邪气"，一位认为是寒邪，一位认为是水饮有所不同外，对"胸中"就是"胸"，"胃中"就是"胃"，"腹中"则指胸以下的全部腹部的认识完全一致。

为什么现代教材的作者与古今医家的认识不同？我仔细思考，认为问题可能出在"欲呕吐"上。教材作者认为，只要是"呕吐"或"欲呕吐"，其病位都应在胃。其实这还是西医思维，是实体解剖思维。《素问·咳论》曰："五脏六腑皆令人咳，非独肺也。"同样，也可以这样说："五脏六腑皆令人呕吐，非独胃也。"请看《伤寒论·辨太阳病脉证并治（上）》，"太阳病，或已发热，或未发热，必恶寒，体痛，呕逆，脉阴阳俱紧者，名为伤寒""太阳中风，阳浮而阴弱，阳浮者，热自发，阴弱者，汗自出。啬啬恶寒，淅淅恶风，翕翕发热，鼻鸣干呕者，桂枝汤主之"。不论太阳伤寒还是太阳中风，其病位皆在皮表，但均导致"呕逆""干呕"。其实，这个道理很简单，只要用中医思维，则一通百通。《素问·六微旨大论》认为，升降出入"四者之有，而贵常守，反常则灾害至矣"。意思是说，阴阳升降出入，四者应恋守勿失，互为因果，其中只要有一方面失常，必然导致其他三方面随之失常。上述太阳病，在外皮表的营卫出入之机失常，则引起在内脾胃之气升降之机失常，于是胃气不降反而上逆，故发"呕逆""干呕"。在叶天士《临证指南医案·卷四·呕吐》中，"曹四五，劳倦嗔怒，呕吐身热，得汗热解，而气急，不寐不饥，仍是气分未清，先以上焦主治，以肺主一身气化也"，处方为"杏仁、郁金、山栀、香豉、橘红、瓜蒌皮"。可见，此从肺论治，呕吐可愈。《内经》"治病必求于本"，此之谓也。

反观黄连汤证"欲呕吐"之理，正如成无己所言，"阳不得降，而独治于上，为胸中热，欲呕吐"。盖胸中乃心肺所居，胸中有热，心肺之气不降，则胃气亦必不降，不降而反上逆，即欲发呕吐。可见，"胸中有热"是本，"欲呕吐"是标。

教材作者则不然。他们认为"欲呕吐"的原发病位就是在胃，因此，顺理成章地把"胸中有热"认为是胃热。既然如此，上热为胃热，那么下寒当然就不能在胃，而是在肠了。在肠的腹中痛，就绝对不包括胃，不在胃之上、中、下脘，而只能是在其下面的腹部。如此这般，由病因、病机的曲解，进一步导致对症状认识的错误。从中我们可以体会到，西医思维对我们学习中医的危害有多大。

问题并没有到此为止。把黄连汤证说成是胃热肠寒，使我们无从探讨其主症何在。既然是胃热肠寒，那么在胃以上直至胸部必然无病，这就彻底抹杀了此处可能出现的症状。我在临床应用黄连汤时发现，凡用之有效者，皆在剑突下有压痛。此道理何在？就在于"胃中有邪气"。胸是胸，胃是胃，胸在上，胃在下。胸中阳气不降的原因恰因"胃中有邪气"。此邪气阻碍胸中阳气下降，其病位必然在胃之上口，即剑突下部位。此处有邪气，气机不畅，故按之痛。至于是什么邪气，刘渡舟先生认为是寒邪，胡希恕先生认为是水饮，其实二者并无矛盾，皆由此处阳气不足所致。此处阳虚而寒凝或水停，导致胸部的阳不得降，腹部的阴不得升，于是变生黄连汤证的各种症状。明白了这个道理，怎样解决它也就易如反掌了。以其胃之上口即剑突下寒凝水停而阳气不通，故用桂枝伍以炙甘草，成桂枝甘草汤，温壮心阳而解寒凝水停，观《伤寒论》云"发汗过多，其人叉手自冒心，心下悸，欲得按者，桂枝甘草汤主之"可知。此自冒之"心"处，以及"心下"悸处，皆在剑突下部位。解决了此处阳虚寒凝水停的阻隔，然后以黄连苦寒使胸中阳气顺利下降，则"胸中有热"及"欲呕吐"可除；以干姜、半夏、人参、大枣辛甘温消除胃之邪气，如寒邪、水饮之类，则腹中阴气顺利上升，"腹中痛"

亦除。

在这里最应当注意的是，由于是阳虚寒凝水停于剑突下，胸中之热与胃中之寒相互隔离，并非如痞证者寒热交结在一起，就必然除剑突下压痛之外，还应出现其他相应症状。至于是否出现"腹中痛"和"欲呕吐"，则并不一定，因为此二症并非主症。如果一定要见到此二症才用黄连汤，必然限制了它的应用范围，而且也没有确定性。凡中医人都知道，"腹中痛"与"欲呕吐"可见于多种证候类型的疾病，本非黄连汤证所独具，不是"存在而且唯一"，没有主症的价值。据我临床体会，由于"胸中有热"，患者必有口苦心烦，而且饮食欲吃凉；但由于"胃中有邪气"，即寒气或寒饮，吃凉后又觉胃不舒服，从而构成我在前面所列出的三大主症。只要见此主症，不论任何疾病或伴有其他任何症状，均可予黄连汤治疗，效果良好。在三大主症当中，又以剑突下压痛最为重要，从而区别于其他的上热下寒证。

正如《医宗金鉴》所言，"伤寒邪气入里，因人之脏气素有的寒热而化，此则随胃中有寒，胸中有热而化"，这是该书始终强调的中医学"从化"理论。癌病亦然，奇邪溢出到后天，亦必因人之脏气素有的寒热而化，如恰好患者胃中有寒，胸中有热，即可变生黄连汤证，以本方治疗必效。

四合汤

【组成与用法】高良姜6～10g　制香附6～10g　百合30g　乌药9～12g　丹参30g　檀香6～9g（后下）　砂仁3～5g　五灵脂9～12g　蒲黄6～10g（布包）

水煎服。

【主症】剑突下压痛甚；胃脘久痛而喜暖；脉寸关尤以右寸关沉涩。

【阐释】本方出自现代医家焦树德《方剂心得十讲》，曰"温中和胃，活瘀散滞，理气养血"，主治"同三合汤证，但又兼有胃脘刺痛，痛处固定，唇舌色暗或有瘀斑，或夜间痛重，脉象沉而带弦，证属中焦寒凝气滞兼有瘀血者"。

焦氏所言"三合汤"，即由"高良姜6～10g、制香附6～10g、百合30g、乌药9～12g、丹参30g、檀香6～9g（后下）、砂仁3～5g"组成。谓其功能"温中和胃，散郁化滞，调气养血"，主治"长期难愈的胃脘痛，或曾服用其他治胃痛药无效者。舌苔白或薄白，脉象弦或沉细弦，或细滑略弦。胃脘喜暖，痛处喜按，但又不能重按。大便或干或溏。虚实寒热症状夹杂并见者。可包括西医学各种慢性胃炎（浅表性、萎缩性、肥厚性），胃及十二指肠球部溃疡，胃粘膜脱垂，胃神经官能症以及胃癌等所致的胃痛"。

四合汤方中之高良姜、香附，为"良附丸"，出自清代医家谢元庆《良方集腋·气痹门》，曰"治心口一点痛，乃胃脘有滞或有虫，多因恼怒及受寒而起，遂致终身不瘥。俗云心头痛者非也"，方由"高良姜酒洗七次，焙，研，香附子醋洗七次，焙，研，各等分。上两味须要各焙、各研、各贮，用时以米饮汤加入生姜汁一匙，盐一撮，为丸，服之立止"；百合、乌药，为"百合汤"，出自清代医家陈修园《时方歌括卷下》，曰"治心口痛，服诸热药不效者，亦属气痛……此方余从海坛得来，用之多验"，方由"百合一两，乌药三钱，水二杯，煎七分服"，并歌曰"久痛原来郁气凝，若投辛热痛频增，重需百合轻清品，乌药同煎亦准绳"；丹参、檀香、砂仁，为"丹参饮"，亦出自陈氏此书，曰"治心痛、胃脘诸痛多效"，方由"丹参一两，檀香、砂仁各一钱，水一杯半，煎七分服"，并歌曰"心腹诸痛有妙方，丹参为主义当详，檀砂佐使皆遵法，入咽咸知效验彰"；五灵脂、蒲黄，为"失笑散"，出自《局方·卷之九》，曰"治产后心腹痛欲死，百药不效，服此顿愈"，方由"蒲黄（炒香）、五灵脂（酒研，淘去砂土）各等分，为末，先用酽醋调二钱熬成膏，入水一盏，煎七分，食前热服"。

焦氏所言三合汤和四合汤，将良附丸、百合汤、丹参饮、失笑散合并使用，确实治疗"长期难愈的胃脘痛"，极大地提高了疗效，是方剂合用的典范，值得学习。但在其所述主治症状中，许多并非必见，而且亦并非只有使用三合场或四合汤才能治疗，无主症可言，非"存在而且唯一"，结果反而限制了上述方剂的正确和准确地使用。

我在临床中体会到，只有把上述方剂所主证候的主症挖掘出来，才能用得准、用得好，这就要从方剂药物组成的分析入手。

首先要明确上述方剂的主治病位分别在何处。

百合汤重用百合，色白入肺，养阴益气；丹参饮重用丹参，色赤入心，化瘀清热；良附丸中高良姜与香附等分，皆入于胃，温中理气散寒；只有失笑散，《局方》本用其治妇女产后心腹痛，后已被广泛用于全身各处属瘀血证候者。可见，能体现四合汤证病位者只有百合汤、丹参饮、良附丸。人体以膈为界，胸居上，胃居下，而从气运动言，心居胸之左，肺居胸之右。如此心、肺、胃的关系恰好处于三通状态，其中心部位恰当胃之上口，由此处与心、肺、胃分别呈辐射状相连。此处即三合汤证或四合汤证主症之所在。盖肺阴不足，则肺气不降；心血瘀阻，则心气不降；又因胃寒气滞，更阻心肺之气不降。气血与寒邪相互壅滞于此，不通则痛，故其主症并非胃脘皆痛，而是胃脘或痛，或不痛，但必以剑突下痛且按之其痛尤甚为主症。至于加入失笑散，无非加强活血化瘀之力而已，此时患者整个胃脘部皆疼痛拒按，但即使如此，仍以剑突下压痛最甚，此是四合汤证的最主要辨证要点。

上述两方，确实治久胃痛，且用其他方剂治疗亦确实效果不佳，确为不可替代之佳方。方中重用百合与丹参，其性本偏于寒凉，但与诸乌药、檀香、砂仁、高良姜、香附为伍，全方则寒、温平均，或更偏于温性。因此，应兼见另一主症，即胃脘久痛而喜暖。至于焦氏所言舌象及脉象，则未必皆见，但四合汤证瘀血尤甚，且病位在心、肺、胃，并与肝之气血瘀滞有关，病程可达数年之久，脉象亦必体现其久瘀血，因此两寸关脉尤以右寸关脉沉取涩象明显，此屡试不爽者。

癌病，尤其是胃癌，具三合汤证、四合汤证主症者极多，可据此而用二方治疗。据临床体会，此二方尚不能根治癌病，只是在止痛方面有一定效果。而且方中活血化瘀药偏多，久用有损正气，临床应尽量减小用量。方中寒热药物比例应根据具体病情加以调整，尽量避免过凉、过热。癌病患者此时病程已久，必然气血阴阳大虚，应相应予以补气、养血、滋阴、温阳，不可单用此二方。另有患者热象明显者，胃脘部有灼热感，并伴口苦、心烦，可配伍金铃子散（川楝子、延胡索）。

小陷胸汤

【组成与用法】黄连一两　半夏半升（洗）　栝楼实大者一枚

上三味，以水六升，先煮栝楼，取三升，去滓，内诸药，煮取二升，去滓，分温三服。

【主症】剑突下至中脘压痛；右关脉浮滑数；苔中黄腻。

【阐释】本方出自《伤寒论·辨太阳病脉证并治（下）》，曰"小结胸病，正在心下，按之则痛，脉浮滑者，小陷胸汤主之"。

本条原文看似简单，仔细研究，则十分复杂。首先要从"结胸""陷胸"的含义讲起。

先说"结胸"。在《伤寒论》中，"结胸"是病名，它是与"痞"病并列而谈的。在上述章节中，曰"病发于阳，而反下之，热入因作结胸；病发于阴，而反下之，因作痞也。所以成结胸者，以下之太早故也"。对于结胸病的治疗，有大陷胸丸，方以大黄、葶苈子、芒硝、杏仁为丸，与甘遂末、白蜜共煮之汤剂同服，治疗"结胸者，项亦强，如柔痉状"，谓"下之则和"；又有大陷胸汤，方由大黄、芒硝、甘遂末组成，治疗"伤寒六七日，结胸热实，脉沉而紧，心下痛，按之石硬者""但结胸，无大热者，此为水结在胸胁也，但头微汗出者""太阳病，重发汗而复下之，不大便五六日，舌上燥而渴，日晡所小有潮热，从心下至少腹硬满而痛不可近者"。这里只谈结胸病的小陷胸汤方证。

还是要回到前面所说的"结胸"与"痞"的关系上来，这是《伤寒论》学习的难点。

本章节说："病发于阳，而反下之，热入因作结胸；病发于阴，而反下之，因作痞也。"这段话又回到了整个《伤寒论》的基本点，即主宰一切疾病的始发规律，一个是"发于阳"，一个是"发于阴"。前述《伤寒论译释》

说，"阴阳是两种不同属性相对的机动代名词""阴阳二字，当随地异义，这里阳指有形，阴指无形"。在中医理论中，从来没有"阳指有形，阴指无形"的说法，倒是在《素问·阴阳应象大论》明确指出"阳化气，阴成形"，此与本论"天地者，万物之上下也"与《素问·六节藏象论》"天为阳，地为阴"的理论一脉相承，均说明"阴阳"这个概念绝不是什么"机动代名词"，可以随心所欲地机动指代，而是有其严肃的确定性，即指空间。前面"三阴三阳与六经"一节已经说过，《伤寒论·辨太阳病脉证并治（上）》曰，"病有发热恶寒者，发于阳也；无热恶寒者，发于阴也"，发热恶寒者，即为太阳中风；无热恶寒者，即为太阳伤寒。盖"善诊者，察色按脉，先别阴阳"，且"审其阴阳，以别柔刚，阳病治阴，阴病治阳"，太阳中风属阴中之阳病，因此为"阴病治阳"之"发于阳"者，太阳伤寒，属阳中之阴病，因此为"阳病治阴"之"发于阴"者。这难道不是具有确定性的空间概念吗？对此，古代医家早已有正确的认识。

喻嘉言《尚论篇》曰："风为阳，卫亦阳，故病起于阳；寒为阴，营亦阴，故病起于阴。"

《医宗金鉴》曰："病谓中风、伤寒也。有初病即发热而恶寒者，是谓中风之病，发于卫阳者也；有初病不发热而恶寒者，是谓伤寒之病，发于荣阴者也。"

舒驰远《新增伤寒集注》曰："病发于阳，为风伤卫，误下则结鞭于胸上，以阳位高在上也。病发于阴，为寒伤营，误下则痞塞于心下，以阴位卑在下也。"

可见，以上医家所言的"营卫""阴阳"完全是空间的概念、位置的概念，是符合中医学基本理论的。尤其舒氏之论，把结胸与痞病的形成机理及证候特点分辨得一清二楚。

舒氏所谓结胸病"结鞭于胸上"，以大陷胸丸证最为典型。此外，大陷胸汤证"水结在胸胁""从心下至少腹硬满而痛不可近"，则说明本证乃热与水结于三焦，人体躯干胸、胁、腹的上、中、下膝理部位皆可殃及。

行文至此，即可知"结胸"之"结"字，即"凝结"之义，"胸"字有偏上、偏外之义，实指遍布于人体胸、胁、腹部偏于体表的腠理部位。腠理属三焦水道，病位于此，乃热与水结，阻滞三焦气机，病偏于皮表，故不仅强调其自觉"硬满而痛"，而且更强调其"不可近"，即不可有外力稍加触碰，否则必然疼痛更甚。至于"小结胸病"则不然。"小结胸病，正在心下，按之则痛"，言此病病位只在"心下"，显然较大陷胸汤、丸之证病位偏下，而且局限。据临床所见，适用于小陷胸汤治疗的小结胸病，患者从剑突下至中脘一般并无异常感觉，但如医生按其此处，则感觉疼痛，不按则不痛，故曰"正在心下，按之则痛"。这是什么原因？这只能从小陷胸汤的药物组成来理解，即热与痰结。其所结的病位局限，在心下部位更偏于内之处，病位不在三焦腠理，而在胃腑。以其为痰邪作祟，其性不若水邪之弥漫，这也是导致压痛局限的原因。

　　问题在于，为什么小陷胸汤治疗的疾病是"正在心下，按之则痛"，与"胸"并无关系，却称"小结胸病"？历代医家对此均无满意解释。我认为，一是与"胸痹"一病有关，二是与大陷胸汤、丸有关。《金匮》治疗的"胸痹"病，其主要症状就是胸痛，故曰"胸痹而痛"，其中有瓜蒌薤白半夏汤，治"胸痹不得卧，心痛彻背"，方由瓜蒌、薤白、半夏、白酒组成。其中主要药物即瓜蒌、半夏，只是因为证属寒痰凝结，故用薤白、白酒温散寒邪，但均具有下气作用。而小陷胸汤主要药物亦为瓜蒌、半夏，只是因为证属痰热相结，故伍以黄连，仍然是苦泄降下。如此看来，胸痹与小结胸病应有一定内在联系，胸痹病位在心与肺，小结胸病位在胃，从中可以看出小结胸病可以是胸痹的一种类型，或者是胸痹的进一步发展。据临床所见，胸痹病也确实有"正在心下，按之则痛"者，只是证候类型改变而已。"痹"者，闭也，结也，因此，为显示二者的内在联系性，将胸痛称为"胸痹"，将心下痛称为"小结胸"，也就顺理成章了。至于为什么病在三焦腠理，称"结胸"病，用大陷胸汤、丸治疗，而小陷胸汤所治病位在胃腑，也称小"结胸"病？不是说"胸"字在结胸病中指三焦腠理吗？其实，仔细思考，其中应有示人详加鉴别诊断之意，盖虽然都有疼痛症状，但因疼痛特点不同，随之体现病因、病位不同，故知此"结胸"非彼"结胸"也。

以上对于结胸病的"结"字已经解释清楚了，下面谈大小陷胸汤之"陷"字。

对此，叶天士老师王子接先生有精辟的阐释。王氏在《绛雪园古方选注》中说，"大陷胸丸，从高陷下，三焦并攻""大陷胸汤，陷胸膈间及肠胃有形之垢，并解邪从心下至少腹硬满而痛不可近，邪不在一经矣""小陷胸汤止陷脉络之邪，从无形之气而散……胸中亦如陷阵，故名陷胸，仅陷中焦脉络之邪，不及下焦，故名'小'"。

在古汉语中，"陷"字有多种含义。与陷胸汤之"陷"字有关的，可有以下几种：①攻破、攻克。如《旧唐书·黄巢传》，"逼潼关，陷华州"；②嵌入。如《梦溪笔谈·辩证一》，"乃以生铁陷其间"；③穿透。如《韩非子·缪称》，"吾楯之坚，物莫能陷也"；④下沉。如《左传·成公十年》，"如厕，陷而卒"。既然如此，我们可对陷胸汤之"陷"字作如下理解：胸位在人体躯干之最高处，陷胸汤药物其力可从胸部（最高可影响胸上之项部）下沉至胃，至腹，实即从三焦之上焦向下达于中焦、下焦。其药物可以嵌入其间，穿透其水邪、痰邪与热邪的凝结，攻破之、攻克之，从而散其结，使诸邪从上及下排出体外。如此理解，对于我们深刻认识药物组成与所主证候的关系意义重大。

小陷胸汤由瓜蒌（栝楼）、黄连、半夏组成，治疗"小结胸病"。正如王子接所言，小陷胸汤"仅陷中焦脉络之邪，不及下焦，故名'小'"。其中黄连苦寒降胃，半夏辛温升脾，辛开苦降，恰好治在中焦，解散中焦寒热之气的纠结。最为重要的是瓜蒌。本品滑利，性善下行。在胸部治胸痹，有瓜蒌薤白汤诸方剂，即荡涤浊痰使其下行。至心下（即剑突下至中脘）又可荡涤浊痰下行，与黄连、半夏协同，完全体现攻破、散结的"陷"字特点。此外，王子接并言"瓜蒌生于蔓草，故能入络，半夏成于坤月，故亦通阴。二者性皆滑利，内通结气，使黄连直通少阴，陷脉络之热。攻虽不峻，胸中亦如陷阵，故名陷胸"。

需要注意的是，本方选用瓜蒌实之大者一枚，并且要先煮，去滓后取汁，纳诸药再煮，更突显瓜蒌在本方的重要性。可以肯定，无瓜蒌则不成其为小陷胸汤。①瓜蒌清热涤痰，滑利下行，散结行气，从而清除"热入"之邪的载体；②瓜蒌乃生于藤蔓之物，具有活血通络的功能，从而解除胸痹之胸背痛与小结胸病之"正在心下，按之则痛"。对此，刘渡舟先生也说，"瓜蒌不是单纯的祛痰、泻下、润下，同时还有活血的作用"。前述王子接所言瓜蒌"能入络"，陈修园并云瓜蒌治"脉络凝邪"，也是这个意思。

至此，我们就可以进一步研究小陷胸汤证的主症了。首先，小结胸病是痰热之邪凝结于心下，故曰"小结胸病，正在心下"。《伤寒论》每言"心下"，皆指剑突下当心口窝处，实则可向下达于中脘处。由于本病乃痰热相结，而不是水热互结，病位在胃腑而不是在三焦腠理，因此其疼痛并不在肌腠之皮表，不似大陷胸汤证皮腠疼痛且不可稍加触碰。此则病位偏于里，患者不仅不觉疼痛，而且轻加触碰并不觉痛，必稍加重按，相当于中等程度的用力，才觉疼痛，故曰"按之则痛"。因此，本方证的第一个主症即为"剑突下至中脘压痛"；第二，胃腑相应的脉象在右关，剑突下至中脘相应于胃腑之上、中部位，且其热由胸部而陷入，病位仍然偏上，故右关脉浮，以其痰邪与热邪相结，故脉滑而数。因此本方证的第二个主症即为"右关脉浮滑而数"；第三，必须见苔中黄腻。小陷胸汤不仅重用瓜蒌，而且同时用黄连、半夏二味，不仅苦寒清热燥湿，而且辛温行气化湿，但毕竟重在苦泄，以清热泄降为主，如此才显现"陷胸"之义。与此相对应，其舌苔必然黄腻，而且在舌中部最为明显。更为重要的是，此黄苔并不是浮于表面，而是紧贴舌质的"有地之黄"。对此，叶天士有明确论述。叶氏在《温热论》中说，"三焦不从外解，必致里结。里结于何？在阳明胃与肠也，亦须用下法""再人之体，脘在腹上，其地位处于中，按之痛，或自痛，或痞胀，当用苦泄，以其入腹近也，必验之于舌，或黄或浊，可与小陷胸汤或泻心汤，随症治之""前云舌黄或浊，须要有地之黄，若光滑者，乃无形湿热，中有虚象，大忌前法"。小陷胸汤证乃有形之痰热相结于胃之上、中脘，而非无形之湿热，因此其舌苔必呈黄腻而中厚，且紧贴舌面，故云"有地之黄"，如此才能重用黄连苦寒泄降，即"苦泄"之品。由于本方重用瓜蒌与黄连相伍，其泄降之力尤显，服后正如刘渡舟先生所言，"大便泻下一些黄色的黏涎、黏液，病就好了"。

临床治疗癌病，见具有痰热证候者极多，均可以小陷胸汤为基础方治疗。尤其是对于癌瘤部位在胃及其上部，如头颈部、胸胁部、背部、上肢者，查其具有小陷胸汤证主症，不论何种癌病，以小陷胸汤治疗均有良效。以其能清除奇邪之载体，由大便排出体外，从而解除气机升降在中焦的阻截，"天气下为雨"，癌病可愈。

半夏泻心汤

【组成与用法】半夏半升（洗）　黄芩　干姜　人参　甘草（炙）各三两　黄连一两　大枣十二枚（擘）

上七味，以水一斗，煮取六升，去滓，再煎，取三升，温服一升，日三服。

【主症】以中等力度按压中脘穴处，患者有疼痛感；胃脘部有堵感；脉右关中取有弦象。

【阐释】本方出自《伤寒论·辨太阳病脉证并治（下）》，曰"伤寒五六日，呕而发热者，柴胡汤证具，而以他药下之，柴胡证仍在者，复与柴胡汤。此虽已下之，不为逆，必蒸蒸而振，却发热汗出而解。若心下满而硬痛者，此为结胸也，大陷胸汤主之；但满而不痛者，此为痞，柴胡不中与之，宜半夏泻心汤"。此条文中关于柴胡汤方证将于下面"畅利三焦"一节详细论述，此处只谈半夏泻心汤方证。此外，《金匮要略·呕吐哕下利病脉证治》曰，"呕而肠鸣，心下痞者，半夏泻心汤主之"。现将两条文一并论述。

研究半夏泻心汤方证，归根结底是研究本方所治疗的"痞"病，研究痞的成因、痞的病位、痞的症状、痞的治法。

先谈痞的成因和病位。前面已经说过，"病发于阳，而反下之，热入因作结胸；病发于阴，而反下之，因作痞也"。阴阳是空间的概念、位置的概念，正如刘渡舟先生所言，"阴阳的概念是很朴素的，不是那么太细的"。对此，柯韵伯说得很清楚，"误下后有二证者，少阳为半表半里之经，不全发阳，不全发阴，故误下之变，亦因偏于半表者，成结胸，偏于半里者，心下痞耳"。少阳在全身的阴阳之间，在阳明与太阴之间。误下，偏于半表，病偏于阳明，则成结胸；偏于半里，病偏于太阴，则为痞。此与前述《医宗金鉴》所谓"病谓中风、伤寒也。有初病即发热而恶寒者，是谓中风之病，发于卫阳者也；有初病不发热而恶寒者，是谓伤寒之病，发于营阴也"，其道理完全一致。正如张景岳所说，"人身不过表里，表里不过阴阳，阴阳即营卫，营卫即血气"；黄坤载说，"太阴主荣，阳明主卫"。总之，读者只要认识到少阳在阴阳之间、表里之间、营卫之间、气血之间、阳明与太阴之间，则发于阳之结胸与发于阴之痞病的机理即可一通百通。

　　由此可见，痞的成因与痞的病位是紧密联系在一起的。由于误下，从太阳病而言，病发于太阳伤寒，从少阳病而言，病发于少阳之偏里，但终归影响的是阴、是营、是脾。但是，就半夏泻心汤证而言，问题并没有如此简单。这由于误下不仅损伤脾气、脾阳，而且使在表的热邪内陷，又出现热象，其病位又在于胃。说到这里，读者一定有如下的疑问：不是说少阳在脾与胃之间，少阳之热邪内陷应当到脾，怎么又说在胃呢？其实，少阳是指广义的半表半里，它遍布于全身的表里内外，实际指的就是三焦及其腠理。从全身而言，少阳在阳明与太阴之间，但从人体阳经而言，少阳又在太阳与阳明之间，即如果从局部的半表半里而言，少阳热邪是可以陷入阳明的。总之，痞病的病因，一是热邪内陷于阳明胃，一是误下损伤了太阴脾的气与阳。

　　再谈痞的症状。这里只是指半夏泻心汤证的主症。仲景说，"心下满而硬痛者"为结胸，"但满而不痛者，此为痞"。对此，我们应当正确地、全面地理解。"心下"，当然指剑突下之胃脘部。"满"，则指患者感觉此处满闷不舒，这是结胸与痞的共有症状。但是"硬痛"与"不痛"就要仔细分辨其不同了。前面说过，大陷胸汤证是"从心下至少腹硬满而痛不可近"，阐明患者一是自觉心下痛，二是不可触碰，否则痛必加剧。此外，就是不仅自觉心下满，而且触之有硬感。而半夏泻心汤证的"但满而不痛"则不然。此言一是虽然亦自觉心下满闷，却并未对其触碰，因此未言硬与不硬，故曰"但满"，二是自觉"不痛"，两者都是在未加外力干预情况下的自觉症状。那么，如果有外力干预，如同大陷胸汤证的医生对此处加以按压，会出现什么症状，仲景则没有明确说明。一般医家据此认为，此言"不痛"，是不仅自觉不痛，而且即使按之亦不痛。其实仲景根本就没有这个意思。要知道，所谓大陷胸汤证的"硬痛"，完全是医生按之觉硬，并且患者较不按更觉痛。半夏泻心汤证之"但满而不痛"，只是患者在未加外力干预下的自觉症状。仲景并没有明言如果按其心下部位患者是否会感觉疼痛。我们据此甚至可以进一步推导出，医生按其心下部位，大陷胸汤证要出现"硬"而"痛"，而半夏泻心汤证也是可以出现"痛"的，只是不"硬"而已。

挖掘出这个症状，具有十分重要的临床意义，它不仅是半夏泻心汤证的主症，从而为我们准确运用本方提供了依据，具有"存在而且唯一"的鲜明特点，而且更重要的是，它能体现本方证的病机，揭示了应用本方的理论根据。

前面说过，"病发于阴，而反下之，因作痞也"，不论太阳伤寒，还是少阳病，误下均可出现下述情况，即热邪内陷于阳明，致胃热盛，而误下伤于太阴之气与阳，则导致脾气虚、脾阳虚，寒从中生，成脾虚而夹寒邪。如此在中焦胃脘部寒邪与热邪纠结在一起，由于胃热而阳气不降，由于脾寒且阳气不足而阴气不升。阳气不降，实为胃的浊阴不降；阴气不升，实为脾的清阳不升。清浊混淆而纠结在一起，阻滞于中焦，"壅塞于中焦"，当升者不升，当降者不降，则"气结于中脘"，形成痞病。此处强调"壅塞于中焦""气结于中脘"，显然体现与小结胸病的不同。后者"正在心下"，乃剑突下至中脘，病位在胃，偏上。前者病位涉及脾，偏下，故只言"气结于中脘"。明白了上述机理，我们就彻底明白了半夏泻心汤证为什么应当具有下述三大主症：

一是痛。寒热之气纠结于中，应在胃脘之上脘、中脘、下脘的中间，实即中脘部位。此较小结胸病"正在心下"，显然范围更为局限。气结而不通，不通则痛，因此用拇指按压其中脘穴处，患者必然感觉疼痛。但要注意的是：轻按是不痛的。因为轻按疼痛的病位是在皮毛腠理，为大陷胸汤证，此则由热邪内陷于胃并寒邪内生于脾，其病位已在脏腑，故必须再加重用力按压才觉痛。正如《伤寒论》所言，"脉浮而紧，而复下之，紧反入里则作痞，按之自濡，但气痞耳"。关键是"气痞"二字，是脏腑之气的升降失常，病在气分，因此在中等力度按压时，虽然局部"濡（软）"而不硬，但会感觉疼痛。换句话说，如果只有在重压下才出现疼痛感，就是病在血分了，是瘀血的表现。据此，顺便总结一下，按压中脘穴处患者的感觉及其治法：如轻轻触按即觉痛甚，则为结胸，要予大陷胸汤治疗；以中等力度按压感觉疼痛，予半夏泻心汤治疗；以重度力量按压才感觉疼痛，则予失笑散治疗。

二是堵。《伤寒论》所说的"满"与"痞"，尤其是"气痞"二字，在临床中患者最准确的表达其实是"堵"，即自觉有物堵在胃部，尤其是中脘部位，有上下不通之感。如果只言"满"，则易与气壅之"胀满"相混淆。其实本症并非胀满，而是堵满，是一种堵塞感。对胀满，即充盈之气，则应理气消胀，用理气行气药；对此堵塞感，理气行气药是无效的，必须升降阴阳，将此一团寒热纠结混淆之气分解开来。正因为"堵"是患者的自觉症状，医生从外观上是看不出来的。而"胀满"则不同，医生不仅从外观上可以看出此处发胀，拍击亦觉有如鼓声，与前述所谓"自濡"完全不同。试想一下，按之"濡"即软绵绵的物体，怎能拍击出鼓声？

三是右关脉中取有弦象。脉有浮、中、沉。浮取主表，相当于卫分；中取虽主里，但相当于气分；沉取亦主里，已相当于营血分。半夏泻心汤证是寒热纠结于脾胃脏腑的气分，故右关脉中取有弦象。"弦"者，乃气结而不宣降通畅之象也。

至于《金匮》所谓"呕而肠鸣，心下痞者，半夏泻心汤主之"，是强调虽然见到"呕而肠鸣"等症，但必须同时见到"心下痞"的主症，才能用半夏泻心汤治疗。言外之意，即使"呕而肠鸣"，但不具备"心下痞"，则不可用半夏泻心汤。此"呕"，乃胃气不降反而上逆，"肠鸣"，则为脾气不升反而下陷，皆为"痞"病的进一步发展，是病之标，而不是病之本。"治病必求于本"，只要治其"心下痞"，即原发病因及病位，"呕"及"肠鸣"皆可愈。

　　明白了半夏泻心汤所治痞病的成因、病位及主症，则本方证的治法也就水到渠成了。简单地说，就是辛开、苦降、甘补。本方证乃寒热之邪纠结在一起，阻塞于心下胃脘，并兼脾的气阳虚，因此治其胃热而胃气不降，当用苦降，药为黄连、黄芩，直达心下胃脘，清胃热，降胃气。治其脾寒而脾气不升，当用辛开，药为干姜、半夏，散脾寒、升脾气。此外，由于误下而脾的气、阳损伤，当用甘味药升补，以人参、炙甘草、大枣。至于煎服法之"去滓，再煎"，则如同小柴胡汤煎服法"去滓，再煎"的和解法之意，有助于诸药协同发挥作用。这里需要着重说明的，是对半夏的理解。一般医家认为半夏是降胃气的。现代中医教材《中药学》称"本品入胃经，长于降逆气"。其实本品辛温，其气主升，它并不是治胃而是治脾，是辛开以助脾气之升，脾气得升，则胃气自降。如果病有痰饮，亦可通过本品辛温燥湿以化痰，痰饮得化，脾气上升之路不再受阻，则自然胃气可降，由此而导致的呕吐痰涎等症均可痊愈。只有如此理解半夏，才能懂得本品辛开升脾的机理。

　　下面附带谈一谈古代医家对半夏泻心汤的两个运用方法，从而进一步加深对痞病的认识。

　　一是《三因方》对本方的用法。陈无择在本书"卷之八·心小肠经虚实寒热证治中"把本方列为第一方，"治心实热，心下痞满，身重发热，干呕不安，腹中雷鸣，泾溲不利，水谷不消，欲吐不吐，烦闷喘急"。并且特别附有加减法：若寒，加附子一枚，炮，去皮脐；若渴，加瓜蒌根；呕，加橘皮；痛，加当归；客热，以生姜代干姜。其中陈氏强调本方"治心实热"最值得思考。古今多数医家均认为本方是治疗脾胃病的，是升脾降胃的典型方剂，陈氏却曰"治心实热"，道理何在？有何临床意义？我思索再三，认为应从"痞"字与"泻心"二字理解。"痞"字来源于"否"字。隋代医家巢元方所著《诸病源候论》即将"痞"字写作"否"字。在古汉语中，"否"字有作"阻隔不通""闭塞"讲者，如《周易·序卦》："泰者通也。物不可以终通，故受之以否。"又为六十四卦之一，卦形为坤下乾上，意谓天地不交、闭塞。此与泰卦相对而言，泰卦为天地相交、亨通，卦形为坤上乾下。由此可见，前述半夏泻心汤证乃寒热纠结于中，患者在中脘处有堵感，为"否"字的第一种含义，即"阻隔不通"之义。但同样在《伤寒论·辨太阳病脉证并治（下）》中载有大黄黄连泻心汤方证，曰"心下痞，按之濡，其脉关上浮者，大黄黄连泻心汤主之"。方以麻沸汤渍取大黄、黄连之汁服用。对此王晋三则曰："痞有不因下而成者，君火亢盛，不得下复于阴，而为痞。"这里的"痞"显然是"否"字的第二种含义，此第二种含义，临床意义重大。它告知我们，所谓"泻心"，就是助心火下降之义，《伤寒论》五泻心汤，皆具此义。因此半夏泻心汤方，归根结底就是使心火下降，并与肾水相交，这样就把仅将半夏泻心汤视作治疗脾胃病的眼界扩展到一身的全局，认识到它能打通全身水升、火降即心肾相交的道路，实现一身的阴阳平衡。当然，从另一角度，亦可看出脾胃在人体一身脏腑气运动中的枢轴作用。脾升、胃降，则一身之气的阴皆能升、阳皆能降。我在临床中受陈氏的启发，治疗咳喘病，凡见半夏泻心汤证主症如上者，以本方治疗，皆能取得桴鼓之效，就是这个道理。其中更应注意到，中焦即中脘痞塞，既然导致在上之阳不得降，在下之阴不得升，则往往会出现上热下寒之象，我们可仿陈氏对此方的加味法，在解除中焦痞塞的前提下，对上热可予瓜蒌根，使阴助阳降；对下寒可予附子，使阳助阴升。上述两味，仅作为代表药物，临证可加以扩充。

二是吴鞠通《温病条辨》对本方的用法。一曰"半夏泻心汤去人参、干姜、大枣、甘草加枳实、杏仁方"，并谓"虚者，复纳人参二钱，大枣三枚"。本方治"阳明暑温，脉滑数，不食，不饥，不便，浊痰凝聚，心下痞者"。并自注曰，"不饥，不便，而有浊痰，心下痞满，湿热互结而阻中焦气分，故以半夏、枳实开气分之湿结；黄连、黄芩开气分之热结；杏仁开肺与大肠之气痹。暑中热甚，故去干姜。非伤寒误下虚痞，故去人参、甘草、大枣，且畏其助湿作满也"；二曰"半夏泻心汤去人参、干姜、大枣、甘草加枳实、生姜方"，亦谓"虚者复纳人参、大枣"。本方治"阳明湿温……呕甚而痞者"。并自注曰，"呕而兼痞，热邪内陷，与饮相搏，有固结不通之患，故以半夏泻心，去参、姜、甘、枣之补中，加枳实、生姜之宣胃也"。两方皆半夏泻心汤去人参、干姜、大枣、甘草，只是一方加枳实、杏仁与二方加枳实、生姜的不同。此两方虽曰一治"阳明暑温"，一治"阳明湿温"，其实均属外感病属湿热证型者。以其均为"湿热互结而阻中焦气分"或"热邪内陷，与饮相搏"，"饮"亦由湿所化，湿热相搏，故均治在阳明，重用黄芩、黄连之苦降清泄胃热，兼用半夏之辛开，化湿以助脾升而胃降。其中一加枳实、杏仁，意在下气开肺、化痰散结，以治"浊痰凝聚"，一加枳实、生姜，意在下气宣胃、化饮散结，以治"热邪内陷，与饮相搏"。其中虽有"脉滑数，不食，不饥，不便"与"呕甚"之别，但必均见"心下痞""痞"，方可与半夏泻心汤化裁，可见"抓主症"的重要性。征之临床，半夏泻心汤治疗湿热病用途最广，如不兼虚者，确可去人参、大枣。其中应辨湿重、热重，如热重者，更当去干姜。总之，一定要明确本方治在中焦，病位在中脘，而不似小陷胸汤证病位在剑突下为主，可延及中脘者。为此，抓住在中脘穴处以中等力度按压，患者有疼痛感最为重要。此时，也一定要明确，此"痞"并非胀满，而是"堵"感。至于舌苔，也要注意。前述叶天士所谓"必验之于舌，或黄或浊，可与小陷胸汤或泻心汤，随症治之"，并言"前云舌黄或浊，须要有地之黄，若光滑者，乃无形湿热，中已虚象，大忌前法"，我认为对此应全面理解。叶氏在此仅云"泻心汤"，其中可指大黄黄连泻心汤，并不一定指半夏泻心汤。半夏泻心汤之未加化裁者，其舌面不一定必有黄苔，虚甚者亦不一定必有浊苔，反而以白腻兼润滑者多见。至于黄苔或兼浊，而且是"有地之黄"，则属于上述吴氏之加减方者。此二方皆去人参、干姜、大枣、甘草，其意显然是治疗热重于湿的湿热病，病位在中焦，人体并不虚，因此才必见上述舌象。

癌病见中焦痞塞而具半夏泻心汤证主症者极多。此时痞结于中，阴不得升而阳不得降，常常导致全身疾患，且最终会因"不食、不饥、不便"而亡。我们可酌情运用半夏泻心汤，并仿《三因方》及《温病条辨》加减法（如《三因方》之加陈皮、当归理气活血），常能获得满意疗效。

和胃灵

【组成与用法】苍术、白术、厚朴、陈皮、半夏、茯苓、桂枝、猪苓、泽泻、槟榔、焦三仙、川芎各10g，干姜、木香、砂仁、炙甘草各6g

水煎取汁400mL，每日早晚分两次服。

【主症】食后中脘处有停滞感；饮食喜热而恶冷；舌苔白腻，上罩滑苔。

【阐释】本方为自拟方，由平胃散、二陈汤与五苓散合方化裁。平胃散载于《局方》，由苍术、厚朴、陈皮、炙甘草、生姜、大枣组成，曰"治脾胃不和，不思饮食，心腹胁肋胀满刺痛，口苦无味，胸满短气，呕哕恶心，噫气吞酸，面色萎黄，肌体瘦弱，怠惰嗜卧，体重节痛，常多自利，或发霍乱，及五噎八痞，膈气反胃"。二陈汤亦载于《局方》，由半夏、橘红、茯苓、炙甘草、生姜、乌梅组成，曰"治痰饮为患，或呕吐恶心，或头眩心悸，或中脘不快，或发为寒热，或因食生冷，脾胃不和"。五苓散载于《伤寒论》，由桂枝、白术、茯苓、猪苓、泽泻组成，曰"太阳病，发汗后，大汗出，胃中干，烦躁不得眠，欲得饮水者，少少与饮之，令胃气和则愈。若脉浮，小便不利，微热消渴者，五苓散主之""发汗已，脉浮数，烦渴者，五苓散主之""伤寒汗出而渴者，五苓散主之""中风发热，六七日不解而烦，有表里证，渴欲饮水，水入则吐者，名曰水逆，五苓散主之""病在阳，应以汗解之，反以冷水潠之，若灌之，其热被劫不得去，弥更益烦，肉上粟起，意欲饮水，反不渴者，服文蛤散，若不差者，与五苓散""本以下之，故心下痞，与泻心汤，痞不解，其人渴而口燥烦，小便不利，五苓散主之""霍乱，头痛，发热，身疼痛，热多欲饮水者，五苓散主之"。此外，五苓散亦载于《金匮》，曰"脉浮，小便不利，微热消渴者，宜利小便发汗，五苓散主之""假令瘦人，脐下有悸，吐涎沫而癫眩，此水也，五苓散主之。"

以上三方虽然治疗症状繁多，但其所主证候则易于理解，即病因是湿、寒、痰、水，病位则在中焦脾胃。《经》云，"饮入于胃，游溢精气，上输于脾，脾气散精，上归于肺，通调水道，下输膀胱，水精四布，五经并行"。此言饮食物进入人体以后，消化、吸收及代谢的全过程。其中涉及胃、脾、肺、三焦（水道）、膀胱诸脏腑在这一过程中发挥的功能和作用。上述三方组合在一起，恰好治疗以上诸脏腑的功能障碍，而以脾胃最为关键。"饮入于胃"靠谁"游溢精气"？靠的不仅是胃，更重要的还有脾。胃主纳谷，但水谷能在胃中消化，化生为精微物质，并将其输布全身，靠的则是脾，故曰"脾主运化"。如果寒湿之邪困脾，脾气不升，则胃气不降，饮食物不能消化而停滞于胃中或进一步化生为痰邪和水饮，弥漫于三焦，阻滞全身气机，即变生上述三方所主治的各种疾病。"治病必求于本"，由于原发病位在脾胃，原发病因是寒湿，治其本，就要挖掘出体现上述病因、病位的主症。我在临床中长期探讨，终于发现其共同症状是进食（包括饮水）后，当中脘及其周围部位，患者自觉食物有停滞感（饮水后拍击此处可有振水音）以及饮食喜热而恶冷。前者因湿邪阻滞气机，饮食不化，后者则因寒邪伤阳，中阳虚衰。此外，由于湿邪困脾，故苔腻，由于寒邪伤阳，故苔白而上罩滑苔。临床不论任何疾病及其伴随的任何症状，只要抓住上述主症，以和胃灵治疗一概有效。

本方以平胃散加干姜，为核心方剂。叶天士曰，"太阴湿土，得阳始运""脾喜刚燥"，故以苍术、厚朴、陈皮伍以干姜辛苦温行气燥湿、温中散寒，治其寒湿困脾之本。继则以二陈汤化痰，五苓散行水，治其继发之痰邪与水饮之邪。此外，即以木香、砂仁、槟榔、焦三仙温胃散寒、消食化积，治其胃腑停滞之食，并能宣畅三焦气机，进一步化其湿、痰、水。以上诸药，皆治在气分。唯独另加川芎一味，则治在血分，以行血活血，调和营卫，更有助于全身气机之升降出入。

由于体质因素，癌病在脾胃者，属湿热者固多，属寒湿者亦复不少，盖"从阳化热""从阴化寒"也，皆能令脾升与胃降失常，进一步导致全身气机升降的紊乱。因此，应详辨病在脾还是病在胃，是湿热还是寒湿，并进一步查其湿多、热多还是寒多。如确属寒湿困脾，审其主症如上所述者，径予和胃灵化裁，均能取得较好疗效。

大承气汤

【组成与用法】 大黄四两（酒洗） 厚朴半斤（炙，去皮） 枳实五枚（炙） 芒硝三合

上四味，以水一斗，先煮二物，取五升，去滓，内大黄，更煮取二升，去滓，内芒硝，更上微火一两沸，分温再服。得下，余勿服。

【主症】 绕脐痛拒按；右关脉沉实有力；舌红苔黄燥中厚，甚则焦黑燥裂。

【阐释】 在《伤寒论》与《金匮》中，载有大量关于本方证的条文。现主要针对本方所治疗疾病的症状，择其要者简述于下。

《伤寒论》曰，"阳明病，脉迟，虽汗出，不恶寒者，其身必重，短气，腹满而喘，有潮热者……手足濈然汗出者，此大便已鞕也，大承气汤主之""阳明病，潮热，大便微鞕者，可与大承气汤""伤寒……不大便五六日，上至十余日，日晡所发潮热，不恶寒，独语如见鬼状，若剧者，发则不识人，循衣摸床，惕而不安，微喘直视，脉弦者生，涩者死。微者，但发热谵语者，大承气汤主之""阳明病，谵语，有潮热，反不能食者，胃中必有燥屎五六枚也……宜大承气汤下之""二阳并病，太阳证罢，但发潮热，手足漐漐汗出，大便难而谵语者，下之则愈，宜大承气汤""阳明病，下之，心中懊憹而烦，胃中有燥屎者可攻……宜大承气汤""病人不大便五六日，绕脐痛，烦躁，发作有时者，此有燥屎，故使不大便也""病人烦热，汗出则

解，又如疟状，日晡所发热者，属阳明也，脉实者，宜下之……与大承气汤""大下后，六七日不大便，烦不解，腹满痛者，此有燥屎也，所以然者，本有宿食故也，宜大承气汤""病人小便不利，大便乍难乍易，时有微热，喘冒不能卧者，有燥屎也，宜大承气汤""伤寒六七日，目中不了了，睛不和，无表里证，大便难，身微热者，此为实也，急下之，宜大承气汤""阳明病，发热汗多者，急下之，宜大承气汤""发汗不解，腹满痛者，急下之，宜大承气汤""腹满不减，减不足言，当下之，宜大承气汤""阳明少阳合病，必下利……脉滑而数者，有宿食也，当下之，宜大承气汤""少阴病，得之二三日，口燥咽干者，急下之，宜大承气汤""少阴病，自利清水，色纯青，心下必痛，口干燥者，急下之，宜大承气汤""少阴病六七日，腹胀，不大便者，急下之，宜大承气汤"。

《金匮》曰，"腹满不减，减不足言，当须下之，宜大承气汤""人病有宿食，何以别之？师曰：寸口脉浮而大，按之反涩，尺中亦微而涩，故知有宿食，当下之，宜大承气汤""脉数而滑者，实也，此有宿食，下之愈，宜大承气汤""下利不欲食者，有宿食也，当下之，宜大承气汤""下利，三部脉皆平，按之心下坚者，急下之，宜大承气汤""下利，脉迟而滑者，实也，利未欲止，急下之，宜大承气汤""下利，脉反滑者，当有所去，下之乃愈，宜大承气汤""下利已瘥，至其年月日时复发者，以病不尽故也，当下之，宜大承气汤""痉为病，胸满，口噤，卧不着席，脚挛急，必齘齿，可与大承气汤""产妇郁冒……大便坚，呕不能食，小柴胡汤主之；病解能食，七八日更发热者，此为胃实，大承气汤主之""产后七八日，无太阳证，少腹坚痛，此恶露不尽，不大便，烦躁发热，切脉微实，再倍发热，日晡时烦躁者，不食，食则谵语，至夜即愈，宜大承气汤主之。热在里，结在膀胱也"。

梳理上述大承气汤证的症状，可谓十分复杂多样。其中依次有：不大便（五六日、六七日、上至十余日，大便难，大便乍难乍易，大便坚，大便已鞕，大便微鞕）、发热（微热，潮热，烦热、汗出则解、又如疟状、日晡所发热）、小便不利、脉迟（脉弦者生、涩者死，脉实，脉滑而数，寸口脉浮而大、按之反涩，尺中亦微而涩，三部脉皆平，脉迟而滑，切脉微实）、汗出（手足濈然汗出，手足漐漐汗出，汗多，发汗不解）、不恶寒、身重、短气、腹满（腹满痛，腹满不减、减不足言）、喘（微喘，喘冒不能卧）、独语如见鬼状（发则不识人，循衣摸床，惕而不安，谵语，食则谵语）、直视（目中不了了，睛不和）、不能食（不欲食，不食，呕不能食）、心中懊憹而烦（烦不解，烦躁，烦躁发作有时，日晡时烦躁）、下利（自利清水，色纯青，心下必痛，按之心下坚，利未欲止）、腹胀、口干燥（口燥咽干）、绕脐痛、痉（胸满、口噤、卧不着席、脚挛急、必龂齿）、产后……少腹坚痛。

我在前面多次申明，判断一个疾病的证候，即病因、病位、病性，必须要抓住体现该证候的主症。但以上罗列的大承气汤所治疗的症状，绝大部分均非大承气汤证主症。换句话说，上述诸多症状，在外感与内伤的多种疾病中均可见到，可见于阴阳、表里、寒热、虚实的各种证候类型中，并非大承气汤证所独有，即并非"存在而且唯一"。这就给大承气汤的准确应用带来极大困难，甚至可能导致误用、误治。例如：

发热、不恶寒、身重：乃阳明经热炽盛，亦可见于湿热病。

潮热、日晡所发热：可见于湿温病与阴虚火旺病。

小便不利：各种脏腑热盛疾病皆可出现。

汗出、汗多、发汗不解：各种里热炽盛疾病皆然，尤多见于阳明经热证。

手足濈然（或漐漐）汗出：见于多种里热疾病，尤以瘀血证多见，甚至可见于"阳明病，若中寒者"。

短气：见于多种内外因素导致肺气宣降不畅者。

腹满、腹胀（腹满痛，腹满不减，减不足言）：凡气、食、痰、瘀、虫等实邪停积腹中皆可导致此症。

喘（喘冒不得卧）：五脏六腑皆能令人咳，亦皆能令人喘。

独语如见鬼状（发则不识人，循衣摸床，惕而不安，谵语，食则谵语）：

可见于各种实热之邪扰及心神或蒙蔽心包者。

直视（目睛不了了，睛不和）：尤多见于温热之邪深入下焦，导致肝肾阴血大伤者。

不能食（不欲食，不食，呕不能食）：可见于寒、热、虚、实各种疾病影响胃气不降者。

心中懊侬而烦（烦不解，烦躁，烦躁发作有时，日晡时烦躁）：可见于各种热扰心神之证。疟疾疟邪伏于膜原亦可烦躁发作有时，湿温病则日晡尤发烦躁。

下利（自利清水，色纯青，心下必痛，按之心下坚，利未欲止）：此属各种热利之严重者。其"心下必痛""按之心下坚"乃实邪在上之象，并非大承气汤证所必见。

口干燥（口燥咽干）：凡热邪伤阴或阴虚火旺证皆然。

痉（胸满、口噤、卧不着席、脚挛急、必齘齿）：可见于各种热极生风及阴液大伤、筋脉失养之证。

产后……少腹坚痛：尤多见于产后少腹瘀血者。

众所周知，大承气汤证乃阳明腑实证，其病位乃在手阳明大肠。《伤寒论·辨阳明病脉证并治》虽曰"阳明之为病，胃家实是也"，此"胃家"其实是指足阳明胃与手阳明大肠，故多次曰"有宿食""有燥屎""胃中有燥屎""胃中必有燥屎五六枚"。此"胃中"其实就是指"肠中"，实即手阳明大肠，明确道出病因是大肠中的"宿食""燥屎"。吴崑《医方考》曰，"伤寒阳邪入里，痞、满、燥、实、坚全俱者，急以此方主之"，其中痞、满是症状，燥、实、坚才是病因、病机。因此，辨大承气汤证一定要辨出体现"燥""实""坚"的主症。多日不大便，大便干，可见于小柴胡汤证，可见于叶天士所谓"肺痹"证，更可见于各种气、血、阴、阳亏损之证。因此，仅从"不大便（五六日、六七日，上至十余日）"，以及"大便难，大便乍难乍易，大便坚，大便鞕"均不能断定属于大承气汤证。同样，上面罗列的其他诸多症状亦不能证明必属大承气汤证。那么，什么症状才是大承气汤证的主症呢？我在临床中反复实践，终于挖掘出大承气汤证的主症就是"绕脐痛"。此症在前面所引原文中已经出现，只是由于最后没有明言"大承气汤主之"或"宜大承气汤"而被人所忽视："病人不大便五六日，绕脐痛，烦躁，发作有时者，此有燥屎，故使不大便也。"阐明不大便多日，必见"绕脐痛"者，才证明病因是"燥屎"，否则即使"烦躁，发作有时"，亦不一定"有燥屎"。此不仅指出了原发病因，而且指出了原发病位，因此，这才是主症。

为什么？那就要从"绕脐"说起。前面说过，《难经·第十六难》曰："假令得脾脉……其内证当脐有动气，按之牢若痛……有是者脾也，无是者非也。"脐中属脾，而脾与胃相表里，脾居内为阴，胃居外为阳，因此，胃气所属的部位应当在脐之外周，即"绕脐"之处。以中指同身寸当脐中旁开二寸，左右均为"天枢"穴，乃足阳明胃经穴位。据临床体会，以脐中为中心，以二寸为半径，绕脐为圆，凡大承气汤证，患者必见按其圆周内疼痛而拒按，故曰"绕脐痛"。因此，"绕脐痛"并非患者自觉此处疼痛，而是在医生运用腹诊按压后，才感觉疼痛。此处疼痛而拒按，恰好体现"阳明之为病，胃家实是也"，因其实，故拒按。

"绕脐痛"完全体现了大承气汤证的病机，即病因、病位、病性。所谓"胃家实"，就大承气汤证而言，就是指阳明热邪与肠中糟粕相结，而成"燥屎"或"宿食"，进一步消灼津液，阻滞气机，胃气窒塞而不降，终至全身气机升降逆乱，脏腑功能失调而亡。

与"绕脐痛"相对应，反映到脉象，因阳明里热炽盛而与燥屎实邪内结，故右关脉必沉实有力。至于条文中所言"脉弦""脉滑而数""脉迟""脉迟而滑"，甚至"寸口脉浮而大，按之反涩，尺中亦微而涩"，其实也都是以右关脉沉实有力为基础，为基本脉象。其中"脉浮而大"本即阳明热盛充斥于上下，而"按之反涩"，则指脉道不利，因实邪阻滞气机并耗灼津液所致，"脉弦""脉迟"亦然。"脉滑而数"与"脉迟而滑"，则突出"滑"象，均属实热，"迟"则突显其气机之阻滞而脉道不利也。总之，条文中所言"脉实"，才是大承气汤证本脉。

此外，就要关注舌苔。对此，可参考叶天士《温热论》。叶氏曰，"其脐已上为大腹，或满或胀或痛，此必邪已入里矣，表症必无，或十之存一。亦要验之于舌，或黄甚，或如沉香色，或如灰黄色，或中有断纹，皆当下之。如小承气汤，用槟榔、青皮、枳实、玄明粉、生首乌等"。亦可参考吴鞠通《温病条辨·中焦篇》："面目俱赤，语声重浊，呼吸俱粗，大便闭，小便涩，舌苔老黄，甚则黑有芒刺，但恶热，不恶寒，日晡益甚者，传至中焦，阳明温病也……脉沉数有力，甚则脉体反小而实者，大承气汤主之。"叶氏所言"其脐已上为大腹，或满或胀或痛"，显然其病位较"绕脐痛"偏上，并非属大承气汤证，而是属小承气汤证，故以此化裁。但尽管如此，其舌苔已经"或黄甚，或如沉香色，或如灰黄色，或中有断纹"。真正发展到大承气汤证，则如吴氏所言，"舌苔老黄""甚则黑有芒刺"。我在临床中体会，典型的大承气汤证舌苔，应为"舌红苔黄燥中厚，甚则焦黑燥裂"，常常在全舌黄苔的基础上，在舌中央有一块圆形的焦黑苔。服用大承气汤后，大便得下，黄苔及其上的焦黑苔皆褪。

大承气汤由大黄、芒硝、枳实、厚朴组成。方中大黄苦寒泻下清热，攻下燥屎，荡涤肠腑，釜底抽薪；芒硝咸寒，清热软坚，润燥通便；枳实苦而微寒，降气消痞；厚朴辛苦而温，下气散满。四药共奏攻下实热，荡涤燥结之功，阳明腑实证之"痞、满、燥、实、坚"皆除。

必须注意的是煎服法。方中枳实、厚朴先煎，大黄酒洗后下，芒硝则在取汁后纳入"更上微火一两沸"。本方其性峻烈，用药中病即止，以免伤正，故曰"得下，余勿服"。

据临床所见，癌病见大便干燥、多日不下者极多，而此时患者又体质虚弱，虽见"绕脐痛"之症状，亦不可单独应用大承气汤治疗。应根据气、血、阴、阳之不足，加入相应扶正之品。夹有其他痰饮、瘀血、气滞诸邪，亦当在方中加味顾及。可先从小剂量用起，方中可适当加重芒硝用量，以软坚润燥为主。"胃以通为补"，灵活运用大承气汤，在癌病治疗中具有特殊意义。

吴茱萸汤

【组成与用法】吴茱萸一升（洗） 人参三两 生姜六两（切） 大枣十二枚（擘）

上四味，以水七升，煮取二升，去滓，温服七合，日三服。

【主症】呕吐涎沫，有气逆上冲之感，头痛甚者可达颠顶；畏寒喜暖；脉弦细迟。

【阐释】本方出自《伤寒论》及《金匮》。在《伤寒论》"阳明篇"曰，"食谷欲呕，属阳明也，吴茱萸汤主之。得汤反剧者，属上焦也"；"少阴篇"曰，"少阴病，吐利，手足厥冷，烦躁欲死者，吴茱萸汤主之"；"厥阴篇"曰，"干呕，吐涎沫，头痛者，吴茱萸汤主之"。在《金匮要略·呕吐哕下利病脉证治》曰，"呕而胸满者，茱萸汤主之""干呕，吐涎沫，头痛者，茱萸汤主之"。

研究吴茱萸汤方证，关键是探讨其原发病因，尤其是原发病位，从而进一步挖掘出它的主症。

在《伤寒论》中，吴茱萸汤方证分别载于"阳明篇""少阴篇""厥阴篇"，意谓本方证应与胃、肾、肝有关，那么，其中谁才是原发病位呢？这是必须搞清楚的，它关系到我们如何才能正确理解本方证，如何正确运用吴茱萸汤。

在以上《伤寒论》的三个条文中，分别有"食谷欲呕""吐利""干呕，吐涎沫"，可见，吴茱萸汤证的必见症状不离"呕"和"吐"，实即"呕吐"，我们下面就以此症为线索，探讨其原发病位。

首先，"食谷欲呕，属阳明也，吴茱萸汤主之。得汤反剧者，属上焦也"，明显排除了吴茱萸汤证与上焦心、肺有关。那么"食谷欲呕，属阳明也"是否能确定原发病位在阳明胃呢？《金匮》曰，"呕而胸满者，茱萸汤主之"，"胸满"，病在上焦，但吴茱萸汤证与上焦无关，则证明此"胸满"或源于中焦，或源于下焦。源于中焦可由于胃气因阴寒而上逆，当"属阳明"，但是，有没有可能源于下焦呢？这就要研究"少阴病，吐利，手足厥冷，烦躁欲死者，吴茱萸汤主之"。少阴虚寒证的主症是下利，故曰"少阴病，欲吐不吐，心烦，但欲寐，五六日自利而渴者，属少阴也，虚故引水自救"。此言"欲吐不吐"不一定是少阴病，必须"自利"才确属少阴病无疑，只是为与太阴病"自利不渴"相鉴别，才特别补充强调要同时见"渴"。此条吴茱萸汤证强调"吐利"，显然意在说明以"吐"为主，"利"是从属于"吐"而出现的。可见，虽曰"少阴病"，其实原发病位并非在肾。再者，此条言"手足厥冷"，确与少阴病出现"四逆"相似，使人以为确属少阴病，即肾病。但综观《伤寒论》"少阴篇"全文，对典型的少阴虚寒证往往强调"厥逆""手足厥逆"，如白通加猪胆汁汤证与通脉四逆汤证即然。对此，刘渡舟先生在《刘渡舟〈伤寒论〉讲稿》中有如下认识，可供参考："少阴病，寒邪要是犯了脾胃，就会上见吐，下见泻，因而手足厥冷。手足厥冷和四逆是不同的，手足就是手和脚，四逆就深了，腿就到了膝，手就到了臂，就是四肢的问题了，这是局限于手足，所以虽然是阳虚，但是程度不重。"可见，此处言"厥逆""手足厥逆"，其阳虚程度显然要比"手足厥冷"为重。"烦躁欲死"亦与典型的少阴病不同。刘渡舟先生将此条与"少阴篇"另一条文对比，即"少阴病，吐利，躁烦，四逆者死"，认为"少阴病预后不良，寒盛故上则为吐，下则为利，同时阴气盛而阳气虚衰，所以躁烦，不是烦躁，以躁为主。阳主烦，阴主躁，躁大于烦，就是说这个人以躁为主，肢体躁扰不安，坐立不稳，反映阴寒特盛而阳气不能调节"。而吴茱萸汤证条文是"烦躁"，即使"烦躁到了欲死的程度"，仍是"以烦为主""阳气没绝，还能和阴寒进行斗争，因此，这个症状是轻的，可服吴茱萸汤散寒以降逆，温中以扶阳，这个病就可以好了"。总之，"躁烦"者"是阳气绝了"，"烦躁"者"是阳气存在，还能和阴寒之邪力争"，所以"一个主生，一个主死"。我认为刘渡舟先生的认识有其合理性，而且从《伤寒论》其他条文亦可得到印证。如在"少阴篇"有曰"少阴病，四逆，恶寒而身蜷，脉不至，不烦而躁者死"；在"厥阴篇"有曰"伤寒发热，下利厥逆，躁不得卧者死"。由上所述，可知吴茱萸汤方证虽然亦列入"少阴病"，但与四逆汤证、白通汤证、通脉四逆汤证相比较，病情显然轻浅得多，因而并非典型的少阴病即肾病。

其实，吴茱萸汤证是典型的厥阴病，即肝病。前引"干呕，吐涎沫，头痛者，吴茱萸汤主之"，此条文列入"厥阴篇"，有其特殊意义。"干呕"与"吐涎沫"合起来就是呕吐，此与"阳明篇"的"食谷欲呕"之"呕"与"少阴篇"的"吐利"之"吐"没有区别，只是在这里更强调"吐涎沫"而已。而"吐涎沫"一症并无病位的特异性。在《伤寒论·辨阴阳易瘥后劳复病脉证并治》中即有"大病瘥后，喜唾，久不了了，胸上有寒，当以丸药温之，宜理中丸"之说，此"喜唾"，当然就包括"吐涎沫"，用理中丸治疗，显然是由于脾阳虚寒，病位在中焦。可见，不论病位在下焦之肝，还是在中焦之脾，凡阳虚者，皆可致寒饮上逆而"唾"及"吐涎沫"。那么，怎样证明本条文之吴茱萸汤证属于厥阴病，因而是列入"厥阴篇"的原因？仔细思考，只有一个症状，即"头痛"。这是由经脉循行的规律和特点所决定的。从《灵枢·经脉》篇可知，手足三阴经中只有足厥阴肝经可循行至头，甚至可达于人体的最高处颠顶，"肝足厥阴之脉，起于大指丛毛之际，上循足跗上廉……上腘内廉，循股阴入毛中，环阴器，抵小腹，挟胃属肝络胆，上贯膈，布胁肋，循喉咙之后，上入颃颡，连目系，上出额，与督脉会于巅"。当厥阴病即肝阳虚衰之时，人体下焦浊阴之邪即可因失于温化和收摄而循足厥阴肝经上逆，以其"环阴器，抵小腹"，不仅导致阴器与小腹因寒凝气滞而疼痛，更因此处阴寒之邪夹浊阴上逆，"挟胃"，导致胃气上逆而呕吐（包括干呕），进一步胃寒饮停并随肝气上逆，上溢于口，而吐清稀涎沫。此正如《医宗金鉴》所言："吐涎沫者，清涎冷沫随吐而出也，此由厥阴之寒，上干于胃也。"此后再因本经"上贯膈，布胁肋"，阴寒之邪进一步上逆，导致上焦阳虚寒凝、气滞饮停，而出现《金匮》所谓之"呕而胸满"。但此"胸满"仍未达到足厥阴肝经循行之最高处，真正体现吴茱萸汤证特点的则是"头痛"，只有它才将"厥阴篇"与"阳明篇""少阴篇"所言的吴茱萸汤证加以彻底区别，从而真正阐明了吴茱萸汤证的病因、病位。此"头痛"是因足厥阴肝经阴寒之邪循经上攻，其特征不仅痛连目系，而且严重者可致颠顶亦痛。这种头痛，不论阳明头痛还是少阴头痛都是见不到的。

行文至此，可知前述诸吴茱萸汤所治疗的"食谷欲呕""呕而胸满"之呕，与"吐利"之吐，均没有体现吴茱萸汤证本证所达到的最高病位，因而不能体现本证的真正病机。由于"厥阴篇"吴茱萸汤证标明有"头痛"一症，才证明吴茱萸汤证病位在肝，病因则为足厥阴寒邪循经上逆。至于"食谷欲呕""呕而胸满"之呕及"吐利"之吐，则分别为足厥阴肝经阴寒上逆导致的胃气上逆与肾气上逆，前者是本，后者是标。

下面，要补充说明另一个重要问题，即吴茱萸汤证与冲脉的关系。《难经·第二十八难》曰，"冲脉者，起于气冲，并足阳明之经，夹脐上行，至胸中而散也"。《素问·骨空论》曰，"冲脉者，起于气街，并少阴之经，挟脐上行，至胸中而散"。《素问·痿论》曰，"冲脉者，经脉之海也，主渗灌溪谷，与阳明合于宗筋，阴阳总宗筋之会，会于气街，而阳明为之长，皆属于带脉，而络于督脉"。《灵枢·逆顺肥瘦》曰，"冲脉者，五脏六腑之海也，五脏六腑皆禀焉。其上者，出于颃颡，渗诸阳，灌诸精；其下者，注少阴之大络，出于气街，循阴股内廉，入腘中，伏行骭骨内，下至内踝之后属而别。其下者，并于少阴之经，渗三阴；其前者，伏行出跗属，下循跗，入大指间，渗诸络而温肌肉"。以上经文中，《难经》所言之"气冲"即《内经》所言之"气街"，乃冲脉之起始点。其中强调冲脉"起于气冲，并足阳明之经""起于气街，并少阴之经""与阳明合于宗筋……会于气街""注少阴之大络，出于气街""并于少阴之经，渗三阴"，皆突出指明了冲脉与足阳明胃经、足少阴肾经的关系。其中言及"气冲"即"气街"穴处颇多，尤其值得注意。从文中含义体会，此穴不仅是冲脉与足阳明胃经交会之处，实则也与足少阴肾经有密切联系，故曰"起于气街，并少阴之经""注少阴之大络，出于气街"。其实，最重要的是冲脉与足厥阴肝经的关系。在上述经文中，谈到冲脉"其上者，出于颃颡"，而足厥阴肝经恰好亦"循喉咙之后，上入颃颡"；冲脉起于气街，夹脐上行，"至胸中而散"，而足厥阴肝经恰好"挟胃属肝络胆，上贯膈，布胁肋"，实则亦遍达于胸中。此外，最令人深思的是冲脉的起始点与足厥阴肝经的关系。对此，经文虽然没有明确提出，但仔细研究足厥阴肝经的循行路线，其中言及"循股阴入毛中，环阴器，抵小腹"，此处有本经的重要穴位"急脉"穴，在气街穴的外下方，两穴如此接近，亦足见冲脉与足厥阴肝经密切相关。

以上用大量篇幅阐明冲脉与足阳明胃、足少阴肾，尤其是与足厥阴肝的关系，其最终目的是肯定吴茱萸汤不仅治疗胃、肾，尤其是肝的病，更强调能治冲脉的病。前述《素问·痿论》又曰"冲脉者……皆属于带脉，而络于督脉"，既然督脉循行上达于颠顶，则冲脉之经气同样亦可上达于颠顶，恰好与足厥阴肝经经气相会合，再次证明吴茱萸汤可治足厥阴肝病，同时亦可治冲脉之病。

《难经·第二十九难》曰，"冲之为病，逆气而里急"，吴茱萸汤证所言"食谷欲呕""吐""干呕，吐涎沫，头痛"以及"呕而胸满"，皆属"逆气"之象，实则不仅体现胃气上逆、肾气上逆、肝气上逆，更体现冲气上逆。吴茱萸汤能对其加以治疗，显然能治"冲之为病"无疑。

阐明吴茱萸汤能治"冲之为病"，具有十分重大的临床意义。前面多次说过，先天之奇邪是从奇经八脉尤其是冲任二脉通过命门外溢于周身而导致癌病的。我们采取先后天并治的方法，其中即包括降逆镇冲，令奇邪再沿冲脉回到命门之内，这是我们治癌区别于脏腑辨证、六经辨证、卫气营血辨证的最大特色，是对中医理论的整体创新。

吴茱萸汤能治疗"冲之为病"，就是由于它有降逆镇冲的功能。分析吴茱萸汤的全部药物组成，只有吴茱萸有这种能力。吴茱萸，辛、苦、温，有小毒，归肝、脾、胃、肾经。《神农本草经》谓其"主温中下气，止痛，咳逆寒热，除湿血痹，逐风邪，开腠理"；《名医别录》亦谓其"主……逆气"；《本草衍义》谓"吴茱萸下气最速"。李时珍在《本草纲目》中不仅引用李东垣所谓"浊阴不降，厥气上逆，咽膈不通……宜以吴茱萸之苦热，泄其逆气，用之如神"，更引用王好古所谓吴茱萸"治痞满塞胸，咽膈不通，润肝燥脾"，尤其是"冲脉为病，逆气里急，宜此主之"，彻底揭示了吴茱萸具有独特的"下气""主逆气"的根本机理，从而为我们运用吴茱萸汤治疗"冲之为病"奠定了理论基础。

前面已经阐明，一切癌病，不论早、中、晚期，亦不论寒、热、虚、实，其共同症状就是"逆气里急"，它充分体现了癌病的本质。我们抓住这个本质，在临床中灵活运用吴茱萸与吴茱萸汤，往往能取得意想不到的良好效果。

吴茱萸汤药简力宏，据临床体会，其治疗远超《伤寒论》与《金匮》所提示的范围。本方除以吴茱萸温肝下气，使浊阴下降，从而降胃气和肾气异常上逆之外，更以人参、大枣、生姜辛甘温补，扶助人体后天之胃气，体现对人体后天之本在于胃气的重视。此时，如再深层次思考，联系王好古对吴茱萸"冲脉为病，逆气里急，宜此主之"的重要论断，就完全符合我们治疗癌病当先后天并治的原则了。此时对吴茱萸及吴茱萸汤的运用，应当从病机和用药机理考虑，除了"有气逆上冲之感"以外，就不局限于本文所提示的主症呕吐、吐涎沫、头痛的范围了。但是，体现肝阳不足的虚寒症状"畏寒喜暖"与"脉弦细迟"，还是应当具备的。这就是本文将上述三类症状并列为主症的原因。

补中益气汤

【组成与用法】黄芪五分（病甚、劳役、热甚者一钱） 甘草（炙）五分 人参（去芦）三分 当归（酒焙干或晒干）二分 橘皮（不去白）二分或三分 升麻二分或三分 柴胡二分或三分 白术三分

上㕮咀，都作一服，水二盏，煎至一盏，去滓，食远稍热服。

【主症】气短乏力；饿时心中空虚，有胃脘下坠之感；脉两寸尤以右寸沉而无力，两关尤以右关虚浮，左关兼见弦细。

【阐释】本方出自金元时代医家李东垣（名杲，字明之，因世居真定之东垣地区，故晚年自号东垣老人）所著《内外伤辨惑论》及《脾胃论》，是补土学派的重要代表方剂之一，因其临床疗效极佳，并内含中医学一系列创

新理论，一直被后世医家研究和推崇，对中医学术的发展影响深远。

对于本方，现代医家已将其用于治疗大量不同病种。现代中医高等教育教材《方剂学》将其归纳为三大类，可供参考：①脾胃气虚证。饮食减少，体倦肢软，少气懒言，面色萎黄，大便稀薄，脉虚软；②气虚下陷证。脱肛，子宫脱垂，久泻，久痢，崩漏等，伴气短乏力，舌淡，脉虚；③气虚发热证。身热自汗，渴喜热饮，气短乏力，舌淡，脉虚大无力。

我认为，真正理解本方从而进一步扩展其应用范围，还应回归到李东垣拟定本方的初衷。只有如此，才能对中医学术的发展起到应有的作用。

在《内外伤辨惑论》中，有以下大段论述，体现了补中益气汤立方的主旨："苟饮食失节，寒温不适，则脾胃乃伤，喜怒忧恐，劳役过度，而损耗元气。既脾胃虚衰，元气不足，而心火独盛。心火者，阴火也，起于下焦，其系系于心。心不主令，相火代之。相火，下焦胞络之火，元气之贼也。火与元气不两立，一胜则一负。脾胃气虚，则下流于肾肝，阴火得以乘其土位。故脾胃之证，始得之则气高而喘，身热而烦，其脉洪大而头痛，或渴不止，皮肤不任风寒而生寒热。盖阴火上冲，则气高而喘，身烦热，为头痛，为渴，而脉洪大。脾胃之气下流，使谷气不得升浮，是生长之令不行，则无阳以护其荣卫，不任风寒，乃生寒热，皆脾胃之气不足所致也……然则奈何？曰：惟当以甘温之剂，补其中，升其阳，甘寒以泻其火则愈。《内经》曰：劳者温之，损者温之。盖温能除大热，大忌苦寒之药泻胃土耳。今立补中益气汤。"

在上述论述中，李氏提出了诸多名词术语和概念，其含义与我们目前中医基础理论并不相同，这就给我们真正理解补中益气汤及其方证带来了极大困难。直至今日，许多医家对此仍有不同观点，可谓众说纷纭。我认为，应从理论与实践的结合上，彻底将其讲清楚、说明白，这不仅是统一认识，更是发扬光大东垣学术思想，促进中医学术创新发展的需要。下面，我将其逐一加以剖析。

（1）元气。元气，亦称"原气"。《难经·第六十六难》曰，"齐（脐）

下肾间动气者，人之生命也，十二经之根本也，故名曰原。三焦者，原气之别使也，主通行三气，经历于五脏六腑"。《难经·第三十六难》曰，"命门者，诸神精之所舍，原气之所系也，男子以藏精，女子以系胞"。据此，李时珍在《本草纲目·果部·第三十卷》论述胡桃仁的功用时说，"三焦者，元气之别使，命门者，三焦之本原……在七节之旁，两肾之间，二系著脊，下通二肾，上通心肺，贯属于脑，为生命之原，相火之主，精气之府，人物皆有之，生人生物，皆由此出"；在《本草纲目·木部·第三十六卷》论述山茱萸功用时，不仅指出其"添精髓"，并且称以本品为主要成分的"草还丹"具有"益元阳、补元气、固元精、壮元神"的功能，"乃延年续嗣之至药也"。由上述引文可知，元（原）气与元精、元阴、元阳、元神一样，同属人体的先天，均在于命门，故称命门为"诸神精之所舍""十二经之根本""生命之原""生人生物，皆由此出"。总之，一定要明确，元气属于先天之精气，存在于命门，这是迄今为止中医理论的基本点，是古今多数医家的共识。对于这一点，李东垣并不反对。在《脾胃论卷下·脾胃虚则九窍不通论》中说，"真气又名元气，乃先身生之精气也"，明白无误地认为元气是"先身生之精气"，属于先天，并且更强调"非胃气不能滋之"，显然是说人体胃气属于后天，后天补益先天。但是，令人难以理解的是，在李氏的著作中，更多的却是又把元气作为后天之气，造成了理论上的矛盾，前述对补中益气汤证的解释即属于此。

如文中所言，"苟饮食失节……脾胃乃伤……而损耗元气""脾胃虚衰，元气不足""下焦胞络之火，元气之贼也""火与元气不两立，一胜则一负"，其中所谓"元气"，皆指后天脏腑之气，与先天无关。李氏的其他诸多论述亦然。

在《内外伤辨惑论》中说："夫元气、谷气、荣气、清气、卫气、生发诸阳上升之气，此六者，皆……胃气之异名，其实一也。"在《脾胃论》中又将"谷气、营气、清气、胃气、元气"相并列，谓之"五阳之气"。元气在这里与其他诸气一样，显然同属于后天之气，同属于胃气。

与此相关，东垣把各个脏腑之气亦称作"元气"。在上述两书中，有曰"无形质之元气受病者，系在上焦，心肺是也"；有曰神圣复气汤"肾并膀胱经中有寒，元气不足者，皆宜服之"；有曰"谷气者，升腾之气也，乃足少阳胆、手少阳元气始发生长，万化之别名也"；有曰"手少阳三焦经，人之元气也"；有曰"使太阴秋肺收于下体"则"上升手足厥阴之木，元气以伸，其舒畅上升之志得其所矣"；有曰"热伤元气，以人参、麦冬、五味子生脉""脉者，元气也"；有曰"胃中元气""脾胃中元气""六腑中元气"等。

综上所述，一言以蔽之，在东垣心目中，"元气"虽然亦指先天，但更多的则是指后天脏腑的各种营养物质及机能，实指一身的正气。所谓"下焦胞络之火，元气之贼也"，乃阐明此"火"乃致病之邪气，邪必伤正，邪正不两立，故曰"火与元气不两立"。

（2）阴火。"阴火"一词，纯粹是东垣独创，在中医界引起的歧义也最多，有必要在此详加解析。

前面多次说过，"阴阳"一词是空间的概念、位置的概念，东垣深明此理，故"阴火"应指人体下部的火、内部的火。但问题远不止此，还要讲清楚它到底是什么性质的火、怎样形成的、对人体有何危害、应当如何治疗？

中医学的发展过程证明，不论后世医家创造了什么新的理论，其根源皆来自《内经》，东垣的"阴火"理论亦不例外，只有将其根源挖掘出来，才能证明东垣理论为有源之水，有本之木，有其合理性，令人信服。

关于"阴火"，前引东垣的论述中曰，"心火者，阴火也，起于下焦，其系系于心。心不主令，相火代之。相火，下焦胞络之火，元气之贼也。火与元气不两立，一胜则一负。脾胃气虚，则下流于肾肝，阴火得以乘其土位"。其中有两处提到"阴火"，与此相应，又有两处提到"相火"。曰"心火者，阴火也，起于下焦"，心火若为"心之火"，应当位于上焦，怎么竟成了"阴火"而"起于下焦"？显然，此"心火"必非一般中医理论中的"心之火"，必有他义。

在《内外伤辨惑论》与《脾胃论》中没有寻找到上述理论的来源，在东垣另一部著作《兰室秘藏》中却找到了。在本书"妇人门"中曰，"经水闭绝不行，此乃血海干枯，宜调血脉，除包络中火邪……或因劳心，心火上行，月事不来……故《内经》云'月事不来者，胞脉闭也。胞脉者，属心而络于胞中，令（按：此"令"字《内经》原文为"今"）气上迫肺，心气不得下，故月事不来也'"。上述东垣论中对《内经》的引文，出自《素问·评热病论》。"胞脉"，即女子胞中的络脉，《素问·奇病论》中有曰，"人有重身，九月而喑，此为何也？岐伯对曰：胞之络脉绝也"。对此，张隐庵注曰，"胞之络脉，胞络之脉也""盖妊至九月，胞长已足，设有碍于胞络，即使阻绝而不通"；张景岳则注曰，"胞中之络，冲任之络也"；而《灵枢·五音五味》曰，"冲脉、任脉皆起于胞中"。可见，东垣在这里所说的"胞"与《内经》所说的"胞"一致，均指女子胞，即胞宫。而"胞络"（东垣又云"包络"）显然指胞宫中的血络，即血脉，亦即胞脉。因此本书又曰，"脉者，血之府也；脉者，人之神也。心不主令，包络代之，故曰心之脉主属心系，心系者，包络命门之脉也"。在这里，又把包络（即女子胞络）与命门联系起来了，此后更有以"生地黄去命门相火"之论。既然如此，我们就彻底明白东垣所谓"心火者，阴火也，起于下焦，其系系于心"的来源了。原来，《内经》称"胞脉者，属心而络于胞中"，当然胞脉"其系"就"系于心"了。可见，这里所说的"阴火"，就是指"胞中"之火，亦即东垣所谓"包络中火邪"。女子胞在人体的最下、最内处，属阴，更属于命门，因此称"包络中火邪"为"阴火"也就顺理成章了。不过，由于胞脉系于心，所以又将此火称为"心火"，这一说法显然与中医理论中常说的"心火"相混淆，就不能不说是东垣理论的瑕疵了，我们必须对此清楚认识。东垣为了避免与中医理论中的"心火"相混淆，接着申明此火"起于下焦"，但既然将真正心的火与胞络之火皆称作"心火"，已经就不可避免地造成了理论上的混乱。

以上所述阐明，东垣所说的"胞"即"胞宫"，即"女子胞"；"胞络"即"胞脉"，即女子胞之血脉。由于"胞络"上系于心，故将"胞络之火"与"胞络中火邪"称为"心火"。东垣提出"胞络命门之脉"，证明已将女子胞与命门视为一体，两者同居下焦，在人体的最下、最内处，即最阴之处，故将"胞络之火"与"命门相火"皆称为"阴火"。前已称"胞络之火"为"心火"，则此"命门相火"亦属"心火"。但此"心火"居于下焦，与中医理论中真正的心火居于上焦者完全不同。盖下焦之所谓"心火"乃为病邪，为致病因素，人体上焦之心火乃为正气，是脏腑的正常功能。至此，东垣所谓"心火者，阴火也，起于下焦"的来龙去脉也就完全清楚了。原来，东垣所说的"心火"，是指居于下焦的"胞络之火"与"命门相火"，皆属致病之邪火，亦称"阴火"。关于"阴火"的其他问题，下面再讲。

（3）相火。在中医理论中，心为君主之官，心火称为"君火"，其他脏腑相对心而言，皆为相，故其火统称为"相火"，如肝胆相火、少阳相火等。由于有些医家不明白命门属于先天，其地位本应高于心火（君火），却亦称命门之火为相火，其实乃指肾阳之火。但无论如何，相火与心火是毫不相干的。东垣称"相火，下焦胞络之火"，而此胞络之火又称"阴火""心火"，谓"心火者，阴火也，起于下焦"，这就从字面上将"相火"与"心火"混为一谈了，完全违背了中医学的基础理论。如今我们学习李东垣的学说，以及应用他的诸多方剂，不得不在口头上沿用他的所谓"相火"，但要知道，此"相火"并非真正的"心火"，亦非一般医家认为的命门之火，而是与"下焦包络之火"一个意思，就是"阴火"。

既然"阴火"就是"相火"，而"相火"又是"元气之贼"，纯属致病的邪气，故曰"火与元气不两立，一胜则一负"，因此，我们在学习东垣相关论述时，就要把"心火""阴火""相火"统统当作一个名词或概念对待，即均属同一个病邪。这个病邪存在于女子胞，即胞宫，位于人体的最下、最内处，东垣称此处为"下焦"，故又称"下焦胞络之火"。在这里，东垣明确说明是"下焦胞络"，不是我们中医理论常说的"心包络"，心包络即手厥阴心包络，位于上焦，两者截然不同，千万不可混为一谈。

那么，"阴火"，即所谓"相火""心火"是怎样形成的，或者说它的来源是什么呢？上述引文东垣给予了简单的答复："脾胃气虚，则下流于肾肝，阴火得以乘其土位。"这段话不仅指明了"阴火"是由于"脾胃气虚，则下流于肾肝"所致，而且更进一步引申出"阴火得以乘其土位"导致的一种特殊疾病，即发热。它是东垣拟定补中益气汤加以治疗的基本病证，是东垣理论的核心内容。对此，下面重点讲述。

（4）甘温除热。前述《内外伤辨惑论》的引文中，东垣在谈到"脾胃气虚，则下流于肾肝，阴火得以乘其土位"以后又说，"故脾胃之证，始得之则气高而喘，身热而烦，其脉洪大而头痛，或渴不止，皮肤不任风寒而生寒热。盖阴火上冲，则气高而喘，身烦热，为头痛，为渴，而脉洪大。脾胃之气下流，使谷气不得生浮，是生长之令不行，则无阳以护其荣卫，不任风寒，乃生寒热，皆脾胃之气不足所致也……然则奈何？曰：惟当以甘温之剂，补其中，升其阳，甘寒以泻其火则愈。《内经》曰：劳者温之，损者温之。盖温能除大热，大忌苦寒之药泻胃土耳。今立补中益气汤"。其中提出了一个重要病机，即"阴火上冲"，其病因则由"脾胃之气不足""脾胃之气下流"所致。至于两者到底是什么关系，"脾胃之气"为什么"下流"，"下流"了又为什么会导致"阴火上冲"？这里并没有讲清。

探讨这一问题，我认为从东垣所引的《素问·调经论》中的一段经文可以找出线索。《兰室秘藏·饮食劳倦门》曰，"《调经篇》云，阴虚生内热奈何？岐伯曰：有所劳倦，形气衰少，谷气不盛，上焦不行，下脘不通，而胃气热，热气熏胸中，故内热"。随之东垣自云："气衰则火旺，火旺则乘其脾土，脾主四肢，故困热无气以动，懒于语言，动作喘乏，表热自汗，心烦不安。当病之时，宜安心静坐，以养其气，以甘寒泻其热火，以酸味收其散气，以甘温补其中气，《经》言劳者温之、损者温之者是也"。从中明显看出《素问·调经论》关于"阴虚生内热"的一段经文是东垣"甘温除热"法的来源。此段经文，在《脾胃论·脾胃虚实传变论》中亦有引用，足见东垣对它的重视。

因此，我们有必要对这段经文的旨意重新加以体会，而且要超出一般读者对它的理解水平。

首先，什么叫"阴虚"？这是我们理解这段经文的关键环节。一般认为，"阴虚"就是阴液虚或阴血虚，此完全错误。我多次强调，阴阳是指空间，是位置的概念，"阴虚"就是"内虚""里虚"。在于人体，什么脏腑才在人体的最内、最里处，只有脾，故《内经》称脾为"阴中之至阴"，"至"者最也，因此，这里的"阴虚"就是指"脾虚"，所谓"阴虚生内热"，就是"脾虚生内热"。张隐庵深明此理，故注曰："此言阴虚生内热者，因中土之受伤也。"显然，此"中土"就是指脾，故又曰："夫饮食劳倦则伤脾，脾主肌肉，故形气衰少也。水谷入胃，由脾气之转输，脾不运行，则谷气不盛矣。上焦不能宣五谷之味，下焦不能受水谷之津，胃为阳热之腑，气留而不行，则热气熏于胸中而为内热矣。"对此，我们如用气机升降学说解释，就更加容易理解。

气运动的基本形式是阴升阳降、阴出阳入，而且"四者之有，而贵常守"，即升、降、出、入四者应恋守勿失，互为因果，不升则不降，不出则不入，反之亦然。脾胃同属中土，为人体脏腑气运动的枢轴。脾为阴土，其气主升；胃为阳土，其气主降。由于"劳倦"，必然伤脾，导致"形气衰少"。"形"者，有形之血也；"气"者，无形之气也。脾之气血受伤而衰少，必然导致运化水谷精微无力，于是"谷气不盛"，即水谷精微不足。盖"饮入于胃，游溢精气，上输于脾"，饮食物入胃，"游溢"，即将其转化成营养物质，要靠胃的受纳、消化与脾的运化之共同作用，现脾虚，不能运化水谷，水谷不能化生为精微即"精气"，当然就不能"上输于脾"了。在这里，还要补充说明下面一个问题：胃属阳，居上，脾属阴，居下，胃气主降，为什么叫作"上输于脾"？这是由于胃在食物消化的过程中先要把食糜下输小肠，再由小肠进一步化生水谷精微，才能将其输送于脾。此时小肠居脾之下，故曰"上输于脾"，只是由于"大肠、小肠皆属于胃"，故经文将此过程略而不谈了。此后，脾气主升，进一步运化水谷精微，并将其上输于肺，故曰"脾气散精，上归于肺"。但是，由于脾虚，这个过程出现了障碍，以致"谷气不盛，上焦不行"。既然水谷精微即"谷气"缺少而"不盛"，脾气当然亦不能将其上输于肺，故曰"上焦不行"。上焦者，肺也，心也。为何还有心？此由《经》曰"食气入胃，浊气归心"可知。问题的严重性并未到此为止，由于不升则不降，脾气不升则胃气不降，胃内容物既不能正常消化，亦不能将其下输小肠，而下输小肠要通过下脘，故曰"下脘不通"。胃为阳，胃气不降，阳主热，食物不能下行，也要郁而化热，故曰"胃气热"。胃热不降必然上逆，上逆于胸，故曰"热气熏胸中"，此时不仅胸中有热，称其为"内热"，更主要的是心主血脉，肺主皮毛，其热可通过血脉与皮毛达于全身，而出现全身发热。这就是"阴虚生内热"即脾虚生内热的全过程。

对此怎样治疗？东垣补中益气汤是最佳方剂。以其"形气衰少"，故用当归补其有形之血，人参、黄芪、白术、炙甘草补其无形之气。如此则脾之气血双补，尤其重在补气，从而从根本上使脾主运化的功能归于正常，解决了"谷气不盛"。同时再用橘皮，东垣谓"气乱于胸中，为清浊相干，用去白陈皮以理之，又能助阳气上升，以散滞气"，实则理气化湿行滞，清除脾升胃降道路的障碍。更重要和有趣的是如何解决"上焦不行"，即令其脾气上升，这是东垣创制补中益气汤的最大特点和亮点。下面对此着重讨论。

东垣认为，使脾气上升，必用"风药"。在《内外伤辨惑论》中说，"但宜补之以辛甘温热之剂；及味之薄者，诸风药是也。此助春夏之升浮者也……在人之身，乃肝心也"。在补中益气汤，东垣谓"胃中清气在下，必加升麻、柴胡以引之，引黄芪、甘草甘温之气味上升……二味苦平，味之薄者，阴中之阳，引清气上升也"。必须明确，这里东垣所谓"胃中清气"，实指脾气，所谓"胃中清气在下"，实为脾之清气在下。盖脾为阴，胃为阳，"阴清而阳浊"，清阳上升者，脾也；浊阴下降者，胃也。东垣理论中常以胃代脾，是一大缺陷。清代医家叶天士深明此理，故曰"东垣大升阳气，其治在脾"。从"人体后天气运动基本模式图"可知，脾胃同为气运动之枢轴，脾为阴土，居轴之左；胃为阳土，居轴之右。脾从左升，胃从右降，脾胃之升降带动了肝肾从左而升、心肺从右而降。同时，也应当认识到另一方面，即肝肾之左升与心肺之右降亦可带动脾胃的升降，从而体现枢轴与轮周的相互依存、相互资助、相互推动的关系。例如，当脾气从左升无力或受到阻碍之时，如果设法增加肝气上升之力，则可推动脾气上升，而且从杠杆原理体会，会更加省力。这就是东垣在补中益气汤中用升麻、柴胡的道理。盖升麻、柴胡乃风药，乃肝之药也。前文东垣谓升麻、柴胡为"阴中之阳"药，为"味之薄者"，故为"风药"，而肝亦为"阴中之阳"脏，故称为风脏，风药作用于风脏，同气相求，合情合理，顺理成章。以风药之升助风脏之升，再更助脾气上升，这就是东垣一再曰风药升阳的道理。其实，风药属阳，阳助阴升，其风药升的是阴。在这方面，东垣用药十分正确，但在理论上，正如将脾气说成"胃气"一样，也是存在缺陷的。我在《发挥》书中《从气机升降学说谈"肝者，罢极之本"》文中说，"东垣在气运动升降理论中，常以阳升阴降立论，故有'升阳益胃'之说，是一大缺点。但读者只要明其用方主旨在于升达肝脾，就能正确运用其诸多方剂了。读书而善读书，东垣理论之瑕疵也就无关大局了"。

在甘温之参、芪等药与升、柴风药的共同作用下，脾气得以从左而升，则胃气自然从右而降，下脘得通，胃气不再郁滞而生热，热气亦不再熏于胸中，由此而导致的肺、心之热不再发生，《经》所谓"阴虚生内热"的一系列症状自除。在补中益气汤中，毕竟以大队甘温补脾药物为主，东垣故将本方作为"甘温除大热"的主方、代表方。

问题在于，上述内容并不是东垣"甘温除热"的全部理论，甚至不是其中的最重要理论部分，因此，必须讲述下面的内容。

（5）脾胃气虚，则下流于肾肝，阴火得以乘其土位。这是东垣理论中最为独特的内容，是东垣对整个中医理论体系的充实和发展，意义重大。

对于脾虚而生热的一般病情，实践证明补中益气汤是有效的。但是，由于脾虚病情的进一步发展，所谓"下流于肾肝"，由此而导致的发热，用补中益气汤治疗则力有所不逮了，这就是东垣提出上述理论的原因。

东垣在《内外伤辨惑论》中谈及内伤发热的机理时说，"其内伤饮食不节，或劳役所伤……其恶风寒也，盖脾胃不足，荣气下流，而乘肾肝……既下流，其心肺无有禀受，皮肤间无阳，失其荣卫之外护……但见风见寒……便恶之也……是热也，乃肾间受脾胃下流之湿气，闭塞其下，致阴火上冲，作蒸蒸而躁热"。在这里，东垣别开生面，提出了脾胃之气"下流"的概念，其中有"荣气下流，而乘肾肝"，有"肾间受脾胃下流之湿气"之说。清代医家黄坤载在《伤寒悬解》中说，"太阴主荣，阳明主卫"，可见，这里所说的"荣气下流"即指脾气之下流。这是脾的营养物质，是正气。但是，又有"脾胃下流之湿气"，则为脾气运化失常而产生的水湿之气，为邪气。不论正气还是邪气，一旦脾气不足因而升清无力，皆或"乘肾肝"，或令"肾间"之气"闭塞其下"，最终均可导致"阴火上冲"。对此，东垣在本书中又说，"夫脾胃虚，则湿土之气溜于脐下，肾与膀胱受邪"，而且"脾胃之气不足，而反下行，极则冲脉之火逆而上"。在《脾胃论》中说，"督、任、冲三脉为邪，皆胃气虚弱之所致也""下元土盛克水，致督、任、冲三脉盛，火旺煎耗，令水沸腾而乘脾肺""燥热及胃气上冲，为冲脉所逆，或作逆气而里急""先病热中证者，冲脉之火附二阴之里，传之督脉……督脉其盛也，如巨川之水，疾如奔马，其势不可遏"。所有这些论述，阐明了脾气虚而下流，不论正气还是邪气，均可令肝、肾、膀胱受邪，郁闭下焦阳气而生热，热气郁极而上冲，进一步令胃气上冲，冲及心肺，即可产生各种热象。更为重要的是，东垣把此种热气上冲与督、任、冲三脉尤其是冲脉生理、病理相联系，申明三脉尤其是冲脉"逆气而里急"之上冲，皆由"胃气虚弱之所致"，从而把后天疾病延伸至先天，是对中医理论划时代的创新发展，对我们当今治疗癌病意义重大。遗憾的是，上述宝贵遗产却被后人遗忘和遗弃了，我们的任务则是把它捡拾起来，发扬光大。对此，下面还要讲述。

上述阴火上冲"乘其土位"的疾病如何治疗？东垣认为，应当在补中益气汤中进行药物的加味。东垣强调在补益脾胃的基础上，还要注意两方面：一是风药的运用，一是要有针对"阴火"的用药。正如《脾胃论》所说，"《经》云：阳本根于阴，惟泻阴中之火，味薄风药升发，以伸阳气，则阴气不病，阳气生矣"。

关于"风药"，东垣在《内外伤辨惑论》中说，"肾肝之病同一治，为俱在下焦，非风药行经则不可，乃受客邪之湿热也，宜升举发散以除之""脾胃不足之证，须用升麻、柴胡苦平，味之薄者，阴中之阳，引脾胃中清气行于阳道及诸经，生发阴阳之气，以滋春气之和也；又引黄芪、人参、甘草甘温之气味上行，充实腠理，使阳气得卫外而为固也。凡治脾胃之药，多以升阳补气名之者此也"。在《脾胃论》中，东垣特别提出"胆"的重要性，"凡十一脏皆取决于胆也。胆者，少阳春升之气，春气升则万化安，故胆气春升，则余脏从之"，因此才"以诸风药，升发阳气，以滋肝胆之用"。并且说明为什么"邪在少阳、厥阴，亦用太阳经药"，乃因"风药升阳以发火郁，则脉数峻退矣"。其中并用阴阳升降的道理加以解释，"少阳之气始于泉下，引阴升而在天、地、人之上，即天之分"。东垣对这一问题的理解十分正确，难能可贵。证明东垣所谓之"升阳"，正是升阴，以阳助阴升也。东垣认为，升阳的结果，恰恰能通过升发脾胃之气以补益心肺上焦之气，因此在引用《黄帝针经》云：从下上者，引而去之。上气不足，推而扬之"之后曰，"盖上气者，心肺上焦之气，阳病在阴，从阴引阳，宜以入肾肝下焦之药，引甘多辛少之药，使升发脾胃之气，又从而去其邪气于腠理皮毛也"。盖心肺上焦之气不足，其根本缘于下焦肝肾之病，亦由脾胃之气不得升发所致，此纯属"阳病在阴"，故应以风药伍以补益脾胃之药"从阴引阳"，不仅能补益心肺之气，并能"去其邪气于腠理皮毛"，这就把运用风药的道理完全解释清楚了。

在这里必须说明，东垣所谓之"风药"绝非仅补中益气汤中之升麻、柴胡二味。通读东垣的全部著作，还应有荆芥、防风、羌活、独活、细辛、藁本、蔓荆子、白芷、葛根等品，必要时麻黄、桂枝亦可加入。

关于针对"阴火"的用药，东垣指出，阴火的发生，一由脾胃之气的虚弱，故《内外伤辨惑论》一开始即曰，"阴火独旺，上乘阳分，故荣卫失守，诸病生焉，其中变化，皆由中气不足，乃能发生耳"；一由脾胃下流之湿气，闭塞其下而生火，郁极乃发，故曰"脾胃之气不足，而反下行，极则冲脉之火逆而上"。所谓"逆而上","是无形质之元气受病也，系在上焦，心肺是也"。前面已经阐明，从下焦逆升于上的"阴火"，不仅有冲脉之火。以冲脉隶于肝肾，尚有肝肾之火、膀胱之火；冲脉与督脉、任脉密切相关，尚有督脉、任脉之火；冲、任、督三脉皆起源于胞宫，又称"胞络之火"；女子胞为先天奇恒之腑，皆在于命门之内，此处发病，又称"命门之火"；胞络"系于心"，又称"心火"，但为与纯粹心火鉴别，故又称"相火"。然而，以上诸火毕竟皆"起于下焦"，故统称"阴火"。以其使"无形质之元气"即"心肺"受病，故曰"火与元气不两立，一胜则一负"。既然如此，为根治此"阴火"，必须首先补益脾胃，这是东垣补土学说的基本理论、基本内容。其次，就要对"阴火"采取具有针对性的用药方法。这里主要讨论此法。

①升阳以除湿，淡渗以利湿。前述诸"风药"，即属升阳以除湿者。以其升阳，并有解郁作用。对此，《内外伤辨惑论》曰，"肾肝之病同一治，为俱在下焦，非风药行经则不可，乃受客邪之湿热也，宜升举发散以除之"。而且，"木郁者，遏于厥阴肝木于下"，因此，《脾胃论》更强调风药的舒肝利胆解郁作用，由于"厥阴为十二经之领袖，主生化之源""胆者，少阳春升之气，春气升则万化安"，故"以诸风药，升发阳气，以滋肝胆之用"，从而起到"风药升阳以发火郁"的目的。除补中益气汤外，东垣的诸多方剂，如升阳益胃汤、清暑益气汤、升阳除湿汤、升阳散火汤、补脾胃泻阴火升阳汤皆大量应用风药，其道理即在于此。可见，东垣运用风药，不仅在于舒达肝脾，以助脾气上升，更在于根治"阴火"，这是我们尤其应当理解者。盖用风药使湿去热散，郁闭于下焦的湿热之邪消失，继发之"阴火"自除。

至于淡渗利湿之法，乃直接针对湿邪，同时使附着于湿邪之热邪亦从小便排出体外，乃给湿热之邪以出路也。如用补中益气汤，提出"如淋，加泽泻五分"；升阳益胃汤中有茯苓、泽泻；清暑益气汤中有泽泻，皆然。当然，一定要明确，东垣除湿之法，是以风药升阳为主，淡渗利湿之法并不居于主要地位。

②选用直接清除"阴火"的药物。由于东垣所谓之"心火"即"阴火"，

因此，在《脾胃论》中强调"于脾胃中泻心火之亢盛，是治其本也"。可见，清除阴火并非治标，而是治本，在东垣补益脾胃理论中具有十分重要的意义。

问题在于，任何治疗方法都应有其特定的针对性，应用清除阴火药物，也要首先明确其适应范围。

首先，一定要有"脾胃虚衰、元气不足"的基本证候。

其次，就要有相应的阴火"起于下焦"并郁于下焦的症状，以及阴火"乘其土位"即"阴火上冲"的症状。关于这个问题，东垣除了较完整地提出"始得之则气高而喘，身热而烦，其脉洪大而头痛，或渴不止，皮肤不任风寒"等症状以外，余则散见于他所论述的多种疾病当中，而且多数是从选用特定清除阴火药物的角度而言的。现将其择录于下。

《内外伤辨惑论》在提到补中益气汤的加减法时说：如见心乱而烦，则"少加黄柏以救肾水，能泻阴中之伏火，如烦扰不止，少加生地黄补肾水，水旺而心火自降。"又说："脚膝痿软，行步乏力，或痛，乃肾肝伏热，少加黄柏五分，空心服。"

《脾胃论》曰，"脉中兼见沉细，或见善恐之证，此肾之脾胃病也，当于本经药中加泻肾水之浮及泻阴火伏炽之药""肾火旺及督、任、冲三脉盛，即用黄柏、知母酒洗讫，火炒制加之""燥热及胃气上冲，或作逆气而里急者，加炒黄柏、知母""黄柏之苦寒，除湿热为痿乘于肾，救腿足无力，亦除阴汗、阴痿而益精""肾苦燥，急食辛以润之，故以黄柏苦辛寒，借甘味泻热补水……名曰清暑益气汤""丹田有热者，必尻臀冷，前阴间冷汗，两丸冷，是邪气乘其本而正气走于经脉中也，遇寒则必作阴阴而痛，以此辨丹田中伏火也，加黄柏、生地黄，勿误作寒证治之""堵塞咽喉，阳气不得出者曰塞；阴气不得下降者曰噎。夫噎塞，迎逆于咽喉胸膈之间，令诸经不行，则口干、目瞪、气欲绝……暑月阳盛，则于正药中加青皮、陈皮、益智、黄柏，散寒气，泄阴火之上逆"。

《兰室秘藏》曰，"厥逆，其证气上冲咽不得息，而喘息有音不得卧……

如夏月有此证，为大热也……宜以黄连酒洗、黄柏酒浸、知母酒浸，已上各等分……为细末，煮汤为丸，如梧桐子大，每服一百丸至二百丸，白汤送下，空心服。仍多饮热汤，服毕少时，便以美食压之，使不令胃中停留，直至下元以泻冲脉之邪也"。

由以上引文可知，"阴火"导致的症状尚有：心乱而烦，烦扰不止；脚膝痿软，行步乏力，或痛；脉中兼见沉细，善恐；燥热及胃气上冲，或作逆气而里急；阴汗，阴痿；丹田有热，却见尻臀冷，两阴间冷汗，两丸冷；噎塞；厥逆，气上冲咽不得息，喘息有音不得卧，而发于夏月者。所用药物最主要的是黄柏，其次是知母，皆要酒洗。如兼肾水亏，可加生地黄。如阴火冲于上而兼火炎喘息气逆者，亦可加酒洗黄连。噎塞而气逆于胸膈之间，用药当寒热并用，理气散寒可用青皮、陈皮、益智，泄阴火之上逆仍当用黄柏。

以上症状虽多，其实仍属举例而言。征之临床，阴火上冲导致的疾病及其症状，远比上述所言更为繁多。读者对此应首明病机，再举一反三，在临床中即可应付裕如，万举万当。

在这里必须要提出的是，东垣强调"阴火"，其主要症状就是气逆上冲。但是，气逆上冲之证却有寒热两种截然不同的证候类型。证属于热者，实乃湿热之邪郁闭于下焦，郁久则化火而冲逆于上，故曰"阴火上冲"，治疗方法即如上述。此外，亦有证属于寒者，此因肝肾有寒，而冲脉隶于肝肾，则肝肾阴寒之气亦夹冲脉之气而上逆。如《内外伤辨惑论》言补中益气汤加减法曰"脐下痛者，加真熟地黄五分；如不已者，乃大寒也，加肉桂五分"。脐下痛乃病在于肾，其大寒而用肉桂，乃取其温肾纳气之功，制止肾中阴寒之气夹冲气上逆也。又如同样噎塞之病，《脾胃论》则曰"寒月阴气大助阴邪于外，于正药内加吴茱萸大热大辛苦之味，以泻阴寒之气"。《兰室秘藏》曰，"如秋冬之月，胃脉四道为冲脉所逆，胁下少阳脉二道而反上行，名曰厥逆，其证气上冲咽不得息，而喘息有音不得卧，加吴茱萸五分至一钱，汤洗去苦，观厥气多少而用之"。此言不论噎塞还是厥逆之病，皆有属于阴寒之证者，此种证候亦属冲脉之气上逆，但与用知、柏之属不同的是，要用大热辛苦之吴茱萸。关于吴茱萸，前面在吴茱萸汤的阐释中，已经提到李时珍《本草纲目》中对李东垣运用本品的论述，更着重提到王好古强调本品"冲脉为病，逆气里急，宜此主之"，皆可作为此处东垣运用吴茱萸机理的佐证。

由此可见，东垣所谓"脾胃气虚，则下流肾肝，阴火得以乘其土位"之"阴火上冲"，并非一般认为的只因湿热郁闭于下焦，还应当有寒湿郁闭于下焦。不论湿热，还是寒湿，郁久皆能导致气逆于上，而且是随冲脉之气上逆，只是所导致的症状有寒热之别而已。东垣列出这两大类型，有十分重大的理论与临床意义。因为所谓"脾胃之气下流"，其实就是湿气下流，由于个人体质的差异，湿邪既可与热相合，亦可与寒相合，所谓从阳化热与从阴化寒，而成湿热与寒湿两大类型，这是完全符合中医基本理论的，体现了东垣深厚的理论功底及丰富的临床经验。

说到这里，使我们由冲脉之论联想到东垣对整个中医基础理论的发展。前面已经说过，东垣多次将冲脉与督脉、任脉并列而言，诸如"督、任、冲三脉为邪""督、任、冲三脉盛""冲脉之火附二阴之里，传之督脉"等。更为重要的是，东垣多次提到"胞络"即女子胞的络脉、血脉，而《经》云"冲脉、任脉皆起于胞中"，张子和并曰，"冲、任、督三脉，同起而异行，一源而三歧，皆络带脉"。女子胞为奇恒之腑，冲、任、督、带为奇经八脉，皆属先天，东垣多次论及于此，显然体现他对先天的重视，证明已把对后天之本脾胃的研究延伸到人体的先天，这是理论上的重大飞跃，具有划时代意义。不仅如此，东垣还将女子胞与命门相联系，此时的命门就绝对是东垣心目中的先天了。《兰室秘藏·小儿门》曰，"夫胞者，一名赤宫，一名丹田，一名命门，主男子藏精施化，妇人系胞有孕，俱为生化源，非五行也，非水亦非火，此天地之异名也，象坤土之生万物也"。盖奇恒之腑之女子胞，其"女子"应作"阴"理解，言其位置在人体的最下、最内处，在女子固然可"系胞有孕"，在男子则"藏精施化"，其所谓"一名命门"者，应理解为在于命门之内，以其为"生化源"而"生万物"，故与命门一样，同属于先天。

两者的概念一致，故东垣常将"包络中火邪"亦称为"命门之火""命门相火"，并将其血脉同称为"包络命门之脉"。

伴随着对奇恒之腑、奇经八脉的认识，东垣又延伸了对奇邪、奇病的认识。《素问·奇病论》明确指出"巅疾"即痫病为"胎病"，以其"得之在母腹中"即女子胞中，显然为先天性疾病。据此，东垣更有深刻的认识。《脾胃论》曰，"病痫者……皆阳跷、阴跷、督、冲四脉之邪上行，肾水不任煎熬，沸腾上行为之也。此奇邪为病，不系五行阴阳十二经所拘，当从督、冲、二跷四穴中奇邪之法治之"。在这里，东垣明确指出痫病来源于先天，病位在女子胞即奇恒之腑与奇经八脉，病因则为"奇邪"。如此，已将奇病并列于此，构成"四奇"，完整地阐明了先天性疾病的病因、病位、病机，为我们进一步研究先天性疾病的治疗打下了良好的基础，这是东垣对中医学发展的极大贡献。注意：所谓"不系五行阴阳十二经所拘"，即告知我们，治疗奇邪引起的奇病，用脏腑辨证、六经辨证是解决不了的，必须从"奇邪之法治之"。《内经》曰，"饮入于胃……水精四布，五经并行，合于四时五脏阴阳，《揆度》以为常也"，其中"五经""四时""五脏""阴阳"即东垣所谓"五行阴阳十二经"，以其为"常"，为《揆度》一书研究的内容，故属于后天。在这里，东垣把先天与后天进行了严格的区分，远超此前及此后历代医家的水平，令我们不得不赞叹其聪明、智慧和伟大。

下面，谈一谈补中益气汤证的主症。补中益气汤立方主旨在于补益脾胃尤其是脾的气血，其次即用风药升举脾的清气。风药入肝，二者共同作用，乃为升达肝脾。因此，在《脾胃论·脾胃盛衰论》中明确说明，"肝之脾胃病也，当于本经药中加风药以泻之"。这里的所谓"泻之"并非攻泻之意，而是指祛除"四肢满闭、淋溲、便难、转筋"等肝气郁滞之象。既然如此，联系升阳益胃汤治"肺之脾胃虚"，亦可谓补中益气汤治"肝之脾胃虚"，此由当归补肝血，诸风药补肝气可知，而肝之气血，归根结底皆来源于脾胃也。以其脾之气血虚，且气血生化无源，患者故"气短乏力"；以其中气虚衰而清阳不升甚则下陷，故"饿时心中空虚，有胃脘下坠之感"；脾虚而清阳不升，气血不能上达于心肺，东垣谓"无形质之元气受病者，系在上焦，心肺是也"，然而尤以土不生金为甚，故脉两寸尤以右寸沉而无力，以其脾虚即中气虚为其病本，故两关尤以右关虚浮，以其肝郁而不得升发，故左关并兼见弦细。对此，东垣在上文中亦有说明："其右关脉缓而弱，本脉也。而本部本证脉中兼见弦脉……此肝之脾胃病也"。

东垣在其著作中，提出补中益气汤证的大量症状，我认为皆可作或然症看，似此诸多症状，用于研究其病因、病机尚可，但均非"存在而且唯一"。有临床中，只要见到本书提到的主症，不论任何疾病及其任何症状，用补中益气汤治疗，一概有效。当然，如有下焦阴火存在的症状，应按东垣法进行加味。

补中益气汤治疗疾病的范围广泛，疗效确切，一直受到医家的重视和推崇，无人不晓，无人不用，可谓继仲景经方之后的中医第一名方。但从应用层次来看，历来有所不同。一是浅层次的应用，如《方剂学》教材即然，平淡无奇，没有体现补中益气汤的特色，没有回到东垣著作的原点探讨其立方之主旨以及对中医理论的发展贡献。二是深层次的应用，将其上升到《内经》理论的高度，为中医事业的进一步发展指明前进的方向。在这方面，明代著名医家薛立斋为我们做出了示范。薛氏在《内科摘要》中，针对《素问·调经论》所谓"阴虚生内热奈何"，明确指出，"夫阴虚乃脾虚也，脾为至阴，因脾虚而致前症"。薛氏治内伤杂病，绝大部分均用补中益气汤治疗，兼肾阴虚者伍以六味地黄丸，兼肾阳虚者伍以《金匮》肾气丸。而对于肝郁化火者，则伍以加味逍遥散，或单纯伍以山栀、左金丸；对于肝寒者，则或配伍四神丸，或加半夏、茯苓、吴茱萸、木香，其中均有吴茱萸，显然受到东垣的影响。以上用法，意在升达肝脾，与东垣旨意一致，而且有所发展。盖薛氏认识到，人体气运动是阴从左升，故尤其注重补中益气汤与六味地黄丸、《金匮》肾气丸的合用，使脾肾从左而升。另一方面，薛氏亦未忽视气运动的阳从右降。如治患者"每至春咳嗽，用参苏饮加芩、连、桑、杏乃愈"，后又发作，查其"左尺洪数有力"，认为是"肾经阴火克肺金，当滋化源，遂以六味丸料加麦冬、五味、炒栀及补中益气汤而愈"。综观薛氏全部用药，始终以升达肝、脾、肾为主，以清降肺气为辅，从而使肺胃之气从右而降。如此升降相因，迴旋运转，完全符合《金匮》所谓"阴阳相得，其气乃行；大气一转，其气乃散"的旨意。我们治癌，强调宣降肺气与舒达肝气并举，以及升脾降胃、交通心肾，皆受到了薛氏的启发。尤其在临床中以补中益气汤与六味地黄丸合方，治疗大部分晚期癌病，均有显著疗效。以此为主方，再配合清降肺气、和降冲气之品，疗效更佳。

由此可见，深入学习东垣的学术思想，尤其学习他将治疗后天脾胃病延伸至治疗先天性疾病的理论，并将其发扬光大，对中医学术的发展必将产生不可估量的影响。

清暑益气汤

【组成与用法】黄芪（汗少减五分）　苍术（泔浸，去皮）　升麻已上各一钱　人参（去芦）　泽泻　神曲（炒黄）　橘皮　白术已上各五分　麦门冬（去心）　当归身　炙甘草已上各三分　青皮（去白）二分半　黄柏（酒洗，去皮）二分或三分　葛根二分　五味子九枚

上件同㕮咀，都作一服，水二大盏，煎至一盏，去渣大温服，食远，剂之多少，临病斟酌。

【主症】①不论所发何病，最初发病均在3～9月，此后如未加正确治疗，可持续存在，如暂愈，则以后每年5～9月重复发病；②右关脉虚细而缓或洪缓无力，两寸尤以上寸脉沉细无力。

【阐释】本方出自李东垣《内外伤辨惑论》及《脾胃论》。

前者曰："此病皆由饮食失节，劳倦以伤，日渐因循，损其脾胃，乘暑天而作病也。"

后者曰："《刺志论》云：气虚身热，得之伤暑。热伤气故也。《痿论》云：有所远行劳倦，逢大热而渴，渴则阳气内伐，内伐则热舍于肾。肾者水藏也，今水不能胜火，则骨枯而髓虚，足不任身，发为骨痿。故《下

经》曰，骨痿者，生于大热也。此湿热成痿，令人骨乏无力，故治痿独取于阳明。

时当长夏，湿热大胜，蒸蒸而炽，人感之多四肢困倦，精神短少，懒于动作，胸满气促，肢节沉疼，或气高而喘，身热而烦，心下膨痞，小便黄而数，大便溏而频，或痢出黄如糜，或如泔色，或渴或不渴，不思饮食，自汗体重，或汗少者，血先病而气不病也，其脉中得洪缓。若血气相搏，必加之以迟。迟，病虽互换少差，其天暑湿令则一也。宜以清燥之剂治之。

《内经》曰：阳气者，卫外而为固也。炅则气泄。今暑邪干卫，故身热自汗，以黄芪甘温补之为君；人参、橘皮、当归、甘草甘微温，补中益气为臣；苍术、白术、泽泻渗利而除湿；升麻、葛根甘苦平，善解肌热，又以风胜湿也。湿胜则食不消而作痞满，故炒曲甘辛、青皮辛温，消食快气。肾恶燥，急食辛以润之，故以黄柏苦辛寒，借甘味泻热补水。虚者滋其化源，以人参、五味子、麦门冬酸甘微寒，救天暑之伤于庚金为佐，名曰清暑益气汤。"

对于本方证的研究，必须从其病因、病位的探讨开始。

《素问·通评虚实论》曰，"邪气盛则实，精气夺则虚"。此"虚"与"实"即言病因。就清暑益气汤证而言，其病因乃虚实相兼。

虚，主要是脾虚，即脾的气血虚，此与补中益气汤证相同，是东垣诸书着重论述的大部分疾病的基本点，或曰基本特征。此外，就清暑益气汤证而言，又有其不同特点，即必须具备心的气、血、阴虚。在《内外伤辨惑论》与《脾胃论》论述清暑益气汤证病因、病机时，皆引用《素问·刺志论》所谓"气虚身热，得之伤暑"之说，本篇经文同时指出"谷虚气虚"，可见，此"气虚"虽因暑邪伤气所致，但根本原因还是在于脾之气虚，故曰"谷虚"。因此在清暑益气汤证具有"不思饮食"之症的同时，又兼见"四肢困倦，精神短少，懒于动作，胸满气促"，以及"大便溏而频"等，皆证明病本在于脾虚。此脾虚与补中益气汤证一样，患者多因在盛夏之时，并且在饥饿的情况下，于田间作重体力劳动，亦由"劳役过度"及"饮食失节"所致。当今，由于农民生活水平普遍提高，且繁重的体力劳动多由机械所替代，本病已较少见。但在金元时代，战乱与饥荒频繁，本病多见乃势所必然，故东垣对其重点加以论述。

除了脾虚以外，就是心的气、血、阴虚。此由暑热伤心，更由体力劳动时汗出过多所致，以"汗为心之液"也。当然，发病的基础仍然在于脾虚，此由《经》云"食气入胃，浊气归心，淫精于脉"可知。盖此"浊气"乃脾胃化生的水谷精微之气，脾虚，则水谷精微化生不足，心失所养，故气、血、阴液皆衰少而不足，从而更易被暑热之邪与劳倦所伤。

由于是在脾虚的基础上导致的心虚，虽然东垣没有明确指出，但本证实际上就是"心之脾胃虚"。对此，《脾胃论》曰，"脾胃既虚，十二经之邪不一而出。假令不能食而肌肉削，乃本病也；其右关脉缓而弱，本脉也……本部本证脉中兼见洪大，或见肌热、烦热、面赤，而不能食、肌肉削一二证，此心之脾胃病也"。而清暑益气汤证除见诸脾虚症状外，更见"身热而烦""小便黄而数""自汗体重""脉中得洪缓"，显然为"心之脾胃病"，即"心之脾胃虚"之证。

实，一因"脾胃气虚，则下流于肾肝，阴火得以乘其土位"，一因脾之清气不升，则胃之浊气不降。气虚伤暑，暑必夹湿，湿热不仅困脾，致脾气不升，更致脾之清气下陷，于是湿热之邪下流于肾肝。就清暑益气汤证而言，主要是下流于肾。湿热之邪不仅郁闭于肾，导致肾的气机不畅，而且消灼肾的阴液，导致肾阴亏损，肾主骨，皆可致骨失所养，而成骨痿。此即东垣于本论（"长夏湿热胃困尤甚用清暑益气汤论"）开始时所说："《痿论》云：有所远行劳倦，逢大热而渴，渴则阳气内伐，内伐则热舍于肾。肾者水脏也，今水不胜火，则骨枯而髓虚，足不任身，发为骨痿。故《下经》曰，骨痿者，生于大热也。此湿热成痿，令人骨乏无力，故治痿独取于阳明。"因此，必须明确，东垣立清暑益气汤一方，其初衷本为治痿病所设，但一般医家对此多有忽视，只是认为是治一般暑热夹湿而伤气之证。其实本方乃治痿病之良方。此外，东垣又有"清燥汤"，与此方药物组成大体相同，此"清燥"，乃清热燥湿之谓，亦专门治疗痿病。由于脾之清气不升，且阴火上乘于土位，皆使胃之浊气不降。胃阳之气不降而反上逆，上干于心肺，故"胸满气促""气高而喘""身热而烦""心下膨痞"；浊阴不降且清阳不升，故"小便黄而少，大便溏而频，或痢出黄糜，或如泔色"。湿热之邪弥漫而困脾，亦可见"四肢困倦，懒于动作""肢节沉重""不思饮食""体重"等。以其有湿多与热多之不同，故亦有"或渴或不渴"、"自汗"与"汗少"之异。

综上所述，从病因及其引起的症状可知，清暑益气汤证的病位涉及脾、胃、心、肾、肺诸多方面，而由于湿热与脾虚，并进而导致心的气、血、阴液之虚，主要病位应在脾与心，故称其为"心之脾胃虚"证。

与上述病因、病位相对应，用药当首先滋养脾胃之气血，故重用黄芪，与人参、白术、炙甘草为伍，补脾胃之气，以当归补脾胃之血，"形气"双补而重在补气。以其"脾胃气虚，则下流于肾肝"，故同时伍以升麻、葛根，此二味"风药"轻清上浮，以利于脾气之上升，同时亦有"风能胜湿"之功。在此基础上，针对湿邪下流于肾，并郁而生热，故以黄柏清燥下焦湿热。以其脾虚而心失所养且暑热伤心，故以生脉散（人参、麦冬、五味子）与当归为伍，补益心之气、血、阴液，兼补肺气且收肺气之耗散。以其脾气不升而致胃气不降，为和胃行气利湿，故伍以苍术、青皮、陈皮、神曲、泽泻。其中泽泻亦可深入下焦，以祛肾中湿热之邪；苍术与黄柏相伍，为二妙丸，尤其具有深入下焦，清热燥湿之功，对治疗湿热成痿尤有针对性。

以上东垣所述清暑益气汤证的诸多症状，皆属在脾胃虚弱的情况下感受暑湿之邪所致，且湿热下流于肾，尤其会导致痿病。临床只要明了其病因、病机，正确运用清暑益气汤并不困难。问题在于，由上述病因、病机而导致的疾病和症状远比东垣提出的要多得多，这就要求挖掘出主症，恰恰在这方面东垣的论述是有所缺欠的，换句话说，东垣提出的那些症状均非"存在而且唯一"。我在长期临床中体会到，清暑益气汤证应有下述主症：

①不论所发何病，最初发病均在3～9月，此后如未加正确治疗可持续

存在，如暂愈，则以后每年5～9月重复发病；②右关脉虚细而缓或洪缓无力，两寸尤以左寸脉沉细无力。

我曾治一40岁女性脊髓炎患者，家住石家庄市装甲兵学院，3月份突发下肢瘫痪，某三甲医院治疗无效，至5月份来我处治疗，以清暑益气汤5剂而愈。又一女性患者45岁，患脊髓炎下肢瘫痪已三年，家住哈尔滨，当地三甲医院云无药可治。后家人得知上述患者由我治愈，遂来石市诊治。经用清暑益气汤10剂后，即可扶杖下地行走，再予滋补肝肾法，历时3个月而愈，至今健在，行动正常，已达26年未再复发。又治多例哮喘患者，首发病均在每年3～9月，后重复发病则在每年5～9月，经用清暑益气汤治疗，均在3～5剂内症状减半，10剂内痊愈。更有趣者，不论病程长短，一概有效，即使重复发病达20年以上者亦效。

我在学习《临证指南医案》时，发现叶天士用清暑益气汤治病亦抓住这一主症。《临证指南医案·卷五·暑》载一案例："卜二八，春夏必吞酸，肢痿麻木。此体虚不耐阳气升泄，乃热伤气分为病。宗东垣清暑益气之议：人参、黄芪、白术、甘草、麦冬、五味、青皮、陈皮、泽泻、葛根、升麻、黄柏、归身、神曲。"本病亦属痿病，且多年未愈。注意：明确指出"春夏必吞酸"，极为明显地提出了清暑益气汤证主症，即其病必"春夏"复发。盖痿病有不同病因、病位，治法亦多种多样，必于"春夏"发生或复发者，方可用本方治疗。本病虽"肢痿"多年，但从"春夏必吞酸"推之与春夏发病有关，故亦予本方，足见叶天士推理之缜密，思维之灵敏。

此外，更应重视东垣"心之脾胃病"之论。我认为此"心之脾胃病"即"心之脾胃虚"，本病脉象见右关脉虚细而缓或洪缓无力，即为脾胃虚，而两寸尤以左寸脉沉细无力，则为由脾胃虚引起的心之气、血、阴虚。强调原发病位虽然在脾，但继发病位必然在心。因此，清暑益气汤才在补益脾的气血的基础上加入生脉散补益心之气、血、阴液。其用黄柏，深入下焦，不仅清热燥湿，而且清热坚阴，资助肾水以上达于心，使水火既济、心肾相交，同样起到补心的作用。因此，在临床中一定要关注既脾虚又心虚的疾病，是否可能存在清暑益气汤的适应证。在《脾胃论》中，有关于清暑益气汤的"随时加减用药法"，专门提到"噎塞"一病，曰"堵塞咽喉，阳气不得出者曰塞，阴气不得下降者曰噎。夫噎塞，迎逆于咽喉胸膈之间，令诸经不行，则口开、目瞪、气欲绝。当先用辛甘气味俱阳之药，引胃气以治其本，加堵塞之药以泻其标也。寒月阴气大动阴邪于外，于正药加吴茱萸大热大辛苦之味，以泻阴寒之气。暑月阳盛，则于正药中加青皮、陈皮、益智、黄柏，散寒气、泻阴火之上逆，或以消痞丸合滋肾丸"。盖此言寒月与暑月治法之不同，证明清暑益气汤并不仅仅固定于治暑月的疾病。凡暑月发病者，可长年或多年不愈，查其具清暑益气汤证主症，不论现病在暑月或寒月，均可用本方治疗。而"噎塞"之病，亦应具本方证主症才可用本方治疗。"噎塞"一病，可能包括"噎膈"病在内，此病包括西医学所谓之"食管癌"。我在临床中发现，凡食管癌而具清暑益气汤证主症者，用本方治疗，其"噎塞"症状常于2~3剂内减半，有的患者可在10剂内症状消失，但终不能痊愈，常于半年后复发。但毕竟证明本方对食管癌有一定疗效。循此继续研究，当能取得更好的效果。关键在于对食管癌病位的认识。本病最终病位其实在心。《灵枢·经脉》曰，"心手少阴之脉，出属心系，下膈络小肠；其支者，从心系上挟咽，系目系"，其中的"咽"字，并非咽喉之谓，而是指食管，观《灵枢·营卫生会》"上焦出于胃上口，并咽以上，贯膈而布胸中"可知。可见，食管的功能与心密切相关。此外，还应认识到食管与冲脉的关系。所谓"冲之为病，逆气而里急""冲脉者，起于气冲，并足阳明之经，侠脐上行，至胸中而散也""冲脉者，起于气街，并少阴之经，侠脐上行，至胸中而散""冲脉者……其上者，出于颃颡"，皆证明冲气上逆必然导致胃气不降，继而胸中之气、食管之气不降而致"噎塞"。而且"冲脉者……并少阴之经，侠脐上行，至胸中而散"，肾中阴火亦随冲脉之气上冲灼伤食管，耗伤食管中津液，并进一步导致食管的气滞、血瘀、痰凝，皆为食管癌产生的原因。清暑益气汤不仅补益脾胃以治本，更补益心的气、血、阴液，直接资助食管的功能与濡养食管的津液、血液。此外，所列吴茱萸与黄柏，更能清降肾与冲脉之阴火，清火与降逆镇冲并举，则食管梗阻之疾可除。如再配合诸软坚散结、填精补髓、封固命门之品，则食管癌痊愈可期。

以上述食管癌可用清暑益气汤治疗为例，证明中医治疗一切癌病，均应首先明确其病机，实即病因、病位。就病因而言，一定要摒弃"癌毒"致癌之论。"癌毒"是什么毒？它与中医理论中的"毒"有何不同？治"癌毒"都用什么中药？对癌瘤的疗效有可重复性吗？许多所谓"抗癌中药"疗效到底如何？如此种种，至今也没有人说得清楚。即使如此，却还在不停地念叨"癌毒"，于是大量地应用清热解毒之"抗癌中药"及"以毒攻毒"的毒药、虫类药。如此不加辨证地用药，首先伤害了患者的脾胃，气血生化无源，怎能与奇邪抗争？就病位而言，一定要讲中医学的病位，而不是西医学的病位。西医对癌瘤皆以其所占部位命名，因此治法亦不同，就西医而言，这当然是正确的，但中医则不然。中医学的所谓脏腑名称来源于阴阳五行，并非实体脏器。如上述所言食管癌，西医认为病位在食管，中医则认为病位在"心"，要从"心"考虑其治疗方法。此正如古代医家所言，"治病不分脏腑经络，开口动手便错"。盖心属火，心火下降则肺气下降，则胃气下降，食管癌诸"噎塞"症状自除。与此相反，如把着眼点完全放到如何消掉食管的肿瘤方面，则必然无效。此无它，乃因纯属西医思维也。一定要明确，既然用中药治病，就必须用中医思维，因为只有中药的升降浮沉而不是所谓的"药理作用"，才能对应中医脏腑的气运动理论，才能治愈疾病。

升阳益胃汤

【组成与用法】黄芪二两 半夏（汤洗，此一味脉涩者宜用） 人参（去芦） 甘草（炙）已上各一两 白芍药 防风（以其秋旺，故以辛温泻之） 羌活 独活 已上各五钱 橘皮（不去穰）四钱 茯苓（小便利、不渴者勿用） 泽泻（不淋勿用） 柴胡 白术 已上各三钱 黄连二钱

上㕮咀，每服三钱，生姜五片，枣二枚（去核），水三盏同煎至一盏，去渣，温服。早饭午饭之间服之。禁忌如前（按：此指补脾胃泻阴火升阳

汤之服药禁忌，即"服药时，宜减食，宜美食。服药讫忌语话一、二时辰许，及酒、湿面、大料物之类，恐大湿热之物复助火邪而愈损元气也。亦忌冷水及寒凉、淡渗之物及诸果，恐阳气不能生旺也。宜温食及薄滋味以助阳气"）。其药渐加至五钱止。服药后如小便罢而病加增剧，是不宜利小便，当少去茯苓、泽泻。若喜食，初一、二日不可饱食，恐胃再伤，以药力尚少，胃气不得转运升发也。须薄滋味之食，或美食助其药力，益升浮之气而滋其胃气也。慎不可淡食以损药力，而助邪气之降沉也。可以小役形体，使胃与药得转运升发，慎勿大劳役使复伤。若脾胃得安静尤佳。若胃气少觉强壮，少食果以助谷药之力。《经》云：五谷为养，五果为助者也。

【主症】①自觉症状：呼吸时有上气不接下气之感，呼气费力而吸气如常，在体力劳动时尤为明显；②脉象：六脉皆沉细微弱，寸部尤甚，右寸常寻按至骨始觉搏动，稍举既失，然两尺重按仍搏动有根；③舌苔：舌胖淡红不华，苔薄白而润滑，有多量水液笼罩舌面。

【阐释】本方出自李东垣《内外伤辨惑论》及《脾胃论》。在《脾胃论·卷上·肺之脾胃虚论》中曰，"脾胃之虚，怠惰嗜卧，四肢不收。时值秋燥令行，湿热少退。体重节痛，口苦舌干，食无味，大便不调，小便频数，不嗜食，食不消。兼见肺病，洒淅恶寒，惨惨不乐，面色恶而不和，乃阳气不伸故也。当升阳益胃，名之曰升阳益胃汤"。针对方剂组成，并曰"何故秋旺用人参、白术、芍药之类反补肺？为脾胃虚，则肺最受病，故因时而补，易为力也"。这两段话合参，解释了什么叫"肺之脾胃虚"，以及它的病因、病位、症状和基本治法。

对所谓"肺之脾胃虚"的含义，东垣进行了解释，即"脾胃之虚……兼见肺病"，此因"脾胃虚，则肺最受病"。盖此因土不生金也。由此可见，前述补中益气汤证之"肝之脾胃虚"乃"脾胃之虚，兼见肝病"；清暑益气汤证之"心之脾胃虚"乃"脾胃之虚，兼见心病"，对此东垣虽皆未明言，其实已意在言外。此正如东垣所谓"脾胃既虚，十二经之邪不一而出"。《灵枢·五味》"胃者，五脏六腑之海也，水谷皆入于胃，五脏六腑皆禀气于胃"，此之谓也。

病因。基础病因还是由于"劳役过度"及"饮食失节"，就大多数患者而言，此"饮食失节"并非由饮食过饱及嗜食肥甘，反而是饥饿过度，营养不良。在战乱及饥荒年代最为普遍。患者大多形体消瘦而面如菜色。此外，就升阳益胃汤证而言，还有一个季节因素，即"时值秋燥令行"。"劳役过度""饮食失节"导致脾胃气虚，而"时值秋燥令行"本应肺气偏旺，为什么还要"补肺"？我认为并非由于"因时而补，易为力也"，乃因进入秋季，肺主令，肺气本更应发挥其宣发肃降的功能，但因平日脾胃虚弱，土不生金，肺气已虚，入秋需要发挥其功能时却力所不逮，肺气之虚弱反而明显，所以急需进补。

病位。显然病位在脾胃与肺，与病因相合而言，故曰"肺之脾胃虚"。

症状。平日即脾胃虚弱，气血生化不足，肢体筋骨缺乏营养，无力运动，故怠惰嗜卧，四肢不收。虽时值入秋，但长夏之湿仍有留存，浸渍肌肉关节，故体重节痛；湿邪困脾，运化失司，故口苦舌干，食无味，大便不调，小便频数，不嗜食，食不消。此时肺气之虚尤为明显，宣发肃降无力，阳气不能温煦体表，故洒渐恶寒，惨惨不乐，面色恶而不和。

基本治法要对应病因、病位。从病因而言，既要祛其邪，又要补其虚。从病位而言，应当治其脾、胃与肺。祛其邪，应当以祛湿、利湿、化湿、胜湿为主，少佐清热燥湿之品。方中二陈汤伍以泽泻，即属祛湿、利湿、化湿，而羌活、独活、防风、柴胡，则属"风能胜湿"。本病湿中尚余少许热邪，故仅用黄连二钱，为方中诸药用量之最小者，清热燥湿。上述诸品合用，并能和胃健脾，以助消化、运化，治其"不嗜食，食不消"等消化不良症状。补其虚，应着重补益脾胃，方能培土以生金，故重用黄芪，伍以人参、白术、炙甘草、生姜、大枣。前述四味风药最应注意，所谓"升阳益胃"者，缺此四味则不能。前面已经说过，东垣所谓"升阳"实则升阴，以脾为至阴，风药助其脾气之升；所谓"益胃"，其实为益脾，以病本在脾而不在胃。"脾宜升则健"，脾气得升，而后胃气得降，"胃宜降则和"。当然，胃气得降，亦有助于脾气之升，故方中有二陈汤伍以泽泻和胃降胃，尤其加用少量黄连，苦寒降胃，与上述诸品辛开苦降，相得益彰。此外即白芍的应用。本品酸寒，不仅滋脾阴、胃阴，而且养肝阴，与风药为伍，共助肝气之升发，进一步助其脾升而胃降。如此诸药协同作用，脾升胃降归于正常，水谷精微顺利化生气血津液，于是"脾气散精，上归于肺"，肺气得以充养，功能恢复正常，"肺之脾胃虚"之证自然消失。

在这里必须着重研究的是对升阳益胃汤证主症的探讨。仔细阅读东垣提出的各种症状，其实在补中益气汤证与清暑益气汤证中皆可出现，除强调发病季节在"秋"令之外，并无特异性，并非"存在而且唯一"，这就给本方区别于他方的应用带来了极大困难。

对此应当如何探讨？我认为"肺之脾胃虚"论及本方的药物组成应是其着眼点。

既言"肺之脾胃虚"，就应在脾胃虚的基础上有肺虚的突出症状。而所谓"洒淅恶寒，惨惨不乐，面色恶而不和"仅体现一般阳气虚症状，并非肺虚之所独有，故亦非"存在而且唯一"。由于肺主气，司呼吸，肺虚的症状尤其应体现在呼吸异常方面。《难经·第四难》曰，"呼出心与肺，吸入肾与肝"。呼出者，阳引阴出也；吸入者，阴引阳入也。心肺气虚者，阳无力引阴外出，故呼气费力。肝肾气虚者，阴无力引阳内入，故吸气费力。升阳益胃汤证乃属"肺之脾胃虚"证。脾虚而不能"散精，上归于肺"，于是肺虚而呼气费力，故其标虽在肺，其本则在脾。在饥饿与体力劳动时，脾肺气虚尤甚，故此症尤为明显。因此，本方证的第一个主症就是"呼吸时有上气不接下气之感，呼气费力而吸气如常，在饥饿及体力劳动时尤为明显"。由于"五脏六腑皆禀气于胃"，脾胃气虚，气血生化不足，全身各个脏腑均失其所养，故"六脉皆沉细微弱"；以其脾气不升，心肺尤以肺气失养最为严重，故脉之沉细微弱以"寸部尤甚，右寸常寻按至骨始觉搏动，稍举即失"；就升阳益胃汤证而言，肾尚不虚，或虽虚亦较轻微，故"两尺重按仍搏动有根"。此为第二个主症。需要着重说明的是第三个主症：本方证脾胃气血亏虚，诸脏腑均失其所养，故"舌胖淡红不华"；由于水湿之邪停聚明显，故"苔薄白而润滑，有多量水液笼罩舌面"。东垣在论述本证时，提出"时值秋燥令行，湿热少退"，而且升阳益胃汤方中有黄连，故一般方书均强调本证有"湿热"之邪。我认为对此应从全部药物组成全面分析。本方黄芪用量最重，达二两，半夏、人参、炙甘草各一两，白芍、防风、羌活、独活各五钱，橘皮四钱，茯苓、泽泻、柴胡、白术各三钱，而黄连仅用二钱，在《内外伤辨惑论》中更仅用一钱，微乎其微，与大量温补、温燥、温运及风药相比较，其清热之功简直可以忽略不计。因此，现代中医教材《方剂学》谓本方功用为"益气升阳，清热除湿"，主治"脾胃气虚，湿热内停"显然错误。言"益气升阳"而治"脾胃气虚"尚可，言"除湿"而治"湿"亦可，但言其"清热"而治"热"则与事实不符。盖患者"口苦舌干"，本必非湿热所致，就临床所见，寒湿困脾者同样亦可见"口苦舌干"，此以津液不布、阳浮于上故也。方中用如此少量黄连之寒性，实难抵其余大量温燥之品之热性。其实本方用黄连，乃稍借苦寒之力降其胃气，与其他诸和胃之品共奏降胃以助消化之功。因此，就全方组成而言，谓其治疗湿热尚不如谓其治疗寒湿更为贴切。上述所列舌苔就是最好的证明，以其由临床实践中来，盖凡用升阳益胃汤而有效者，皆见此舌苔也。

说到这里，就要与升陷汤相鉴别。民国医家张锡纯《医学衷中参西录》载有升陷汤方，曰"治胸中大气下陷，气短不足以息，或努力呼吸，有似乎喘，或气息将停，危在顷刻。其兼证，或寒热往来，或咽干作渴，或满闷怔忡，或神昏健忘，种种病状，诚难悉数。其脉象沉迟微弱，关前尤甚，其剧者，或六脉不全，或参伍不调"。方由"生箭芪六钱、知母三钱、柴胡一钱五分、桔梗一钱五分、升麻一钱"组成。论中所言脉象，升陷汤证与升阳益胃汤证大体相同，尤其是脉沉迟微弱以"关前尤甚"更为一致。所谓"气短不足以息""努力呼吸，有似乎喘"亦与升阳益胃汤证之"呼吸时有上气不接下气之感"相同。只是在此处未言"呼气费力而吸气如常"。但是，在所举案例的症状中却谈到了。如在谈到"一人，年二十余，因力田劳苦过度……自言胸中满闷，其实非满闷，乃短气也"时，将此大气下陷之证与"肩息"者鉴别，曰"大气下陷者，虽至呼吸有声，必不肩息。盖肩息者，因喘者之吸气难，不肩息者，因大气下陷者之呼气难也。欲辨此证，可作呼气难与吸气难之状，以默自体验，临证自无差谬"。可见，在呼吸特点方面，升陷汤证与升阳益胃汤证完全相同。遗憾的是，张氏并未阐明升陷汤证呼气难的机理，所以然者，乃因大气下陷的理论本即无法解释其机理。至于舌苔方面，张氏始终未予揭示，而恰恰在这方面是以上二方的辨证要点。据临床所见，升陷汤证之舌苔，其舌质偏瘦、偏红，舌苔薄白而偏干，所以然者，本证其本乃在于脾胃之气阴两虚也。"脾气散精，上归于肺"，不论脾之气虚还是脾之气阴两虚，均导致脾胃运化失常，水谷精微化生气血不足，从而脾气不能上升以散精归肺，肺气必虚。张氏不明此理，反而认为所谓"胸中大气下陷"。盖此并非胸中之任何气之下陷，而是脾气不升，胸中心肺之气失养而空虚也。正因如此，才出现呼吸短气，尤其"呼气难"的特殊症状。盖此"呼气难"恰为气之不升、不出，其根本乃由脾气不升所致，而非气之不降、不入，后者乃由肾不纳气也。正因为升陷汤证根本在于脾胃之气阴两虚，故重用黄芪健脾，补虚塞空，化生气血，以助脾气之升，知母补脾胃之阴，与黄芪相伍，气阴双补。此外，即用柴胡、桔梗、升麻以助脾气之升，并使脾气上达于肺，与芪、知相伍，共同补益肺气。诸药并非治所谓"大气下陷"之证，只因诸症皆由脾气不升所致，诸药升举脾气，治病必求于本，故得药自然而愈。

　　癌病由于脾虚而肺虚者极多，尤以中晚期癌病多见。临床如见升阳益胃汤证与升陷汤证主症，皆可以此二方治疗。但要注意，升阳益胃汤证乃脾之气虚而兼水湿之邪，升陷汤证乃脾胃气阴两虚，并不兼水湿之邪。二者虽皆由脾气不能上达于肺而继发肺气之虚，但应当从主症方面加以区别。导致二证不同的形成原因，还是在于体质。单纯气虚者则偏寒，寒则水湿易于停聚；气阴两虚者则偏热，热则易于津伤而非水湿停聚。所谓从化理论之"从阳化热，从阴化寒"，由此可见。

癌病补脾以补肺，具有重要意义。补脾则补益气血生化之源，固护后天之本，增强抵御奇邪之力；补肺则增强一身之气，且肺气宣降正常，亦符合"行奇恒之法，以太阴始"之原则。肺气正常下降，恰能抵御奇邪循冲脉之上逆；肺可通调三焦水道，继则可将三焦之奇邪驱除体外。明乎此，可增强我们运用以上二方的信心和自觉性、主动性。

薯蓣丸

【组成与用法】薯蓣三十分　当归　桂枝　曲　干地黄　豆黄卷各十分　甘草二十八分　人参七分　芎䓖　芍药　白术　麦门冬　杏仁各六分　柴胡　桔梗　茯苓各五分　阿胶七分　干姜三分　白敛二分　防风六分　大枣百枚（为膏）

上二十一味，末之，炼蜜为丸，如弹子大，空腹酒服一丸，一百丸为剂。

【主症】乏力，纳呆，六脉皆沉细微弱。

【阐释】本方出自《金匮要略·血痹虚劳病脉证并治》，曰"虚劳诸不足，风气百疾，薯蓣丸主之"。方中"白敛"，今写作"白蔹"。清代医家魏念庭《金匮要略方论本义》曰，"盖人元气在肺，元阳在肾，既剥削则难于遽复矣，全赖后天之谷气资益其生，是荣卫非脾胃不能通宣，而气血非饮食无由平复也。仲景故为虚劳诸不足而带风气百疾立此方。以薯蓣为主宰理脾胃，上损下损至此可以撑持；以人参、白术、茯苓、干姜、豆黄卷、大枣、神曲、甘草助之，除湿益气，而中土之令得行矣；以当归、芎䓖、芍药、地黄、麦冬、阿胶，养血滋阴；以柴胡、桂枝、防风，升邪散热；以杏仁、桔梗、白敛，下气开郁。惟恐虚而有热之人，滋补之药，上拒不受，故为散其邪热，开其逆郁，而气血平顺，补益得纳，勿以其过缓而舍之"。

凡由劳伤所致气血阴阳不足、脏腑功能失调的一切衰弱性疾患，统称为虚劳。魏氏所言"肺"与"肾"，实则代表全身的五脏六腑。由于"五脏六腑皆禀气于胃"，当全身脏腑气血阴阳皆不足时，首先就要补益脾胃，使其能从饮食化生气血荣卫。此时此刻，具此功能的最佳方剂则非薯蓣丸莫属。所谓"诸不足"之"百疾"，即指此类疾患，而且数量众多，然不论病状何等纷杂，只要抓住补益脾胃这一中心环节，以薯蓣丸治疗，皆能彰显其效。经文所谓"风气"，多数医家作风邪解，亦有作疾病及症状解者，如谓"风眩""风痹"等。我认为应当扩展其义，将其理解为一切致病因素、一切病邪，既包括外邪，亦包括内邪。最令人感兴趣和深思的是，《素问·奇病论》谈到"人有身体髀股胻皆肿，环齐而痛，是为何病"时说："病名曰伏梁，此风根也。其气溢于大肠，而著于肓。肓之原在齐下，故环齐而痛也。不可动之，动之为水溺涩之病也。"《奇病论》所言之诸"奇病"，皆为奇恒之腑病，病位在人体之最深处，导致奇恒之腑病的病邪为"奇邪"，当属内邪无疑。"伏梁"为人体脐腹内部的"瘕聚"之病，以其阻滞下肢的血液与淋巴的回流，故"髀股胻皆肿"。此病的病因为什么称作"风根"？因为它的根源在于"齐下"，"其气"虽然"溢于大肠，而著于肓"，但因肓为三焦膜原，脐下为命门之所在，三焦出自命门，故曰"肓之原在齐下"。由此可见，"风根"，即此"风"之"根"，亦在脐下，实即命门。所谓"病名曰伏梁，此风根也"，清楚且完整的理解应为"此种名曰伏梁的疾病，导致它的病邪是'风'，而且这种'风'是有'根'的，此'伏梁'病就是此'风'之有'根'的具体体现"。这段话完全阐明，所谓"风"就是奇邪，奇邪的根源就在命门之内。联系此前已经讲过的内容，即《难经·第六十六难》所说"齐下肾间动气者……名曰原，三焦者，原气别使也……原者，三焦之尊号也"，而《难经·第三十六难》又曰"命门者……原气之所系也"，这样，把"肓之原在齐下"与"齐下肾间动气""命门""三焦""原"诸概念完整地串联起来，"风"之"根"在于脐下命门的原因就完全明白了，此"风"为奇邪的原因也就清楚了。既然如此，薯蓣丸证之"风气"百疾之"风"，当然也就包括奇邪在内了。

认识到这一点，对于我们在癌病中正确运用薯蓣丸十分重要。如果只把"风气百疾"之"风"视作外邪，则薯蓣丸显然不适用于癌病。而如把此

"风"理解为包括奇邪在内，则薯蓣丸用于癌病的治疗显然就合情合理，顺理成章了。

实践亦证明确实如此。癌病中晚期，尤其是晚期，患者极为虚弱，形销骨立，毫无食欲，食饮不进。对此如何才能使患者进食，从而减轻痛苦，延长生命，是医生面临的十分困难的问题。我们发现，以薯蓣丸加减，常能使患者迅速恢复食欲，增强体力，为进一步的后续治疗赢得宝贵时间。

薯蓣丸之所以有如此佳效，关键就在于它能培补脾胃，固护后天。本方的基础方是炙甘草汤即复脉汤去麻仁、生姜（桂枝、阿胶、干地黄、麦门冬、人参、甘草、大枣），与后世之所谓八珍汤（人参、白术、茯苓、甘草、干地黄、当归、川芎、白芍）之合方。其中炙甘草汤为补益脾胃即补益营卫之主方；八珍汤为补益肝脾即补益气血之主方。二方合用，实补一身之气血阴阳，立足于斡旋中焦脾胃与交通心肾。更有趣者，所谓"杏仁、桔梗、白敛，下气开郁"，实乃宣降肺气，体现"行奇恒之法，以太阴始"；所谓"柴胡、桂枝、防风，升邪散热"，实乃舒达肝气，与肺气升降相因，相辅相成。如此则肺肝轮周运转有助于脾胃枢轴的斡旋。本方薯蓣用量最大，脾胃之气阴双补，与干姜、豆黄卷、神曲等立足于中，健运中气，可谓中流砥柱。诸药合用，完全符合治疗癌病当补益后天的原则。在此基础上，如再加补益先天之品，疗效更佳。《局方》之无比山药丸，以"山药"即薯蓣名方，伍以赤石脂、茯神、巴戟、熟地黄、山茱萸、牛膝、泽泻、五味子、苁蓉、杜仲、菟丝子，炼蜜为丸，"治丈夫诸虚百损，五劳七伤，头痛目眩，手足逆冷，或烦热有时，或冷痹骨痛，腰髋不随，饮食虽多，不生肌肉，或少食而胀满，体无光泽，阳气衰绝，阴气不行"，并谓"此药能补经脉，起阴阳，安魂魄，开三焦，破积聚，厚肠胃，强筋练骨，轻身明目，阴风去冷，无所不治"。其中尤其是"破积聚"，为我们提供了治疗癌病的思路。我们如将薯蓣丸与无比山药丸合用化裁，显现治癌当先后天并治的原则，定能取得更为良好的疗效。

前人用薯蓣丸治疗多种虚损性疾病，从所述症状中亦可发现治癌的线索。如《外台》引《古今录验》有"大薯蓣丸"方，即本方去白蔹加黄芪组成，谓"疗男子五劳七伤，昼夜气喘急，内冷身重，骨节烦疼，腰背酸痛，引腹内，羸瘦不得饮食，妇人绝孕，疝瘕诸疾。服此药令人肥白，补虚益气"。其中所谓"疝瘕诸疾"，应当包括癌病在内。

薯蓣丸证为虚劳大病，所现症状繁多，难以尽述，故仲景谓其为"诸不足"之"百疾"。本书为突出其主症，只列"乏力""纳呆"，乃各种严重虚损疾患的共有症状，同时也是急待解决的症状。由于此"虚劳"病涉五脏六腑，气血阴阳皆亏损严重，故特别提出"六脉皆沉细微弱"，以区别于一般的虚弱疾患，读者应以此为辨。

大建中汤

【**组成与用法**】蜀椒二合（炒去汗）　干姜四两　人参二两

上三味，以水四升，煮取二升，去滓，内胶饴一升，微火煮取一升半，分温再服；如一炊顷，可饮粥二升，后更服。当一日食糜，温复之。

【**主症**】脘腹结聚冷痛；气逆上冲；脉弦大无力或沉细迟紧。

【**阐释**】本方出自《金匮要略·腹满寒疝宿食病脉证治》，曰"心胸中大寒痛，呕不能饮食，腹中寒，上冲皮起出见有头足，上下痛而不可触近，大建中汤主之"。

本方的研究重点，是探讨此寒性腹痛的病机，从中挖掘出主症及用药特点。

《医宗金鉴》曰，"心胸中大寒痛，谓腹中上连心胸大痛也，而名大寒痛者，以有厥逆脉伏等大寒证之意也。呕逆不能饮食者，是寒甚格拒于中也。上冲皮起出见有头足者，是寒甚拒坚于外也。上下痛不可触近，是内而脏腑，外而经络痛之甚，亦由寒之甚也。蜀椒、干姜大散寒邪，人参、饴糖大建中虚，服后温复令有微汗，则寒去而痛止，此治心胸中之寒法也"。

以上《医宗金鉴》对大建中汤证所出现症状的特点及其病因、病机，以及用药机理和服法进行了全面的解释，应当说是正确的。我对此仅作适当补充。

虽言"心胸"痛，此"心"乃胃脘部之谓，故此痛应以胃脘痛为主，可上连及胸部。"大寒痛"，言其寒性疼痛之严重也。"呕不能饮食"者，乃胃中阴寒之邪迫胃气上逆也。"腹中寒，上冲皮起出见有头足"者，乃阴寒结聚，寒凝而胃肠筋脉挛急之象。"上下痛不可触近"，言其寒凝于内而气冲于外，触之则气滞尤甚也。以上皆强调疼痛且甚为最主要症状，是病机的最主要体现。对此，陈修园弟子林礼丰在陈氏《金匮方歌括》中注曰："痛者，阴寒结聚也。"

大建中汤中，人参、干姜、饴糖重在补中土阳气之虚，缓胃肠筋脉之急，但散结下气之力则远不如蜀椒。蜀椒，《神农本草经》谓其"辛温""主风邪气，温中，除寒痹""下气"。《名医别录》谓其疗"疝瘕""散风邪瘕结"。《日华子本草》谓其"破癥结"。《本草纲目》谓其"解郁结……通三焦，温脾胃，补右肾命门"，尤其强调"椒，纯阳之物，其味辛而麻，气温以热……大凡肾气上逆，须以川椒引之归经则安"。对此，《本草经疏》亦曰，"此药能入右肾命门，补相火元阳，则精自固而结瘕消矣"。以上诸家所言蜀椒可治"疝瘕""瘕结""癥结""结瘕"，足以证明其散"阴寒结聚"力之强大。更为重要的是，将此功能与"疝瘕""瘕结"等病相联系，突出本品在治疗癌病中能发挥特殊作用。尤其李时珍提出本品"补右肾命门"，《本草经疏》亦言"入右肾命门，补相火元阳，则精自固而结瘕消"，更将"结瘕"等病与病位在命门联系在一起。其中李氏所谓"大凡肾气上逆，须以川椒引之归经则安"，此"肾气上逆"，其实就是冲气上逆，联系《神农本草经》谓蜀椒有"下气"之功，更为我们治癌当先后天并治，且对于先天更当和降冲气、固护命门以封堵奇邪，提供了治疗方法和理论根据。

总之，对大建中汤证病机的理解，集中到一点，就是"结聚"二字。就大建中汤的药物组成而言，则应当明确散"结聚"的药物只能是蜀椒。此由于蜀椒为"纯阳之物，其味辛而麻，气温以热"，辛散之力尤为强大，故《名医别录》谓其"散风邪瘕聚"。由于其辛能散风，故强调"散风邪"。我认为此"风邪"应当作一切病邪解，既指外邪，又指内邪，甚至指内邪之奇邪。既然如此，我们在临床中可以根据不同病邪的性质配伍不同的药物，即不仅配伍温热药物，亦可以配伍寒凉药物，皆取其辛散解结之功。如《金匮要略》之升麻鳖甲汤，蜀椒与鳖甲为伍；《伤寒论》之乌梅丸，蜀椒与黄连、黄柏为伍。由于本品"补右肾命门"，《医林纂要》更谓其"补肝，润命门，治冲任寒气上逆……开闭塞"，就尤其应当重视其可深入先天，固命门，补冲任之功。如《郑氏家传女科方》温经暖宫丸，即以本品伍以细辛、吴萸、秦艽、白薇、白茯苓、炮姜、石菖蒲、乌药、制附子，治妇人无子。可见，本品确能深入先天命门及奇恒之腑女子胞与冲任二脉。上方既配伍寒凉之白薇、白薇，又配伍温热之姜、附，寒热并用，显现其散结聚、开闭塞之功，为我们治疗癌病拓展了思路。

以上大建中汤证机理既清，蜀椒之功用亦明，则本方能治"脘腹结聚冷痛"及"气逆上冲"就容易理解了。由于阴寒之气结聚于内，迫阳气虚浮于外，本证可见"脉弦大无力"，而阴寒之气结聚于内，阻滞气血津液运行，脉亦可见"沉细迟紧"。

4. 交通心肾

化瘀灵

【组成与用法】旋覆花、当归、郁金、茜草、泽兰、桃仁、柏子仁各10g

上药加水适量，煎煮取汁400mL，每日1剂，早晚分两次服。

【主症】脐上1寸水分穴处压痛；两关脉尤以左关脉涩象明显。

【阐释】本方基础方出自《金匮要略·五脏风寒积聚病脉证并治》，曰"肝着，其人常欲蹈其胸上，先未苦时，但欲饮热，旋覆花汤主之"，方由"旋覆花三两，葱十四茎，新绛少许"组成，"以水三升，煮取一升，顿服之"。清代医家叶天士将旋覆花汤化裁，广泛用于各种瘀血疾病，作为"辛润通络"之主方。我搜捡叶氏《临证指南医案》中对旋覆花汤加减应用的医案，选取案方中最常用的药物共七味，组合成本方，命名曰"化瘀灵"。

本方既然主治瘀血疾患，就有必要先把瘀血证候的辨证要点交代清楚。在《发挥》书中，有《怎样确认瘀血证》一文，曰：

这里所说的"瘀血证"是"证"，不是病，也不是症，是"证"的三要素之一的"病因"。判断瘀血证要从症判断，不能从病判断，不能说什么病就必然由于瘀血所致。

对瘀血证的判断可分为主症与佐症两方面。

主症：①脉涩。这是瘀血证的必备脉象。②诸症活动时减轻，休息时加重，尤以夜卧时明显。③疼痛局限而非弥漫，为深压痛或敲击痛。在腹部多现深压痛，在胸、背、腰部多现敲击痛。

佐症：①病程较久。生大气或受较重外伤后，常恰好5年后发病。②常发生于体力劳动者或经常高强度体育锻炼者突然较长时间不劳动或不锻炼后。③晨醒后周身沉重，颈项板滞转动不灵，两手指发胀难以拳握。④全身不定何处出现针刺样疼痛，走窜不定，时有时无。⑤个别患者可在下肢皮肤出现紫癜，呈点状或块状，按之稍有疼痛（但亦有不痛者）。呈块状者石家庄地区百姓称为"鬼拧青"，意为不知何时所起，可逐渐吸收消失，但以后又不定何时再发，常呈独立的一块。⑥育龄期妇女，病情常在经前加重，经至则缓解或减轻。

至于一般书本所言舌紫暗有瘀斑，癥瘕痞块、肌肤甲错、唇甲青紫、出血紫黑成块、喜忘及其他精神失常、但欲漱水不欲咽、肢体疼痛肿胀、疮疡肿毒等，均为读者所熟知，已非"见微知著"者，故已不属于本书强调的内容。

至于叶天士"辛润通络"理论，《发挥》书中有如下论述：

叶氏发明《金匮》旋覆花汤治疗"肝着"之法，提出"辛润通络"的治则，并广泛地用于内伤瘀血之证，就是一个极大的贡献。

有鉴于此，下面有必要从源头开始，首先研究一下《金匮》旋覆花汤方证。

《金匮要略·五脏风寒积聚病脉证并治》曰："肝着，其人常欲蹈其胸上，先未苦时，但欲饮热，旋覆花汤主之。"旋覆花汤方为"旋覆花三两，葱十四茎，新绛少许。上三味，以水三升，煮取一升，顿服之"。"肝着"之"着"字，乃附着之意，言营气痹窒、络脉瘀阻之时，肝脏气血郁滞附着在肝脉所循行的胸胁部位，患者可能出现胸胁痞闷疼痛之症，捶蹈之后，气血暂时稍通，痞闷疼痛亦可稍减，故"其人常欲蹈其胸上"。气血得热则行，亦可减其不适，故"先未苦时，但欲饮热"。治宜行气散滞以疏肝，通阳活血以通络。方用旋覆花汤治疗。其中旋覆花《神农本草经》谓其咸温，主结气，胁下满，除水，去五脏间寒热，补中下气，故《本草汇言》云："旋覆花，消痰逐水，利气下行之药也。"气降，则痞闷可除。葱茎，辛温，有通阳行气之功，阳气运行，则气血皆可通畅。方中尤以新绛最为特殊。黄坤载《金匮悬解》曰："新绛即帽纬，由新染者，能入血分。"帽纬乃丝绸制品，要用新染者，"绛"即深红色，是什么东西把丝绸染成深红色的呢？是茜草根。《神农本草经》谓其苦寒，无毒，主寒湿风痹、黄疸，补中。《别录》(《名医别录》，下同)谓其"可以染绛"。陶弘景云："此即今染绛茜草也。"陈修园《神农本草经读》云："芦茹即茜草也……汁可染绛，似血而能行血欤。"新绛今药店已不备，但从上述医家论述可知，茜草根汁可以作为染料来染绛则是确定无疑的。到了清代，所用"新绛"，其实就是用茜草根汁新染的丝绸。丝织品具有纵横脉络的形象，而茜草根恰能活血通络，故取新绛入药亦用其通络之功。总之，本方旋覆花下气，通肺气以治肝，从而达到疏泄肝气的目的，再加葱茎通阳行气以活血，新绛活血化瘀以通络，故叶天士用作"辛润通络"的基础方，治疗诸种"络病"而有显效。

那么，为什么通络一定要"辛润"？为什么本方能辛润呢？

这里所说的"辛润"二字，是既一分为二，又合二而一的。一分为二，是说"辛润"二字代表了辛药与润药二种；合二而一，是说辛药本身即具有润的作用。如《素问·脏气法时论》曰，"肾苦燥，急食辛以润之，开腠理，致津液，通气也"。这里虽说的是"肾苦燥"，即肾水寒凝不化，与被燥邪所苦无异，但所需治法，"急食辛以润之"，则突出了辛味药主润的普遍适用的治疗意义。盖水为阴，如遇寒则凝而不化，必得辛温或辛热之品蒸腾才能升达于上，否则即如冰一样，其实已经失去了水的润泽功能，反而呈现燥象。在《伤寒论》中，白通汤中所用葱白，即体现了辛润的功能。葱白辛温气雄，其性升散，可迅速蒸腾升达肾水于上，并开通腠理，"致津液"，使肾水达到人体最上部，从而引在上的浮阳复归于下，实现上下阴阳交济沟通的目的。由于用了葱白迅速通阳而救急，故取名为"白通汤"。无独有偶，恰恰在《金匮》旋覆花汤中也用了葱白，葱白的作用当然也是辛润通阳。阳气通达，不仅津液，即气血亦可运行顺畅，这就是叶天士主张以本方辛润通络的原因。这是说辛药本身即润。另外，亦可应用既是辛味药，又具有润滑作用的药物。在旋覆花汤中，茜草汁染丝绸而成的"新绛"即具有润滑特点，以后，叶氏对旋覆花汤化裁，并加入当归、泽兰、桃仁、柏子仁等品，亦均具有辛香走气以及油润滑爽的特点。那么，为什么治疗"络病"喜用润滑呢？这是由于病入于络，络血瘀痹，病程必然已久，患者体质渐弱，其瘀血亦多成顽固的干血，如大刀阔斧急促攻逐，不仅伤人身体，而且瘀于细小脉络中的干血亦未必能去，故必加润泽滑爽之药先予溶化，此后才便于在气的推动下祛除之。

行文至此，读者即可明白王氏疏肝通络法应用旋覆、新绛、归须、桃仁、泽兰叶的原因了。

对于化瘀灵证主症，《发挥》书中明确指出：

使用化瘀灵的主症是：①脐上水分穴处压痛明显；②脉沉涩；③患者诸症常觉休息时加重，活动后减轻，尤以周身沉重、手足憋胀表现更为突出，常诉睡一宿觉周身沉重，难以转侧，醒来手足憋胀，两手发胀难以拳握，但下床活动一会儿反而减轻。此症在农村妇女更为多见。下地干活儿时周身觉轻松，但回到家里休息时反觉沉重疲惫不堪，故常自叹"我是干活儿的命"。其实，本证是由瘀血阻滞所致。心主血，主血液在脉道中的正常运行，心血瘀阻，则表现为脐上水分穴部位压痛明显。此是本病之症结所在，故为"本"，而心血瘀阻又与肝气疏泄不利有关，故以旋覆花汤化裁有效。此处瘀血得化，周身瘀滞随之而解，诸症自然消失。血液瘀滞得气的推动可以缓解，故此类患者常诉活动后症状有所减轻。但本病绝非单纯活动可以治愈者，还是应予本方治疗为宜，可以配合适当运动。

对于《发挥》书中所列化瘀灵证主症，我在这里对其进行了适当的补充和简化。首先，"脐上1寸水分穴处压痛"。上文已提到旋覆花汤证与心有关，而本症恰恰体现了旋覆花汤证的"症结所在"。《难经·第十六难》曰，"假令得心脉……其内证脐上有动气，按之牢若痛……有是者心也，无是者非也"。旋覆花汤证病位在心，以旋覆花汤为基础方化裁的化瘀灵所主证候的病位当然亦在心，因此，其主症为"脐上1寸水分穴处压痛"；第二，"两关脉尤以左关脉涩象明显"。叶天士云，"其脐已上为大腹"，属脾，此处压痛，应与脾之气血瘀滞有关，故化瘀灵证在右关脉可以出现涩象，但上文专门提到旋覆花汤治疗"肝着"，阐明旋覆花汤证与肝血瘀滞尤为相关，因此，来源于旋覆花汤的化瘀灵所主证候亦当然与肝血瘀滞关系尤为密切，且为与膈下逐瘀汤证鉴别，在这里着重提示两关脉虽皆有涩象，但"尤以左关脉涩象明显"。至于《发挥》书中所言化瘀灵证的第③项主症，因与一般瘀血证候重复，故删之。

在癌病中，由于奇邪阻滞气机，气血津液运行受阻，几乎皆可出现瘀血证候。但活血化瘀方剂极多，如何运用适当方剂，是我们面临的大问题。本书对化瘀灵等方剂列出了其所主证候的主症，可以解决上述难题。

膈下逐瘀汤

【组成与用法】五灵脂二钱（炒） 当归三钱 川芎二钱 桃仁三钱（研泥） 牡丹皮二钱 赤芍二钱 乌药二钱 元胡一钱 甘草三钱 香附钱半 红花三钱 枳壳钱半

水煎服。

【主症】脐上 1 寸水分穴处压痛；吃凉的食物胃中有不适感；两关脉尤以右关脉涩象明显。

【阐释】本方出自清代医家王清任《医林改错》。王氏列出本方"所治之症"有：①积聚。谓"无论积聚成块，在左肋、右肋、脐左、脐右、脐上、脐下，或按之跳动，皆以此方治之，无不应手取效"，并提出"倘病人气弱，不任克消，原方加党参三五钱皆可"；②小儿痞块；③痛不移处。谓"凡肚腹疼痛，总不移动，是血瘀，用此方治之极效"；④卧则腹坠。谓"病人夜卧，腹中似有物，左卧向左边坠，右卧向右边坠，此是内有血瘀，以此方为主，有杂症，兼以他药"；⑤肾泻。谓"五更天泻三两次，古人名曰肾泻，言是肾虚，用二神丸、四神丸等药，治之不效，常有三、五年不愈者……用此方……三、五付可全愈"；⑥久泻。谓"泻肚日久，百方不效……亦用此方"。

王氏诸"逐瘀"方，血府逐瘀汤治胸部之瘀，少腹逐瘀汤治少腹之瘀，而在胸以下、少腹以上的部位，即脐以上之胃脘与大腹部位，由于在膈下，此处瘀血则以本方治疗，故曰"膈下逐瘀汤"。王氏列出本方所治病症共 6 种，实则可治无数疾病，关键在于要挖掘出本方证的主症。王氏在谈到本方治"积聚"病时说，"无论积聚成块，在左肋、右肋、脐左、脐右、脐上、脐下，或按之跳动，皆以此方治之，无不应手取效"。此所述症状，实由腹诊所得。腹中积聚病，当然包括腹部肿瘤，其中可能就是恶性肿瘤。实践证明，用本方治疗"无不应手取效"，显然夸大其词，不符合实际。道理很简单，即使同在腹部，这些肿瘤的原发病因、原发病位也是不一样的，怎能皆可用一方治愈？况且膈下逐瘀汤无非活血化瘀而已，实践证明，癌病用单纯的活血化瘀法治疗几乎毫无效果。

那么，在癌病治疗中应当怎样正确运用膈下逐瘀汤？首先，一定要认识到，膈下逐瘀汤是一首中医方剂，而运用中医方剂就必须以中医理论为指导。我常见一些书籍和论文，只要讲到脐以上腹部肿瘤的治疗，就要列出膈下逐瘀汤，思路完全被"膈下"二字所固闭。其实，全身各处之癌病，只要具备膈下逐瘀汤证主症，皆可用本方治疗。关键是必须对其进行适当的加减化裁。

我在学习古代文献的过程中，发现明代医家龚廷贤《万病回春·郁证》载有"当归活血汤"一方，与膈下逐瘀汤相似。该方"治血郁证"，而"血郁者，能食，便红，或暴吐紫血，痛不移处，脉数涩也"。方由"当归、芍药、抚芎、桃仁（去皮尖）各一钱，红花五分，牡丹皮、香附、乌药、枳壳（去穰）、青皮、官桂、干姜（炒黑）、甘草各三分"组成。"上锉一剂，生姜一片，水煎服。血结便硬者加大黄"。可见，膈下逐瘀汤实由本方去官桂、干姜、青皮、生姜加延胡索、五灵脂组成。所言"治血郁证"，显然是指治疗全身性的"血郁"证即瘀血证候，并非单纯治疗"膈下"之血瘀。由此亦可佐证膈下逐瘀汤可以治疗全身各处的瘀血证候。不过应当注意的是，当归活血汤中有官桂、干姜，显然较膈下逐瘀汤温热药多，应当用于病属瘀血但偏寒甚者。膈下逐瘀汤中赤芍、牡丹皮虽偏寒，但五灵脂、当归、乌药、延胡索、香附等均偏温，故全方总体仍偏温性，只是不如当归活血汤药物更温热而已。因此，膈下逐瘀汤亦是治疗瘀血证候中偏寒性者。这就是在本文"主症"中列出"吃凉的食物胃中有不适感"的原因。不言而喻，如果患者寒瘀更为严重，脘腹冷痛，痛处抚之亦有凉感，则可仿当归活血汤，方中加用干姜、官桂。需要明确的是，膈下逐瘀汤虽然可以治疗全身各处的瘀血证候，但只是指继发病位。其原发病位应在何处？据我的临床经验，应在"脐上1寸水分穴处"，此处有深压痛是应用本方的主症。但为与化瘀灵证鉴别，就要具备上面提出的"吃凉的食物胃中有不适感"。盖化瘀灵方中桃仁、柏子仁性平，当归性温，旋覆花、泽兰微温，郁金、茜草性寒，七药组合成方，虽不凉不热而平和，但毕竟郁金、茜草性寒，更适合素体胃不寒，即吃凉的食物胃中无不适感者。在脉象方面，由于均属瘀血证候，上述两方证在两关脉均应有涩象，但化瘀灵证强调"肝着"，故左关脉涩象明显，膈下逐瘀汤方中乌药、香附、枳壳均偏于温胃、理气、散寒，故此方证右关脉涩象明显。

以上将化瘀灵与膈下逐瘀汤均列入"交通心肾"一节讲述，是因为其方证主症皆为"脐上1寸水分穴处压痛"，皆符合《难经·第十六难》所谓"假令得心脉……其内证脐上有动气，按之牢若痛……有是者心也，无是者非也"的论述。而且，正因为脐上1寸水分穴处压痛，证明此处有瘀血，当心气、心火下降时，必在此处受到阻碍，因此不能与肾气、肾水相交，今辨证应用上二方，将此处瘀血散去、化掉，则心肾自然相交，人体阴阳恢复平衡。这就是将此二方列在"交通心肾"方之最前面的原因。

不论一般杂病还是癌病，在脐上1寸水分穴处出现压痛者极多。如果是杂病，以上二方治疗常能取得痊愈的效果。但治疗癌病，则需进行相应加味，化裁应用，以癌病之原发病因乃奇邪也。瘀血是标，奇邪才是本。临床必标本兼治，虚实兼顾，才能取得根治癌病的效果。

黄连阿胶汤

【组成与用法】黄连四两　黄芩二两　芍药二两　鸡子黄二枚　阿胶三两

上五味，以水六升，先煮三物，取二升，去滓；内胶烊尽，小冷；内鸡子黄，搅令相得，温服七合，日三服。

【主症】心烦不眠；口燥咽干；舌绛少苔，脉弦细数。

【阐释】本方出自《伤寒论·辨少阴病脉证并治》，曰"少阴病，得之二三日以上，心中烦，不得卧，黄连阿胶汤主之"。

对本方证的探讨，应从症状与药物组成两方面研究。

陈修园曰，"少阴病，得之二三日以上，自二日以及三日，各随三阳主气之期，以助上焦君火之热化也。下焦水阴之气，不能上交于君火，故心中烦；上焦君火之气，不能下入于水阴，故不得卧。宜壮水之主，以制阳光，以黄连阿胶汤主之"。

柯韵伯曰，"此少阴之泻心汤也。凡泻心汤必借芩连，而导引有阴阳之别。病在三阳胃中不和而心下痞鞕者，虚则加参甘补之，实则以大黄下之；

病在少阴而心中烦不得卧者，既不得用参甘以助阳，亦不得用大黄以伤胃，故用芩连以直折心火，用阿胶以滋肾阴，鸡子黄佐芩连于泻心中补心血，芍药佐阿胶于补阴中敛阳气，斯则心肾交合，水升火降，是以扶阴泻阳之方，而变为滋阴和阳之剂也"。

以上陈、柯二氏，皆在强调水升火降、心肾相交理论的基础上，解释黄连阿胶汤证出现的症状及用药的原因，是正确的。缺点是说理犹觉肤浅，尤其没有交代本方证主症以及用药更深层次的机理。这也是至今多数医家的共同缺点。

黄连阿胶汤主治的症状就是失眠，而且心烦，那么，最应当与此方证鉴别的就是栀子豉汤证了。栀子汤证"虚烦不得眠"，它与本方证"心中烦，不得卧"有何区别？首先，关于"虚烦"，刘渡舟先生说："'虚'是与'实'做对比的……表热郁于胸部，如果再和有形之气物相凝，就叫实烦，譬如大结胸证；如果没有夹杂有形之物，就叫虚烦。"这当然是正确的。问题在于，黄连阿胶汤证亦未夹杂有形之物，则它的"心中烦"与栀子豉汤证的"虚烦"也就没有区别了。至于"不得眠"，此亦由心火不得下行，故刘渡舟先生特别提出"栀子苦寒，能导心火以下行"，这当然也是正确的。但既然如此，与黄连阿胶汤证之"不得卧"又没有区别了。或谓"不得卧"是躺不下，烦得厉害，但栀子豉汤证"反复颠倒，心中懊憹"，其实也是躺不下；而且栀子厚朴汤证更"卧起不安"，那么，区别何在？可见，在《伤寒论》中，从字面上看，黄连阿胶汤证与栀子豉汤证是无法区别的。有鉴于此，后人不得不为黄连阿胶汤证附加一些症状，即本文在主症中所言"口燥咽干"及"舌绛少苔，脉弦细数"。这当然是正确的。但是，我认为这毕竟是后人加入的，张仲景未必有此意。我们应当回到张仲景的原著中来，探讨其"心中烦，不得卧"到底是什么状况，它与栀子豉汤证之"虚烦不得眠"都是失眠，到底有何不同？要把着眼点固定在失眠这一主题上，不得偏移主题而言他。

据我的临床观察，栀子豉汤证的失眠，是难入睡，但一旦能入睡，则可以睡至天明；黄连阿胶汤证的失眠，则根本不能入睡，彻夜不眠。其中，仲景所谓"不得眠"与"不得卧"在语言上的细微差别，确实应引起重视。盖"不得眠"者，还能躺得下，尽管"反复颠倒"，但毕竟是在床上，而"不得卧"者，根本就不在床上。前者可能最终能入睡，后者不在床上，就谈不上入睡了。其中轻重之别，显而易见。盖栀子豉汤证病在气分，而黄连阿胶汤证病在营血分。在气分者，心气、心火尚能冲破郁在胸膈之热而下达，与肾气、肾水相交。在营血分者，肾水亏虚不达于上，心中阴血亏虚而心火上炎，心火根本就不能下行，怎能心肾相交。最终能相交者，故能入睡而至天明；始终不能相交者，故彻夜不眠。因此，我在主症中标示"心烦不眠"，即始终不眠。

此外，仔细诵读仲景原著，还有一个症状值得关注，即"伤寒五六日，大下之后，身热不去，心中结痛者，未欲解也，栀子豉汤主之"，关键就是"心中结痛"四字。此"心中结痛"者，即剑突下压痛，是热郁胸膈的最典型症状，为黄连阿胶汤证所不具备。这也是两方证的最重要的辨证要点。余则可参见本书对栀子豉汤的阐释。

在这里，附带谈一谈叶天士对黄连阿胶汤的理解。

叶天士对黄连阿胶汤的运用，远远超出了治疗失眠的范围。他认为本方是治疗厥阴病的主方。

我在《发挥》书中，有《从叶天士将黄连阿胶汤作为治肝病主方看黄连的作用》一文。文中从叶天士治一育龄期女性疾病运用黄连阿胶汤治疗谈起。患者咯血，经水反多，寒热无汗，渴饮呕逆，心中热，腹中气撑，咽中窒塞，头痛，面微浮，目胞紫暗羞明，脉弦数右大，舌绛。审其"病因忧愁嗔怒而起""见症肝病，十之八九""竟属厥阴之热炽，以犯阳明""五液皆涸，内风煽动"，均属"阳化"内风之证。首诊"议咸苦清养厥阴之阴以和阳"，再诊"惟咸味直走阴分，参入苦寒以清伏热"。两诊处方均不离黄连阿胶汤加生地黄，只是首诊去黄芩加糯米，再诊去黄芩加黄柏而已。患者的症状根本就没有失眠，叶氏强调诸症"仲景皆例厥阴篇中"，如先寒后热、饥不能食、消渴、气上冲心、呕哕皆然。由此可见，叶氏完全是把黄连阿胶汤作为治肝病主方的，用它来养肝阴、清肝热的，与我们一般认为的功用是滋肾阴、清心火完全不同。叶氏对黄连阿胶汤的用法别开生面，为我们拓展了思路。仔细思考也是有道理的。其中阿胶补肝血，白芍养肝阴，鸡子黄从中焦化生营血，均补肝之体；黄连清心火以泻其子，黄芩本自清肝胆之热，全方治疗肝热、肝火之病，本即在情理之中，如进一步适当化裁，甚至可治肝风，治疗"五液皆涸，内风煽动"。叶氏此法，完全从方剂的药物组成及配伍特点思考，而不被《伤寒论》原著的所谓"少阴病"所束缚，对我们在临床中如何扩展方剂的应用范围提供了示范。

说到这里，就有必要顺便谈一谈交泰丸与黄连阿胶汤的比较。

交泰丸出自明代医家韩飞霞《韩氏医通》，曰"火分之病，黄连为主……生用为君，佐官桂少许，煎百沸，入蜜空心服，能使心肾交于顷刻"。韩氏此处谈到此方，既未言方名，亦未言药物剂量，后人以其"能使心肾交于顷刻"，故名之曰"交泰丸"。以其黄连"佐官桂少许"，故黄连与肉桂用量之比，有用 6：1 者，亦有用 10：1 者，皆可随证酌情变化。后人多以本方治疗失眠，谓"覆杯即眠"，可见疗效之佳。我在《传承录》所载《谈祖国医学的气机升降学说》文中说：

心属火，肾属水，必水升火降，始阴阳交泰。心火降，须肾水升；肾水升，须心火降。欲补心者，须实肾，使肾得升；欲补肾者，须宁心，使心得降。如《韩氏医通》以黄连、肉桂治心肾不交而怔忡失眠者，阳入于阴则寐，黄连苦寒携降心火，肉桂辛热升达肾水，水火既济，不寐自愈，故后人名之曰"交泰丸"。唯此证必肾阴不甚虚而肾阳却显不足者，方可用之。否则肾阴虚，再以肉桂升散，虚而又虚，心阴亦无化源，更致水亏火旺，孤阳外越。故治水亏火旺、心肾不交者，当宗《伤寒论》所述"少阴病，得之二三日以上，心中烦，不得卧，黄连阿胶汤主之"之法。心中烦，为心火有余，不能下潜入阴，故现神明躁扰之象。本证心血肾阴双虚，火旺由于水亏，非壮水制火不可。方以阿胶、鸡子黄血肉有情之品补精滋血，芩、连、芍药酸苦涌泄携降心火，火得水携，则降而入阴，心烦不寐即愈。

以上谈到交泰丸"必肾阴不甚虚而肾阳却显不足者，方可用之"，十分重要。而肾阳不足的症状是什么？众所周知，就是除腰膝酸软无力以外，腰以下有冷感，甚者可足冷如冰。而肾阴虚者则与此相反。明代医家吴崑在《医方考》中论六味地黄丸时曰，"肾虚不能制火者，此方主之。肾非独水也，命门之火并焉。肾不虚，则水足以制火，虚则火无所制，而热证生矣，名之曰阴虚火动，河间氏所谓肾虚则热是也。今人足心热，阴股热，腰脊痛，率是此证"。可见，肾阴虚则见阴股以至足热。问题在于，据临床所见，肾阴虚亦可出现足冷者，再当如何解释？刘渡舟先生在1995年5月第18卷第3期《北京中医药大学学报》发表了一篇关于"'泻南补北'治双下肢发凉案解析"的论文。文中谈到一43岁男性患者，无明显诱因而自觉双下肢发凉。凉感向上至腰部，向下则冷至足心，如赤脚立冰上，寒冷彻骨。历时两年，服中药《金匮》肾气丸及其他补肾壮阳药达二百余剂无效。刘老见其素体健康，面部丰腴，两目有神。诉大便不爽，小便短少而发黄。诊其脉弦而略数，舌绛而少苔。初以四逆散3剂无效。继询其睡眠不佳而多乱梦，时心烦汗出，诊为阴虚于下而心火独亢于上，予黄连阿胶汤9剂而愈。此时虽值冬月降雪，寒风凛冽，患者亦无异常痛苦，腰以下至足之厥冷告愈，且未再复发。不仅如此，伴随之其他症状以及小便余沥、阳痿等病亦愈。刘老在解释此证时说："心火上炎，无水以承，是以心烦少寐，多梦汗出；火盛于上，阳气不能下达，使下肢不得阳气之温，上下阴阳不相顺接，是以为厥。"一般学者对此都会这样解释，表面看来也是通的。但是，问题在于六味地黄丸证也是水不能升而后火不能降，为什么两足却有灼热之感？可见，从心肾关系解释阴虚而足冷是不能自圆其说的。那么，应当如何解释？这就使我想到了叶天士对黄连阿胶汤证的理解。他认为本证属于厥阴病，厥阴病的最主要特点就是气逆上冲，故《伤寒论》谓"厥阴之为病，消渴，气上撞心"。而恰好《素问·通评虚实论》明确指出"气逆者，足寒也"，这就是黄连阿胶汤能治足冷的根本原因。征之临床，凡肝火上炎、肝阳上亢、肝风上扰者，常见患者伴有两足发凉。本文在主症中强调脉"弦"而细数，即与此相关。由此可见，黄连阿胶汤治疗足冷，并非阳气不达于下，而是阳气从下冲逆于上也。为何阳气冲于上，乃因肾水亏损，水不涵木，阴不恋阳，肝木之阳气升腾于上也。

由上所述，可知聪明颖慧之叶天士，对中医学术的发展做出了超人一等的贡献，值得我们认真学习。

癌病之奇邪，虽从命门外溢，但"邪之所凑，其气必虚"，凡素体肾阴虚者，奇邪则趋向于身左，侵犯于肾，进一步耗损肾阴，此时即可出现黄连阿胶汤证。故凡见本文所述黄连阿胶汤证主症者，皆可用之。

四逆汤

【**组成与用法**】甘草二两（炙）　干姜一两半　附子一枚（生用，去皮，破八片）

上三味，以水三升，煮取一升二合，去滓，分温再服。强人可大附子一枚，干姜三两。

【**主症**】下利而渴；背恶寒，肢冷；脉微。

【**阐释**】本方首见于《伤寒论·辨太阳病脉证并治上》，曰"伤寒，脉浮，自汗出，小便数，微恶寒，脚挛急。反与桂枝欲攻其表，此误也，得之便厥……若重发汗，复加烧针者，四逆汤主之"。此素体阴阳气血俱虚之人感受风寒之邪，虽有发热脉浮，自汗出，微恶寒之太阳中风证，但其自汗出、小便数则亦因阳不摄阴；心烦则因阴血不足，心神失养；阴血虚少，筋脉失养，则可致脚挛急；微恶寒亦可由伴有阳虚所致。其辨证要点，应当在于虽脉浮，必浮而无力且偏迟、细。对此，应扶正解表，尤以扶阳为主，可以桂枝加附子汤治疗。但医生却仅以桂枝汤攻其表邪，以致阴阳气血更虚，可见手足厥冷等症。此时如更用麻黄汤类方重发汗，复加烧针，则虚而又虚，大汗出后，手足厥冷更甚，乃亡阳之象，病情危急，故应迅速回阳救逆，方予四逆汤。可见，"肢冷"应为四逆汤证主症。此时，不仅"脉浮"

而迟、细，而且转为"脉微"。

以上是太阳病误治亡阳的救逆法。但对四逆汤证的详细论述则在《伤寒论·辨少阴病脉证并治》。少阴病的基本证候类型为少阴虚寒证，实即心肾阳衰证。少阴病提纲证"少阴之为病，脉微细，但欲寐"即其典型表现。心肾阳衰，不仅心火无力下降以交肾水，更主要的，则是肾阳虚衰，无力蒸腾肾水上达与心火相交，实即心肾不交，于是心阳浮越于上，阴阳离决，导致死亡。四逆汤，以生附子不仅破阴，而且回阳，与干姜为伍，共同蒸腾肾水于上，其中干姜与炙甘草为伍固护中焦，以斡旋上下，则心肾相交而愈。这就是本书将四逆汤作为交通心肾主方的原因。

少阴虚寒证是由太阴虚寒证即脾虚寒证发展而来，两证的主症虽皆为下利，但有明显的不同，从而显现两证病因、病位、病机的不同。

《伤寒论·辨太阴病脉证并治》曰，"自利不渴者，属太阴"。"少阴篇"却曰，"少阴病，欲吐不吐，心烦，但欲寐，五六日自利而渴者，属少阴也"。可见，太阴自利与少阴自利的重大区别即前者口不渴而后者口渴。之所以口渴，乃因肾阳虚衰，不能蒸腾水液于上，上焦缺乏水液的供给，"虚故引水自救"。仲景用小便色白进一步阐发这一机理："若小便色白者，少阴病形悉具，小便白者，以下焦虚有寒，不能制水，故令色白也。"可见，小便色白正是由于肾阳虚衰，不能化水蒸腾于上所致。其理与"自利而渴"相同。四逆汤证的主症即下利，此在《辨厥阴病脉证并治》有示："大汗，若大下利而厥冷者，四逆汤主之。"此可看作前述用桂枝汤误表，后又"重发汗，复加烧针"出现危重证候的进一步补充和说明。此外，《经》曰"背为阳"，肾阳虚尤以背恶寒为最先出现的症状，"少阴篇"附子汤证即强调"背恶寒"，"背恶寒"是用附子的重要指征，也是四逆汤证的主症。

四逆汤证本身即可出现阴盛于下而阳浮于上的心肾不交之象。如"厥阴篇"有曰："大汗出，热不去，内拘急，四肢疼，又下利厥逆而恶寒者，四逆汤主之。"其中"下利厥逆"即阴寒极盛于下，而"热不去"，则为虚阳浮越于上、于外。

问题在于，四逆汤证并不是肾阳虚衰最严重者，它还要向阴阳离决的方向进一步发展。

其一，阴寒之邪极盛于下，格阳于上、于外，但以格阳于外为主，即通脉四逆汤证。

"少阴篇"曰，"少阴病，下利清谷，里寒外热，手足厥逆，脉微欲绝，身反不恶寒，其人面色赤，或腹痛，或干呕，或咽痛，或利止脉不出者，通脉四逆汤主之"。方由"甘草二两（炙）、附子大者一枚（生用，去皮，破八片）、干姜三两（强人可四两）"组成。"上三味，以水三升，煮取一升二合，去滓，分温再服。其脉即出者愈。面色赤者，加葱九茎；腹中痛者，去葱，加芍药二两；呕者，加生姜二两；咽痛者，去芍药，加桔梗一两；利止，脉不出者，去桔梗，加人参二两。病皆与方相应者，乃服之"。

在《伤寒论》中，四逆汤证虽然亦可见"下利清谷"，但更多的只是言"下利""大下利"，而通脉四逆汤证则专门强调"下利清谷"。四逆汤证或言"脉迟""脉反沉""脉浮而迟""脉弱""脉微欲绝"，而通脉四逆汤证则只强调"脉微欲绝"。四逆汤证有"手足厥冷""厥逆"，而通脉四逆汤证只强调"手足厥逆"。四逆汤证亦有"里寒外热"，而通脉四逆汤证则不仅言其"里寒外热"，更明确指出其主症乃"身反不恶寒"。综上所述，显然通脉四逆汤证是四逆汤证病情的更严重发展。在煎服法中，提出"面色赤者，加葱九茎"，此后并提出针对其他症状的药物加减法，可见，包括"面色赤"在内的其他症状均属或然症。

"身反不恶寒"是"里寒外热"的典型症状。"里寒外热"即"内真寒而外假热"，亦即"阴盛于内，格阳于外"。"阴盛于内"者，乃肾阳衰微，阴寒之邪极盛于内。内者下也，故此"阴盛于内"其实也是"阴盛于下"。"格阳于外"者，言在表的阳气不仅不能入里，反而浮越于外。阴盛于内、于下，故"下利清谷""手足厥逆""脉微欲绝"，"格阳于外"，故"身反不恶寒"。一般方书言其机理，皆曰"阴寒之邪极盛于内（下），逼迫阳气浮越于外"，意谓下焦阳气被阴寒之邪所逼迫，不得不浮越于外。如此解释，显然把下焦阳气当作了逃兵，完全是对人体阳气的污蔑，属于臆想，毫无理论根据。盖"阳者，卫外而为固也"，阳气的功能就是与邪相争，誓与阵地共存亡，怎能在强敌面前临阵脱逃？我认为，研究中医学术要有其严肃性，不应像编小说讲故事那样，前人所谓"龙宫寒冷，逼迫龙升于天，龙雷之火因而在上"，出现一系列热象，皆属无稽之谈，滑稽得很。其实，用中医自己的科学语言，完全能把它讲清楚、说明白。

关键在于，要真正懂得中医的气机升降学说。王冰说："天有阴故能下降，地有阳故能上腾，是以各有阴阳也。阴阳交泰，故化变由之成也。"水升火降，而水之升要靠水中阳气的蒸腾；火之降，要靠火中阴气的携带。今下焦肾阳衰微，不能蒸腾肾水于上、于外，导致在上、在外的阴液亏少，不能携带在上、在外的阳气达于下，阴液为阳气的载体，此时孤阳失于阴液的携恋，只能浮越于上、于外，导致人体的上部和外部出现热象。此热象皆为假象。前者，称为"格阳于上"，亦称"戴阳"；后者，称为"格阳于外"。通脉四逆汤证之"身反不恶寒"即属格阳于外者。人体在外的阳气，即卫阳，不仅固护人体的营阴，而且还要温煦人的皮肤、肌肉，此时卫阳浮越于体表，体表的阳气反而相对较多，故虽然全身阳气衰微而"下利清谷""手足厥逆"，却"身反不恶寒"。这种证候，不仅不是阳气之旺盛，反而是阳气的衰微，继续发展下去，阳气一脱，营阴失去固护，立即大汗亡阳而死。此乃人体生死存亡之关键时刻，如何使卫阳回复于内，是医生面临的当务之急。对此，只有明白阴阳出入的机理，才能采取正确的对策。阴阳出入，在人体的体表，就是营出而卫入。卫阳的内入，要靠营阴的携带，而此时却营阴枯竭，根本不能携卫阳入里。这是什么原因？此因肾阴乃人体的元阴，是营阴的化源，此时肾阳衰微，不能蒸腾肾阴于上、于外，于是导致人体营阴的枯竭。那么，能否通过大剂姜、附之类，以温壮肾阳，蒸腾肾水？从理论上说是应当的，也是可以的。问题在于，此时乃阳脱在即，指望上药蒸腾肾水以化生营阴已缓不济急。那么，什么药物才能使人体迅速化生营阴呢？那就是炙甘草。通脉四逆汤之所以称作"通脉"四逆汤，就是因为其中的炙甘草。在《伤寒论》"太阳篇"有"炙甘草汤"，治疗"脉结代，心动悸"，仲景又特别言其"一名复脉汤"。注意："炙甘草汤"与"复脉汤"方名并列，恰好证明"炙甘草"的功能就是"复脉"。通脉四逆汤证"脉微欲绝"，亟当"复脉"，实即"通脉"，则炙甘草堪当此任。为什么？此因为炙甘草之甘能入脾也。黄坤载说，"太阴主荣，阳明主卫"，炙甘草入脾，令脾能迅速化生营阴，并输向体表，从而携卫阳入里，挽救卫阳外脱之在即，并且为伍以之大剂生附子、干姜赢得时间，发挥其蒸腾肾水的后续功能。如此营阴化源充足，彻底引卫阳入里，从根本上使格阳之证化险为夷。当然，营阴枯竭极甚，以致"利止，脉不出者"，还应当加人参，进一步加强炙甘草补气健脾，化生营阴，"复脉"从而"通脉"的功能。

其二，阴寒之邪极盛于下，格阳于上、于外，但以格阳于上为主，即白通汤证。

"少阴篇"曰，"少阴病，下利，白通汤主之"。方由"葱白四茎、干姜一两、附子一枚（生，去皮，破八片）"组成。"上三味，以水三升，煮取一升，去滓，分温再服"。又曰，"少阴病，下利，脉微者，与白通汤；利不止，厥逆无脉，干呕烦者，白通加猪胆汁汤主之。服汤，脉暴出者死，微续者生"。白通加猪胆汁汤方由"葱白四茎、干姜一两、附子一枚（生，去皮，破八片）、人尿五合、猪胆汁一合"组成。"上五味，以水三升，煮取一升，去滓；内胆汁、人尿，和令相得，分温再服。若无胆，亦可用"。

对白通汤的理解，关键在于对方中葱白功能的认识。一般方书只言葱白可以"通阳"而已，什么叫"通阳"，怎样通阳，葱白为什么能通阳，则语焉不详，而这直接关系到对白通汤证全局的认识。

对此，成无己的论述为我们提供了很重要的启示。成氏在《注解伤寒论》中曰，"《内经》曰，'肾苦燥，急食辛以润之'，葱白之辛，以通阳气；姜附之辛，以散阴寒"，明显将葱白与姜附的功能区别开来，明确指出葱白才"通阳气"。更重要的，则在于对《经》文的引用，阐明了"通阳"理论的来源。本书此前阐释"化瘀灵"方证时，完整地引用了《素问·脏气法时论》关于"肾苦燥，急食辛以润之，开腠理，致津液，通气也"的论述，就是受到了成氏的启发。从中可知，成氏所谓"通阳气"就是《经》文所说的"通气"，实即"通阳"。

"少阴病，下利，白通汤主之"，叙证十分简单。仔细体会，缺少了一个最重要症状，即"面色赤"。为什么？就在于本方首味药用了葱白。此在通脉四逆汤证言"其人面色赤"时，在本方加味药中，明确提示"面色赤者，加葱九茎"，即足以证明葱白是专门治疗"面色赤"的，亦足以证明"面色赤"为白通汤证不可或缺的主症。

下面，专门谈一谈"面色赤"。在中医理论中，"面色赤"有表里、寒热、虚实的不同。在《伤寒论·辨太阳病脉证并治（中）》中，谈到太阳与阳明并病时，有"面色缘缘正赤者"，乃"阳气怫郁在表"，显然为表、热、实证。而白通汤证之"面色赤"，显然为里、虚、寒证。辨别之法，张路玉在《伤寒绪论》中说："阳邪在表之怫郁，必面合赤色而手足自温，若阴证虚阳上泛而戴阳，面虽赤，足胫必冷，不可但见面赤，便以为热也。"就临床所见，阳明病面合赤色是面部通赤，而色深红；言其"缘缘正赤"，"缘缘"者，不断也，故此"缘缘正赤"乃面色发红且连绵不断之意。而白通汤证之面色赤，必红而娇嫩，游移不定。再有，前者必伴一系列实热证候，后者必伴一系列虚寒证候，不难辨识。白通汤证之面色赤，虽曰虚阳浮越于上，其实乃心阳浮越于上也。《素问·六节藏象论》曰，"心者……其华在面"，盖肾阳衰微，不能蒸腾肾水以上济于心，心阴严重不足，不能携带心阳下降，心阳反而浮越于上，故呈现面色赤。此即阴盛于下，格阳于上，又称"戴阳"，谓阳气上戴于面也。此纯属心肾不交，阴阳将要离决的严重证候。值此生死存亡的关键时刻，亟需迅速补充心阴，以留恋心阳。但仅用姜、附则缓不济急，必须选用一种特殊药物，能快速升达肾水至心，它就是葱白。在各种药物中，只有葱白辛温气雄，具有快速"辛润"寒凝之肾水，并开通三焦"腠理"水道，"致"使"津液"达于人体最上部之心的功能。于是心阴暂时充盈，可携带心阳下降，与肾水相交。如此上下阴阳之气交通，故曰"通气"，实即"通阳"，以气通即阳通也。但葱白之力并不能从根本上资助肾阳、破除阴寒之邪，此时恰好有姜、附随即发挥作用，破阴回阳，令肾阳充足，能大量蒸腾肾水于上而化生心阴，心阳随即伴随下降，戴阳之证自除。本方与通脉四逆汤皆用生附子、干姜，其不同之处在于不用炙甘草"通脉"，而用葱白"通阳"，故曰"白通汤"。两方皆用"通"字为名，其中微妙之差别，读者应深加体会

对于白通加猪胆汁汤，有些问题还要进一步理解。白通汤证是"下利"，本方证却为"利不止"，显然下利尤甚，不仅导致阳亡，而且令阴亦竭。阳亡则"厥逆"，阴竭则"无脉"，以脉中已无阴液充盈流动矣。而且"干呕"，乃胃阴枯竭，胃气上逆却无物可吐也。"烦"则既为胃阴枯竭，虚热扰胃，亦因心阴枯竭，心火扰心。此乃阴竭之候，阴竭则阳亡、阳脱，较白通汤证更为凶险，靠葱白升达肾水已无能为力，必须加入直接补益阴液之品，而且此类药物必须能迅速被人体吸收，而非草木之品尚待人体消化。因此，仲景才选用了两味重要药物，一为人尿，一为猪胆汁。人尿咸寒，猪胆汁苦寒，咸苦并用，乃为迅速补充阴液；寒则降其虚火，并能防其白通汤之姜、附热药被阴寒所格拒。两味不仅制止"干呕"与"烦"，并能使阴液充盈于脉中而治其"无脉"。

经过如此治疗，四肢逆冷渐转温暖，阴寒之邪消退，肾阳来复，阴液滋生，上下阴阳交通，人体生生之气从下元柔缓和煦地生长，体现在脉象上即为从"脉微欲绝"甚至"无脉"转变为缓和地逐渐搏动，按之虽亦沉细而弱，但附骨已搏动有根。由此继续好转，脉可由细小渐转为常态，由无力渐转为有力，但皆呈柔软缓和之象，此乃《内经》所谓"脉弱以滑，是有胃气"，继续正确治疗，可望转危为安，仲景故曰"服汤，脉……微续者生"。反之，四肢逆冷更甚，阴寒之邪肆虐并未稍减，阳亡而阴竭，虽服上方亦无济于事，乃胃气已绝，反映在脉象上则为彻底阴阳离决，即仲景所谓"服汤，脉暴出者死"，乃无根之残阳飞奔而出也，必死无疑。此恰如一些学者所谓之灯油将尽之残灯复明、回光返照。

认真学习上述四逆汤、通脉四逆汤与白通汤方证及其机理，使我们进一步认识到人体气运动的基本形式确实是"阴升阳降、阴出阳入"。心肾相交、水火既济就是这一形式的具体体现。而且，更重要的是，王冰所谓"阴阳交泰，故化变由之成也"，其内在玄机则在于"阴欲升，而不能自升，必随阳而升；阳欲降，而不能自降，必随阴而降"。识透并掌握这一玄机，可以治疗人体一切疾病。

　　李东垣对此有深刻理解，并付诸实践。他在《脾胃论》中拟定了"交泰丸"一方，谓其"升阳气，泻阴火，调荣气，进饮食，助精神，宽腹中，除怠惰嗜卧、四肢不收、沉困懒倦"。方由"干姜（炮制）三分，巴豆霜五分，人参（去芦）、肉桂（去皮）已上各一钱，柴胡（去苗）、小椒（炒去汗，并闭目，去子）、白术已上各一钱五分，厚朴（去皮剉炒，秋冬加七钱）、酒煮苦楝、白茯苓、砂仁已上各三钱，川乌头（炮去皮脐）四钱五分，知母四钱（一半炒一半酒洗，此一味春夏所宜，秋冬去之），吴茱萸（汤洗七次）五钱，黄连（去须，秋冬减一钱半）、皂角（水洗，煨去皮弦）、紫菀（去苗）已上各六钱"组成。"上除巴豆霜另入外，同为极细末，炼蜜为丸，如梧桐子大，每服十丸，温水送下，虚实加减"。所谓"升阳气"，其实是助阳以升阴，药如干姜、人参、肉桂、川椒、白术、乌头、吴茱萸，其中肉桂、乌头升肾，干姜升脾，川椒、吴茱萸升肝，此外即以人参、白术益气以助升发之力。所谓"泻阴火"，其实是助阴以降阳，药如苦楝、知母、黄连，其中苦楝泻降肝阳，知母泻降肺、胃、肾阳，黄连泻降心胃之阳。并且可以明显看出升降是两两相对：肉桂、乌头对应知母，干姜对应黄连，川椒、吴茱萸对应川楝子。在此基础上，为了打通阴阳升降的道路，故以巴豆霜、皂角、茯苓通二便以利三焦、大小肠，厚朴、砂仁、紫菀宣畅肺、脾、胃之气机，仍是着力于浊气之下降；此外，即用柴胡，以助清气之上升。如此全身之阴升阳降、清升浊降，水火既济而阴阳"交泰"，故曰"交泰丸"。仔细体会本方思路，可以开后学无限法门。对其进行加减化裁，其治疗将远超东垣所提示的疾病范围。

以上讲述的仲景四逆汤、通脉四逆汤、白通汤三方，多用于急性热病及某些杂病的后期，证候危急，甚者濒临死亡。此时如以此三方急救，或可转危为安。但用于治疗癌病则力有不逮。癌病终末期，虽亦可出现上述三方证的某些症状，但患者已气血阴阳大伤，多脏器衰竭，仅以此三方药物或可短暂缓解，但终因根本动摇而亡。本书列出以上三方，其目的在于理解中医交通心肾之大法，在癌病的各个阶段均应注意使人体水火既济、心肾相交，而不应待其最后阴阳即将离决才顾及于此，终致无计可施，懊悔不已。正因这个原因，本文附带讲解了东垣"交泰丸"，将其作为平时治疗癌病的理论示范，可应用于癌病的各个阶段。

《金匮》肾气丸

【组成与用法】　干地黄八两　山药　山茱萸各四两　泽泻　丹皮　茯苓各三两　桂枝　附子（炮）各一两

上八味末之，炼蜜和丸梧桐子大，酒下十五丸，加至二十丸，日再服。

【主症】脐下气海穴处压痛；腰膝酸软，腰以下有冷感；右尺脉沉细无力或浮而无力。

【阐释】本方出自《金匮》，凡五见。其中《痰饮咳嗽病脉证并治》曰，"夫短气有微饮，当从小便去之，苓桂术甘汤主之，肾气丸亦主之"；《消渴小便不利淋病脉证并治》曰，"男子消渴，小便反多，以饮一斗，小便一斗，肾气丸主之"；《妇人杂病脉证并治》曰，"问曰：妇人病饮食如故，烦热不得卧，而反倚息者，何也？师曰：此名转胞不得溺也，以胞系了戾，故致此病，但利小便则愈，宜肾气丸主之"。此外，在《中风历节病脉证并治》又曰，"崔氏八味丸，治脚气上入少腹不仁"；《血痹虚劳病脉证并治》又曰，"虚劳腰痛，少腹拘急，小便不利者，八味肾气丸主之。"其中最令人引起重视的是后两条原文。我在《传承录》论文《谈用经方如何抓主症（续）》中说：

这两条原文中最需要重视的症状就是"少腹不仁"与"少腹拘急"。证明肾气丸主治的原发病位在于"少腹"。那么，应当在少腹何处呢？《难经·第六十六难》曰："脐下肾间动气者，人之生命也，十二经之根本也，故名曰原"，可见，此脐下肾间动气即为肾的原气，联系前述"假令得肾脉……其内证脐下有动气，按之牢若痛……有是者肾也，无是者非也"，此处应在"气海"穴。"气海"者，原气之海也，乃肾原之气的发生地，于此处按之痛，是辨病位在肾的主症。我在临床中，查知此处压痛，予肾气丸加减治疗，常获良效。并且发现，由肾气丸变化而来的六味地黄丸，其应用范围更为广泛。用六味地黄丸进行加减，较应用《金匮》肾气丸的机会更多。

由于本方治肾阴阳两虚，故方证主症尚应有腰膝酸软，本方特点在于桂枝与附子的温阳，故尤其治疗肾阳虚，而肾阳虚的主症就是腰以下有冷感。右尺脉乃肾阳之所在，肾阴阳两虚尤以肾阳虚明显，故右尺脉沉细无力或浮而无力。

至于由本方变化而来的六味地黄丸则出自宋代医家钱仲阳《小儿药证直诀》，本书载有"地黄丸"一方，即为此方。在《发挥》书中，载有《对六味地黄丸组成及功用的再探讨》，曰：

1. 宋代医家钱仲阳所著《小儿药证直诀》载有"地黄丸"一方，"治肾怯失音，囟开不合，神不足，目中白睛多，面色㿠白等"，方由"熟地八钱，山萸肉、干山药各四钱，泽泻、牡丹皮、白茯苓（去皮）各三钱"组成，以上六味，共为末，炼蜜为丸，如梧子大，空心，温水化下三丸。后世亦称此为"六味地黄丸"，或简称为"六味丸"，谓由《金匮》肾气丸去桂枝、附子而成。但比对《金匮》肾气丸原方组成，去桂、附是对的，以上六味药用药的比例亦相符，但唯有地黄一味不同。盖钱乙"地黄丸"，所用地黄乃熟地黄，《金匮》肾气丸所用地黄乃干地黄。干地黄者，乃生地黄干燥后而成，仍然属"生"者；熟地黄者，乃生地黄蒸熟晒干后而成，已成"熟"者。两者药性已变，前者性仍凉，而后者则变温。可见，笼统地说钱氏"地黄丸"是由《金匮》肾气丸去桂、附而成"，显然是不准确的。

2. 由此进一步推导即可发现很多新的问题，其中最主要的就是：六味地黄丸真的能"滋阴降火"吗？清代医家汪昂在康熙年间著有《医方集解》一书，颇受后世医家推崇，该书将六味地黄丸列为第一首方剂，谓其"治肝肾不足，真阴亏损，精血枯竭，憔悴羸弱，腰痛足酸，自汗盗汗，水泛为痰，发热咳嗽，头晕目眩，耳鸣耳聋，遗精便血，消渴淋漓，失血失音，舌燥喉痛，虚火牙痛，足跟作痛，下部疮疡等证"。但在对方剂进行解释时，又把本方称作"肾气丸"："或谓肾气丸为补水之剂，以熟地黄大补精血故也，不知精血足则真阳自生，况山药、茱萸，皆能涩精固气，气者火也，水中之火，乃为真阳，此剂水火兼补，不寒不燥，至平淡，至神奇也。或曰肾气丸实补肝药也，肾为肝母，子虚则补母之义，古云：肝肾之病，同一治也。昂按：肾气丸熟地黄温而丹皮凉，山药涩而茯苓渗，山茱收而泽泻泻，补肾而兼补脾，有补而必有泻，相和相济，以成平补之功，乃平淡之精奇，所以为古今不易之良方也。"仔细揣摩汪氏本意，可知并未将六味地黄丸作为滋阴降火之剂，而是强调乃"水火兼补，不寒不燥，至平淡""相和相济，以成平补之功"。因此，笔者以为，与其将六味丸称作"补肾阴"之剂，不如称作"补肾精"之剂；与其单纯认为"补肾"，不如全面理解为"补肝肾"。由于是"水火兼补"之"平补"，不应称其为"滋阴降火"，真正的滋阴降火之剂，应是知柏地黄丸。

3.《夜话录》第十八法，谓"补母，如水亏而肝火盛，清之不应，当益肾水，乃'虚则补母'之法，如六味丸、大补阴丸之类，亦乙癸同源之义也"。对此应全面理解。"水亏而肝火盛"乃不仅肝火盛，而且肾水亏，或由于肾水亏而肝火盛，这时单纯苦寒清泻肝火当然"不应"，而应当"益肾水"。笔者认为，应当是"兼益肾水"。即由于肝火盛，下汲肾水，导致肾水亏者，当清肝火为主，益肾水为辅；由于肾水亏，水不涵木而木火上炎者，当益肾水为主，清肝火为辅。前者可以大补阴丸为主，后者以六味地黄丸加清肝火之品。

4.凡用六味地黄丸，以其乃平补之剂，当审其中上焦无热象者为宜，否则必增中上焦痰热，导致病情出现变故。如遇素体下元亏损而中上焦有热象者，选用六味地黄丸应加入清化中上焦痰热之品，则不仅防其痰热之化生，而且能达到金水相生的良好效果。在临床中，笔者常遇患者诉说，服六味地黄丸后"上火"，或痰咳色黄，或胸脘痞闷，或口舌生疮，其理皆在于此。因此，切勿被某些方书谓其"滋阴降火"迷惑。

5. 六味地黄丸乃补肾精之品，本自"水火兼补，不寒不燥"，并非寒凉之剂。因此，当用于补肾水、清相火为主时，最好选用生地黄。对此，可以学习现代著名中医学家方药中先生的用法。方药中先生在《医学承启集》（2007 年 10 月第 1 版，人民卫生出版社出版）的《慢性肾功能衰竭的临床诊治经验研究》一文中列有自制的三首"肾系列方"，其中有参芪麦味地黄汤，由党参、黄芪、天麦冬、五味子、生地黄、苍白术、山萸肉、牡丹皮、茯苓、泽泻、怀牛膝、车前子、竹茹、黄连组成；参芪归芍地黄汤，由党参、黄芪、当归、白芍、生地黄、苍白术、山萸肉、牡丹皮、茯苓、泽泻、怀牛膝、车前子、竹茹、黄连组成；参芪地黄汤，由党参、黄芪、生地黄、苍白术、山萸肉、牡丹皮、茯苓、泽泻、怀牛膝、车前子、竹茹、黄连组成。以上三方生地黄用量达 30 克，与茯苓、车前子用量相同，为全方的最大量，此外，三方均用竹茹 10 克、黄连 3 克。由此可见，方老注意到两个问题，一是为滋阴清热计，用生地黄而不用熟地黄；二是为避免上中焦痰热之化生，用竹茹、黄连预之为防。并且特别注明煎服法："凡处方中有生地者，患者大便偏溏时，按一般煎法，首煎不少于 50 分钟，患者大便干结者，生地黄宜后下，首煎 10～15 分钟即可。"再加上每方均用苍白术各 10 克，从而避免了生地黄寒凉滑泻之弊，这些都是十分珍贵的经验，完全从实践中得来，值得学者特别重视。

6. 笔者运用六味地黄丸，根据患者热象是否显著，或用生地黄，或用熟地黄。询其中上焦如素有热象，常加用浙贝母、枇杷叶、黄芩、黄连、竹茹、瓜蒌、半夏等品以防化生痰热。如兼心肺气阴两虚，则合黄芪生脉饮，以求"金水相生"。凡兼肝气病者，常伍以四逆散；兼肝热病者，则用"滋水清肝饮"，其中山栀与六味丸中牡丹皮配合，恰好能清泄肝热。凡兼胆热者，如无气虚现象，则加入柴胡、黄芩、半夏；如兼气虚，则小柴胡汤全方皆可加入，而成"柴胡六味汤"，本方治疗慢性肾盂肾炎常急性发作者，效果极佳，盖补肾兼通利三焦也。对水不涵木而风阳上扰、头目眩晕者，六味地黄丸加枸杞子、菊花、牡蛎、草决明、怀牛膝最佳，此即杞菊地黄丸加味也。此法治疗高血压病与天麻钩藤饮有一虚一实之别，恰成一对应之剂。辨之之法，凡头目眩晕而觉躺卧减轻，腰膝酸软而晨起觉舒，两尺脉无力者，则以前者。后者则必具天麻钩藤饮证主症，此前已述，兹不赘。然而，临床亦常见上述虚实之症皆兼见者，则两方合用，效果尤佳。

六味地黄丸证病位亦在肾，故同样具有脐下气海穴处压痛之主症，以其同属肾虚，故亦同样具有腰膝酸软主症。但因六味地黄丸证属于肾阴虚、肾精虚证，并不具有肾阳虚证，故腰以下并无冷感。以其肾阴虚证明显，故左尺脉尤沉细无力，其兼有热象者，并可见左尺脉沉细而数。

将《金匮》肾气丸与六味地黄丸共同列入"交通心肾"系列方中，意谓此二方虽然作用于肾，但却担负着将肾水上济于心的重要作用。肾阴虚与肾精虚者，肾水当然不能上济于心，以六味丸治疗理所当然。而《金匮》肾气丸证乃肾阴阳两虚，与四逆汤、白通汤、通脉四逆汤所治证候为单纯肾阳虚者不同。后者纯用刚药，前者既补肾阴，又温肾阳，乃刚柔并用，尤其适合于慢性虚弱性疾患而阴损及阳者。其中干地黄大补肾阴、肾精，山萸肉补肝阴，山药滋脾阴；复以茯苓健脾利水，泽泻入肾泻浊，牡丹皮清泄肝热。所谓"三补三泻"，补泻兼施却最终达到补益肾阴、肾精的目的。在此基础上，以桂枝通阳化水，以附子温壮肾阳，共同蒸腾肾水于上，与心火相交。此被蒸腾之肾水乃以气态上升，以其使肾水化气，故曰"肾气丸"。

肾者主水，与人体先天之奇恒之腑与命门最为接近。人体出生以后，先天的元精、元气、元神首先灌注于肾，从此即以肾为基础，始终主宰人体一生的生长壮老已。因此，肾是人体生命活动在后天的根基。此正如《素问·上古天真论》所言，"女子七岁，肾气盛……二七而天癸至，任脉通，太冲脉盛……三七肾气平均……七七任脉虚，太冲脉衰少，天癸竭，地道不通，故形坏而无子也""丈夫八岁，肾气实……二八肾气盛，天癸至……三八肾气平均……五八肾气衰……七八……天癸竭……肾脏衰……八八……五脏皆衰……天癸尽矣"。更重要的是，肾不仅与人体的生殖机能密切相关，而且是抗御病邪的重要器官。《素问·灵兰秘典论》所谓"肾者，作强之官，伎巧出焉"，指的就是这两方面的功能。肾脏的盛衰，关系到整个人体的盛衰，抗衰老，归根结底就是延缓肾脏的衰老。"五八肾气衰"，《素问·阴阳应象大论》亦曰，"年四十，而阴气自半矣"，"阴"主内，"阴气"即先天之精气。人年四十，肾气衰而阴气自半，则抵御内外病邪的能力明显减弱，此即西医学所谓之"免疫机能减退""免疫机能低下"。这时，先天之奇邪即可趁机从命门外溢，而作为第一道防线的肾脏又"衰"弱无力，不能抵御奇邪，从而进一步造成奇邪从三焦漫溢全身，导致癌病。这就是癌病多发于40岁以上人群的原因。从这个意义上来说，预防癌病就要抗衰老，而抗衰老就要首先固肾、补肾、壮肾、强肾。古代医家认为"肾藏精"，保精为要，应避免房劳过度，而"以酒为浆，以妄为常，醉以入房，以欲竭其精，以耗散其真"显然是不可取的，由于"肾者主水，受五脏六腑之精而藏之"，亦应当从各个方面固护人体的五脏六腑，不使其受到损伤。这里就包括诸如"虚邪贼风，避之有时"以及"恬惔虚无""精神内守""食饮有节，起居有常，不妄作劳"之类。

明白了肾在人体的重要性，尤其在防癌、抗癌中的重要性，也就随之明白了《金匮》肾气丸与六味地黄丸的重要意义。历代医家如赵献可、薛立斋、张景岳、汪昂、叶天士等对此都有相关论述。我在前面谈到的薛立斋以补中益气汤伍以《金匮》肾气丸或六味地黄丸法，治疗一切虚损疾患，就可以移用于治疗癌病的相应证候，实践已证明疗效极佳。

滋肾丸

【组成与用法】黄柏（去皮，剉，酒洗，焙） 知母（剉，酒洗，焙干）已上各一两 肉桂五分上为细末，熟水为丸，如梧桐子大，每服一百丸，空心，白汤下，顿两足，令药易下行故也。如小便利，前阴中如刀刺痛，当有恶物下为验。

【主症】两尺脉沉数有力。

【阐释】本方出自李东垣《兰室秘藏》《东垣试效方》《医学发明》诸书。在《兰室秘藏》亦称"通关丸"，曰"治不渴而小便闭，热在下焦血分也"。为此，专门有"小便淋闭论"加以说明，曰"《难经》云：病有关有格，关则不得小便。又云：关无出之谓，皆邪热为病也。分在气在血而治之，以渴与不渴而辨之。如渴而小便不利者，是热在上焦肺之分，故渴而小便不利也。夫小便者，是足太阳膀胱经所主也，长生于申，申者，西方金也，肺合生水，若肺中有热，不能生水，是绝其水之源。《经》云：虚则补其母，宜清肺而滋其化源也，故当从肺之分，助其秋令，水自生焉。又如雨、如露、如霜，皆从天而降下也。乃阳中之阴，明秋气自天而降下也。且药有气之薄者，乃阳中之阴，是感秋清肃杀之气而生，可以补肺之不足，淡味渗泄之药是也，茯苓、泽泻、琥珀、灯心、通草、车前子、瞿麦、萹蓄之类，以清肺之气，泄其火，资水之上源也。如不渴而小便不通者，热在下焦血分，故不渴而大燥，小便不通也。热闭于下焦者，肾也，膀胱也，乃阴中之阴，阴受热邪，闭塞其流。易上老云：寒在胸中，遏绝不入；热在下焦，填塞不便，须用感北方寒水之化，气味俱阴之药，以除其热，泄其闭塞。《内经》云：无阳则阴无以生，无阴则阳无以化，若服淡渗之药，其性乃阳中之阴，非纯阳之剂，阳无以化，何能补重阴之不足也？须用感地之水运而生大苦之味，感天之寒药而生大寒之气，此气味俱阴，乃阴中之阴也。大寒之气，人禀之生膀胱；寒水之运，人感之生肾。此药能补肾与膀胱。受阳中之阳，热火之邪，而闭其下焦，使小便不通也，夫用大苦寒之药，治法当寒因热用。又云：必伏其所主，而先其所因，其始则气同，其终则气异也"。

以上大段文章，意在说明治小便不利之症，要分清其原发病位是在上焦气分还是在下焦血分。在上焦气分者，病在肺，肺热而津伤，故口渴。在下焦血分者，病在肾，肾热反而蒸腾血分之津液升于上，故口不渴。此恰与温热之邪深入营血分，蒸腾营血中津液于上而口不渴相同。治疗之法，在上焦气分者，要清肺而滋其化源，则肺之津液生而降于下，小便自利。在下焦血分者，要用大苦大寒之阴中之阴药，清除其热邪，邪热得祛，阴液得坚，实乃补益肾与膀胱之法，主要药物就是黄柏与知母。所谓"无阴则阳无以化"者，即指此下焦阴液大伤，阳气失于阴液资助，因而也就失去了"化气"的功能，从而小便不利生焉。今予大剂黄柏、知母，苦寒清热而坚阴、生阴，阴生则阳长，阳气进一步化气生阴，则小便利而愈。文中在谈到此证小便不利为何不用淡渗之药时说，"若服淡渗之药，其性乃阳中之阴，非纯阳之剂，阳无以化，何能补重阴之不足也"。此论在《东垣试效方》亦同样出现。但仔细思索，此论显然有误。论中"非纯阳之剂"应为"非纯阴之剂"才对。如此则上下文义才相符合。而且在《医学发明》亦明确说明上述淡渗之品"止是气药，谓禀西方燥金之化，自天降地，是阳中之阴，非北方寒水，阴中之阴所化者也"。至于文中所言"夫用大苦寒之药，治法当寒因热用。又云：必伏其所主，而先其所因，其始则气同，其终则气异也"，则专指肉桂的运用。本方黄柏、知母各用一两，而肉桂仅用五分，显然来源于上述《内经》之从治之法。《素问·至真要大论》曰"从者反治"，又曰"反治何谓？岐伯曰：热因寒用，寒因热用，塞因塞用，通因通用，必伏其所主，而先其所因，其始则同，其终则异"，可见，这里所说的"从治"就是"反治"，其中的"寒因热用"即属于"从治"，表面来看，好像用的药顺从疾病病因的性质，其实基本目的还是消除疾病病因的本身。此滋肾丸证，乃肾中邪热炽盛，却为什么用肉桂这样的大辛大热之药？此即东垣所谓"夫用大苦寒之药，治法当寒因热用"。虽然历代医家对《内经》此语有多种解释，但东垣此处所谓"寒因热用"则指当用大苦寒之药治疗热病时，应当少佐以热药，使其不会产生格拒现象。可见，"寒因热用"就是"因寒用热"，即因为用大寒的药，所以要配伍少许热药。这种用药方法，本质上还是针对疾病的病因。"先其所因"，表面看来所用药物与病因的性质相同，实则乃"伏其所主"，把真正的目的隐藏起来，所取得的结果则恰好与病因的性质相反。本方用肉桂，表面看来与肾中邪热性质相同，但组成的全方，则是清除肾中的邪热，故曰"其始则气同，其终则气异"。理解这一方法的关键，在于认识到所用的"从治"之药，虽然与病邪的性质一致，但用量极少。本方黄柏、知母与肉桂用量之比为200：5，如此小的肉桂用量，不仅不增加邪热，反而由于表面上顺从了邪热之性，避免其他寒凉药物被邪热所格拒，最终使全方发挥了清热的作用。此正如《东垣试效方》所言："《内经》云'热者寒之'，遂用知母、黄柏大苦寒为主治，肉桂之辛热与热同体，乃寒因热用也。"

东垣制滋肾丸，其意本为治小便淋闭而水肿之病。如《东垣试效方》载有治王善甫"小便不利，目睛突出，腹胀如鼓，膝以上坚硬，皮肤欲裂，饮食不下"，予诸甘淡渗泄之药皆不效，给予本方一剂而愈。但是，东垣亦以本方治疗其他疾病，如《东垣试效方》同书载有治一男子中年以来，虽得子，但其子一岁至二岁，皆"病瘤而死"。东垣对此人曰："汝乃肾中伏火，精气中多有之，火郁乃发，子故有此疾，遇触而动，发于肌肉之间，俗名九窍不利者。"而且"慎视之，果如其言"。于是不仅令此男子"滋肾丸数服，以泻肾中伏火则愈"，而且令其妻服"六味地黄丸，以养阴血"，在"受胎五月以后，以黄芩、白术二味作散，啖五七服，后生子，至三岁前证不作，今已年旺"。又载有治一男子，33岁，"病脚膝痿弱，脐下、尻臀皆冷，阴汗臊臭，精滑不固"，前医与鹿茸丸"十旬不减"，东垣"诊其脉沉数而有力"，以滋肾丸"泻命门相火之胜"而愈。上述两案，明确指出滋肾丸证的病机是"肾中伏火"，最应当引起注意的是，此伏火还会通过遗传导致其后代出生不久即"病瘤而死"。此"瘤"很可能是癌病，因为它是先天性疾病。对此病可以通过治疗其父的"肾中伏火"而避免发生，这对我们治疗癌病是一个很好的启发，它告知我们应当如何治疗遗传性疾病。此"肾中伏火""精气中多有之"，其实就是奇邪，而奇邪是可以遗传的，用黄柏、知母不失为治疗奇邪的一种方法，因为它能深入下焦，"泻命门相火之胜"，其实就是清除先天之奇邪。此外，在东垣所治滋肾丸案例中，皆强调其脉必"沉数而有力"。

本病发于下焦，且热邪炽盛，阴液大伤，因此我在主症中尤其强调"两尺脉沉数有力"。本方证可见于各种疾病，症状多样，难以尽述，但均必见此脉，故本书仅列此一症为主症，以示其"存在而且唯一"。

对滋肾丸本证的用药，确应照东垣拟定的药物比例。我在临床中体会到，凡见肾中伏火导致肾阴严重亏损，但肾阳亦明显不足者，则应适当调整用量，即加大肉桂的用量。此多见于长期的慢性疾患而阴损及阳者。为了说明这一问题，在《发挥》书中，载有我所治疗的一个案例，现转载于下，谨供参考。

曹某，女，72岁。住河北省委宿舍。1992年11月24日初诊。

1982年因贲门癌在省某医院手术，切除了贲门和部分食管与胃。此后即经常吐涎沫、干呕。遇风冷则头痛，尤以脑后牵颈项部为甚。近3年来常觉烧心，胃脘部烧灼感明显，不能躺卧，如躺卧则觉脘腹部有气冲于胸上，导致胸胁撑胀疼痛。夜卧虽能入睡，但必须背靠枕头，不能平卧，如此最多亦只能睡3小时，后即反复辗转而至天明。昨晚从夜间10点睡至凌晨1点，后即一直坐到天明而不能再睡。平时不能弯腰扫地，否则亦发胃脘至胸部灼热难忍。大便干如羊屎，两手心发干、发热，欲触摸凉物，但却畏食冷物，食则烧心更甚。当胃脘灼热、气冲胸胁疼痛时，如用暖水袋熨烫背部可稍有缓解。口渴欲饮却饮不解渴，不喝水就全身难受，并且要喝浓茶才舒。饮后虽不立刻排尿，但小便次数亦多，如此已30余年。现在白天1小时要尿一次，尿道有灼热感。常口苦，尤以晨起明显。近3年来又发咳嗽、气喘。9月上旬咳喘又发，住省某医院，诊为"肺不张"，当时咽喉有烧灼和痒感，继则连续呛咳而咽喉堵塞感明显。喉中痰鸣，胸闷难忍，必用手从胸上部向下推抚才稍觉舒缓。此时并伴呕吐、腹泻、心慌。医院予输氧、输液及喷雾、消炎等治疗。住院1个月，病情缓解后，继又入住市某中医院，该院又诊为"支气管哮喘"。住院1月余，于1周前出院，现仍时吐黏白痰而难以咳出，如吐出大口黄痰时却稍觉爽快，但仍觉痰粘于咽喉而黏滞不爽。诉口腔内总觉得有烧灼感，嗓子感觉像肿着一样。齿龈红肿，左下齿龈并有一块溃疡面。纳呆，无食欲已 2～3 年。脉两关沉弦，右寸关间浮，两尺沉紧。舌暗红，苔薄白而偏干。

予王旭高抑肝法化裁。

吴茱萸 5 克，半夏 5 克，党参 6 克，苏子 5 克，杏仁 5 克，桂枝 5 克，桑皮 5 克，陈皮 5 克，茯苓 5 克，泽泻 5 克，炙甘草 3 克。2 剂，每日 1 剂，水煎服。

二诊：11 月 26 日。

诉诸症同前，仅饮水量稍有减少。大便已 3 日未下。上方加瓜蒌 10 克，天花粉 10 克。4 剂。

三诊：11 月 30 日。

28 日大便一次，已成条状、不干，便下亦爽，但昨天至今仍未大便。夜间已能平卧，且未发气冲及胸胁疼痛。但睡一会儿即觉周身疲惫不堪，就要坐起来，昨晚能睡 4～5 小时。饮水量已见少，小便次数亦减，可两小时小便 1 次。仍咽干痛，觉烧得慌，手心仍热，尤以午后及晚间明显。已有 3 天未吐涎沫及干呕。口腔溃疡已消失。仍毫无饥饿感。

上方加麦冬 10 克。3 剂。

四诊：12 月 3 日。

吐痰已觉爽快，痰量已少，呼吸时已觉畅快。大便已成条状，偏软，每日 1 次，便下爽快。由于未发气冲及疼痛，夜已能平卧睡眠，入睡易，且能睡至天明。但白天弯腰时仍觉烧心。口腔仍觉烧灼感，咽部发痒而干痛。仍无食欲。

上方加木瓜 10 克。4 剂。

五诊：12 月 7 日。

咽痒已减，仍口干、口渴、口苦且口中觉烫热感，排尿仍有热感。睡眠、大便均转正常，仍无食欲。

上方加川木通、生地黄、竹叶各 6 克，黄连 3 克。3 剂。

六诊：12 月 10 日。

尿热已减。气一直未上攻，故能平卧睡眠，一夜可正常睡眠6～7小时。凌晨4点口中干渴，必大量饮水，下午4点亦要大量饮水，但饮完并不立刻排尿。

予知母、黄柏各6克，肉桂3克。1剂。

七诊：12月11日。

昨天上午11时服药，下午即未口渴，一碗水未喝。入夜虽仍口干，但程度已减，至夜12点以后才觉口干，今天凌晨3～4点才喝了两杯水。

原方3剂。

八诊：12月14日。

夜间饮水已不多，早晨及下午喝水尚多。胃脘部微有气冲之感。大便又有些干，但较前尚好。昨夜躺卧时有气上冲之感，坐起后即止，半小时后躺卧即能正常睡眠。近两日似有想吃东西的感觉了。

上方加半夏、瓜蒌各6克。4剂。

九诊：12月18日。

昨天下午1～6点腹痛。夜间睡眠时，后半夜有气攻于胸膈。口干欲饮感已大减。大便3日1次，偏干。

予：吴茱萸6克，半夏6克，党参10克，桂枝6克，杏仁6克，桑皮10克，陈皮10克，苏子6克，知母6克，黄柏6克，肉桂3克。3剂。

十诊：12月21日。

上方服后腹痛、气冲诸症未发，睡眠又转正常。大便每日1次，已转正常。口干欲饮之感已除。

原方7剂。

十一诊：12月28日。

诸症均未再发，嘱其原方再服7剂停药。

按：本病由1982年因贲门癌手术切除贲门以后，出现胃酸及其他胃内容物反流进入食管而导致，病情逐渐加重，以致近3年来不能躺卧，气冲于胸胁而胀痛，夜因不能平卧及食管反流而不能正常睡眠，甚至反流物刺激咽喉引起咳嗽，吸入气管并引起气管与肺部出现炎症而多次住院治疗。症状复杂而严重，患者十分痛苦。最初宗旭高所谓"肝气上冲于肺，猝得胁痛，暴上气而喘"之论，以抑肝法主方加味，除用吴茱萸、苏子、杏仁、桑皮、陈皮以外，以其病久胃气上逆严重，故加党参、半夏补气降逆；以其渴饮不止，故加桂枝、茯苓、泽泻通阳化气。后因大便难下，故又加瓜蒌、天花粉润肠通便。经治后气冲咳嗽均减，夜已能平卧睡眠，但仍口干、口苦、口渴且小便有灼热感，故又加导赤散及黄连。如此治疗后，大部分病情均已明显好转，唯大量饮水、饮不解渴之症一直未能明显缓解，而且饮后并不立刻排尿，故用李东垣滋肾丸法，以知母、黄柏配少量肉桂，一面滋阴、坚阴，一面助阳气升腾阴液于上，从下焦论治。患者服后果然饮水量明显减少，并且也稍有食欲了，但气冲之症又有发作之兆，故八诊再加半夏、瓜蒌。九诊知患者服后气冲并未减轻，大便3日1次，证明上法无效。最终才尝试以王旭高法与李东垣法合方治疗，方以吴茱萸、杏仁、桑皮、陈皮、苏子伍以知母、黄柏、肉桂，上下同治，以其病久，故仍用党参、半夏和胃降逆。患者服后果然大见成效，诸症均明显减轻以至完全消失。

回顾本案治疗的全过程，实际是用王旭高抑肝法治愈了手术切除贲门后的食管反流，另用李东垣滋肾丸法治愈了长达30余年的口渴欲饮之久病。而且，只有两法合用才能取得较好的疗效，颇值得进一步思考。《素问·阴阳别论》曰，"三阳结，谓之膈"，食管贲门癌就是"噎膈"，"三阳"指足太阳膀胱，本病患者渴而欲饮、饮不解渴而小便频数已30余年，显系下焦膀胱气化不利，再联系其口苦咽干、手心干燥、手心热而欲触凉物、齿龈红肿有溃疡等热象，实际是下焦阴液长期亏损所致，此症乃"无阴则阳无以化"也。病久则下病及上，导致上焦气化失常，而出现膈证。《内经》云"地气上为云，天气下为雨，雨出地气，云出天气"，阴阳上下本为一气，上病可及于下，下病亦可及于上，由此则"三阳结，谓之膈"就不难理解了。可见，本案两病，溯其本源，其实乃一个病，故合用其治两病的方药才能取得根本的疗效。此案对进一步研究治疗食管癌，应有一定帮助。

结合以上对东垣滋肾丸的研究，有必要再谈一谈现代医家拟订的"二仙汤"方。本方出自《妇产科学》，在《中医方剂临床手册》亦有相关论述。本方是上海中医药大学张伯讷教授于 20 世纪 50 年代针对更年期综合征研制的方剂。方由仙茅三钱、淫羊藿三钱、当归三钱、巴戟天三钱、黄柏一钱半、知母一钱半组成，水煎，每日分二次服。治疗肾阴、肾阳不足而虚火上炎之更年期综合征、高血压病、肾炎、肾盂肾炎、尿路感染、闭经等。《中医方剂临床手册》谓其具有温肾阳，补肾精，泻肾火，调理冲任的作用，方中仙茅、仙灵脾、巴戟天温肾阳、补肾精；黄柏、知母泻相火而滋肾阴；当归温润，养血而调冲任。患者因肾阴阳不足而又虚火上炎，可见头晕、头痛、目眩、肢冷、尿频、阳痿、早泄、妇女月经不调等症状。据我的临床体会，本方证应以"阵发烘热汗出、腰膝酸冷、两尺脉沉数无力"为主症。本方证肾阴虚而有内热，故尺脉数而无力；肾阳虚又有内寒，故尺脉沉而无力。肾阴阳两虚，故尺脉沉数无力。与滋肾丸相比较，则两方均用黄柏、知母，滋肾阴而清肾热。但滋肾丸仅用微量肉桂，并非温肾阳而祛寒，乃从治之意，本方则用较大剂量的仙茅、仙灵脾、巴戟天，显然重在温补肾阳，温肾之力较知、柏滋阴清热之力强大，故用于肾阳虚尤甚于肾阴虚者。患者必见腰膝酸冷之症。此外，当归亦属温性药，调和沟通气血于上下。如此在滋肾阴的基础上温肾阳，阳助阴升，自然引其在上浮越的虚火复归于下，于是阵发烘热汗出可除。对本方最引人研究的重点在于"调理冲任"的作用，这就涉及治癌当"通补奇经、和降冲气、固护命门"的原则了。从李东垣对黄柏、知母的用法，以及历代医家对仙茅、仙灵脾、巴戟天、当归均能治疗奇经疾病的论述，可知二仙汤全方均有上述三种作用，这就是我们在治癌病过程中必须重视对二仙汤的应用，也是我在此特别提出本方的原因。尤其是与滋肾丸证相对而言，本方证"尺脉沉数无力"，而滋肾丸证则"两尺脉沉数有力"。读者对此应深入体会其内寓的道理。盖"无力"者，正气虚也；"有力"者，邪气盛也。正气虚，乃肾阴阳两虚；邪气盛，乃肾中邪热亢盛也。

封髓丹

【组成与用法】黄柏三两　缩砂仁一两半　甘草二两

上为细末，水煮面糊为丸，如梧桐子大，每服五十丸，空心。食前用苁蓉半两切作片子，酒一大盏，浸一宿，次日煎三四沸，去滓服。

【主症】脉左寸沉弱或虚浮，左尺沉细动数，右尺虚浮或沉弱无力，右关沉弦。

【阐释】本方出自元代御医许国桢主编的《御药院方》，该书"补虚损门"中言其治疗"虚损"，功用为"降心火，益肾水"。《医宗金鉴》谓"封髓丹为固精之要药"。《成方制剂》谓其治疗阴虚火旺之梦泄遗精。

对于本方的应用，清代医家郑钦安有所发挥，他在《医理真传·卷二》改变药物剂量为"黄柏一两、砂仁七钱、甘草三钱（炙）"，谓"封髓丹一方，乃纳气归肾之法，亦上、中、下并补之方也。夫黄柏味苦入心，禀天冬寒水之气而入肾，色黄而入脾，脾也者，调和水火之枢也，独此一味，三才之义已具。况西砂辛温，能纳五脏之气而归肾；甘草调和上下，又能伏火，真火伏藏，则人身之根蒂永固，故曰'封髓'。其中更有至妙者，黄柏之苦，合甘草之甘，苦甘能化阴；西砂之辛，合甘草之甘，辛甘能化阳。阴阳合化，交会中宫，则水火既济，而三才之道，其在斯矣。此一方不可轻视，余常亲身阅历，能治一切虚火上冲，牙疼、咳嗽、喘促、面肿、喉痹、耳肿、目赤、鼻塞、遗尿、滑精诸症，屡获奇效，实有出人意外，令人不解者。余仔细揣摸，而始知其制方之意重在调和水火也。至平至常，至神至妙"。郑钦安被现代一些医家奉为"火神派"之祖师，并大加宣传，影响很大。其治病擅用四逆汤及附子等温热药，确实有其独到之处，对中医学术的发展作出了贡献。但遗憾的是，他对诸如此类方剂的应用并没有提出其主症何在，只是提出了各种疾病的病名，这就使后人在应用时不知其辨证要点，缺乏针对性，导致一些医生或滥用，或不敢使用，用后产生流弊，反而限制了它的应用。就以他对封髓丹的论述而言，只有对本方药物功能的解释、方证病机的阐述、治疗病种的罗列，却丝毫没有对主症的交代。如果只按病种而用本方，不偾事者鲜矣。这种状况并非郑氏一人如此，即《御药院方》提出本方时亦如此，其他医家亦然。那么，我们怎样才能学习好并掌握好这些方剂呢？我认为应当从下述几方面做起：①坚信这些方剂确实有效，从而坚定学习它的信心和决心，激起自己的探索欲、求知欲；②夯实自己的中医理论基础，尤其要学好《内经》与仲景著作；③从现有的方剂功用、主治和药物组成思考，力图找出可能具有主症的蛛丝马迹；④不断在实践中进行试验，这种试验应从小剂量开始，不要犯原则错误，最终挖掘出方剂可以经得起重复的主症。从本方而言，就要探讨既然"降心火，益肾水"，与黄连阿胶汤有何区别？方中有黄柏、砂仁、炙甘草，与滋肾丸、二仙汤、交泰丸有何区别？主治"阴虚火旺的梦泄遗精"，与知柏地黄丸有何区别？

上述诸方，寒凉药均或用芩、连，或用知、柏，不外清心火、泻肾火，治疗各种心肾火旺的症状，其意义大体相同。就温热药而言，为升达肾水，滋肾丸与交泰丸均用少量肉桂，二仙汤则用了较大剂量的仙茅、仙灵脾、巴戟天，而本方则用了较大剂量的砂仁、炙甘草。可见，其根本的不同就在于砂仁、炙甘草的应用，或者更进一步明确地说，其中意义最大的就在于砂仁的应用。因此，我们可以从砂仁入手，探讨其方剂的特异性。砂仁，始载于《药性论》，谓"主冷气腹痛，止休息气痢，劳损，消化水谷，温暖脾胃，治冷滑下痢不禁，虚羸"。《本草拾遗》谓其"主上气咳嗽，奔豚"。《开宝本草》尤其提出本品有"下气"之功。《医学启源》更提出本品"治脾胃气结滞不散"。至明代李时珍《本草纲目》对本品阐发得尤为全面和深入，指出本品"补肺醒脾，养胃益肾，理元气，通滞气，散寒饮胀痞，噎膈呕吐，止女子崩中，除咽喉口齿浮热，化铜铁骨哽"。其中并引《韩氏医通》所言"肾苦燥，以辛润之，缩砂仁之辛，以润肾燥"，尤其指出"缩砂属土，主醒脾调胃，引诸药归宿丹田。香而能窜，和合五脏冲和之气，如天地以土为冲和之气，故补肾药用同地黄丸蒸，取其达下之旨也"。此后，清代汪绂《医林纂要》更曰本品"润肾，补肝，补命门，和脾胃，开郁结"；凌奂《本草害利》曰本品"芳香归脾，辛能润肾，下气……若肾气不归元，非此向导不济"。以上历代医家言本品治疗"劳损""虚赢",与《御药院方》言封髓丹治"虚损"相符,言本品"下气""益肾""理元气""润肾燥""引诸药归宿丹田""补肾药用同地黄丸蒸,取其达下之旨""补命门……开郁结""若肾气不归元,非此向导不济",则完全符合郑钦安所言封髓丹"纳气归肾""能纳五脏之气而归肾"之功。此外,诸家并言砂仁"主冷气腹痛……温暖脾胃""主上气咳嗽,奔豚""治脾胃气结不散""散寒饮胀痞,噎膈呕吐,止女子崩中,除咽喉口齿浮热",则应包括郑氏所言封髓丹"能治一切虚火上炎、牙疼、咳嗽、喘促、面肿、喉痹、耳肿、目赤、鼻塞、遗尿、滑精诸症"在内。以上诸家所言不论是砂仁的功用还是主治,其实也都是封髓丹的功用与主治,足见封髓丹与其他相类方剂的区别,就在于应用了砂仁。其他相类方剂亦均"降心火,益肾水",但其不同之处,亦恰恰在于砂仁的应用。注意:砂仁能"纳气归肾",治"肾气不归元",引"诸药归宿丹田",与肉桂并无不同;能"理元气""调肾,补肝,补命门",与仙茅、仙灵脾、巴戟天亦无不同。所不同者,只在于砂仁能"温暖脾胃""治脾胃气结不散""和脾胃,开郁结""通滞气",尤其强调其"如天地以土为冲和之气,故补肾药用同地黄丸蒸,取其达下之旨也"。可见,和脾胃散滞气、开郁结而达下,是砂仁不同于肉桂、仙茅、仙灵脾、巴戟天的基本特点。对这一特点,郑钦安有充分认识,并特别强调,"西砂之辛,合甘草之甘,辛甘能化阳",与黄柏、甘草之苦甘化阴,"阴阳合化,交会中宫,则水火既济,而三才之道,其在斯矣"。"交会中宫",治在脾胃,是封髓丹全方的最大特点,而这一特点的来源,只能是砂仁的应用。砂仁从中宫下气,直达命门,伍以黄柏、炙甘草,则达到了封藏命门元气的作用,故曰"封髓丹","髓"者,奇恒之腑,乃在命门之内也。"封髓",不仅封藏了命门之内的元阴、元阳、元精、元气、元神,而且也封堵了命门之内的先天奇邪,对治疗癌病有十分重大的理论与临床意义。

问题在于,封髓丹证的症状极为繁多,难以尽述,从中很难提炼出某一个症状为其主症。对此读者应如何对待?我故曰一定要"夯实自己的中医理论基础，尤其要学好《内经》与仲景著作"，从中找出属于封髓丹证的症状：其一，必须是"心火旺"；其二，必须是"肾水亏"；其三，也是最重要的，必须具备"脾胃气结滞不散"的症状。我在《发挥》书中，谈到"抓主症"时，此主症必须"言一而知百病之害"，而"真正能'言一而知百病之害'者，只有脉象""只诊脉一项，只是脉象这一个症状，即可判定疾病的本质，这是'抓主症'的最高境界、最高水平"。正因如此，我对封髓丹证只列出脉象这一个症状。由于其"心火旺"，而心火旺的原因则来源于肾水亏，肾水不达于上而心血、心阴亏虚，继而不能携带心火达于下，故脉左寸必沉弱或虚浮；由于"肾水亏"而火旺，脉左尺必沉细动数，而久病阴损及阳，脉右尺则见虚浮或沉弱无力；更重要的，则是"脾胃气结滞不散"，故脉右关沉弦。

潜阳丹

【组成与用法】西砂（姜汁炒）一两　附子八钱　龟板二钱　甘草五钱

【主症】脉左寸关虚浮，右关沉弦，右尺沉紧或浮空。

【阐释】本方出自清代医家郑钦安《医理真传·卷二》，曰"潜阳丹一方，乃纳气归肾之法也。夫西砂辛温，能宣中宫一切阴邪，又能纳气归肾；附子辛热，能补坎中真阳，真阳为君火之种，补真火即是壮君火也；况龟板一物，坚硬，得水之精气而生，有通阴助阳之力，世人以利水滋阴目之，悖其功也；佐以甘草补中，有伏火互根之妙，故曰'潜阳'"。同时并举一病证对此加以说明，曰"问曰：头面忽浮肿，色青白，身重欲寐，一闭目觉身飘扬无依者，何故？答曰：此少阴之真气发于上也。原由君火之弱，不能镇纳群阴，以致阴气上腾，蔽塞太空，而为浮肿，所以面现青黑。阴气太盛，逼出元阳，故闭目觉飘扬无依。此际一点真阳，为群阴阻塞，不能归根，若欲归根，必须荡尽群阴，乾刚复振。况身重欲寐，少阴之真面目显露，法宜潜阳，方用潜阳丹"。

郑钦安认为本方与封髓丹皆属"纳气归肾"之法，两者有何区别？这只能从药物组成来分析。郑氏将《御药院方》封髓丹改变药物剂量为"黄柏一两、砂仁七钱、炙甘草三钱",与本方对应,砂仁七钱对应本方砂仁一两;炙甘草三钱对应本方甘草五钱;黄柏一两对应本方附子八钱;此外,封髓丹无龟甲,本方则有龟甲二钱。两相比较,除外两方皆有之砂仁、甘草,显著区别就在于封髓丹有黄柏,本方则有附子、龟甲。如此比较,可以明显看出两方虽皆首先于中土和脾胃、开郁结,并下气而纳气归元,但封髓丹则重在降火而滋阴、坚阴,从而封藏命门元气,故曰"封髓";而本方则重在破阴温阳,并潜纳浮阳,故曰"潜阳"。封髓丹证,肾火亢盛而肾阴亏虚,在下焦必现一系列热象,此热象与滋肾丸证相似,其症现梦泄遗精,实即相火亢盛扰动精室所致。而本方证,乃肾阳亏虚,不能蒸腾肾水于上,在上之肝阳缺乏阴液携带而不能降于下,反而浮越于上,此类似白通汤证之上见"戴阳",下见一系列阳虚寒盛之象。本方以附子破阴温阳而蒸腾肾水于上,并加龟甲咸寒从人体上部潜镇肝阳于下。更有砂仁、甘草坐镇于中,斡旋上下,则上下阴阳交通,此既类似白通汤中葱白之"通阳",亦类似白通加猪胆汁汤中猪胆汁与人尿的功能。郑氏对阳浮于上,所举"头面忽浮肿,色青白""一闭目觉身飘扬无依"之症,如与白通汤证之"面色赤"鉴别,可知葱白、猪胆汁、人尿重在潜降上浮之心阳,而龟甲则重在潜纳化风之肝阳。心阳浮越于上,故其人"面色赤"。肝阳化风,故头面"忽"浮肿而"色赤白";风阳飞腾,肝魂不能入肝,故"一闭目觉身飘扬无依"。而"身重欲寐",与"少阴之为病……但欲寐"无异,证明不论潜阳丹证还是白通汤证,其本质皆为少阴虚寒证。

至于潜阳丹证主症,亦应着重在于脉象。以其阴寒内盛而肾阳衰微,故右尺脉沉紧或浮空;肾阳衰微,不能蒸腾肾水,水不涵木,而肝阳化风浮越于上,故左寸关脉虚浮;以其与封髓丹一样具有"脾胃气结滞不散"的特点,故右关脉亦见沉弦。

封髓丹证乃相火亢盛而肾水亏虚,潜阳丹证乃阴寒内盛而肾阳亏虚,但最终皆令肾水不能上济。前者不能上济于心而心中虚火上冲,后者不能上济于肝而肝阳化风上浮。由于临床常有肾阴阳两虚而心肝阳气浮越者，两方常合用，名之曰"潜阳封髓丹"。

不论封髓丹还是潜阳丹，与《伤寒论》四逆汤、白通汤、通脉四逆汤一样，其方证均属阴阳行将离决之大证，只是前者更多见于久病之内伤杂证而已。既然如此，征之临床，封髓丹与潜阳丹在癌病的治疗中更为常用。因此，在癌病治疗过程中，如见有如两方证脉象主症者，皆可以两方治之。但因癌病发于奇邪，病至此阴阳两伤，必然已非常严重和复杂，此两方只可作为治疗该证型的基础方，临床还应视其病情，对其加味，在动态中不断调整药物的组成。

5. 畅利三焦

小柴胡汤

【组成与用法】柴胡半斤　黄芩三两　人参三两　半夏半升（洗）　甘草（炙）　生姜（切）各三两　大枣十二枚（擘）

上七味，以水一斗二升，煮取六升，去滓，再煎取三升，温服一升，日三服。

若胸中烦而不呕者，去半夏、人参，加栝楼实一枚；若渴者，去半夏，加人参合前成四两半、栝楼根四两；若腹中痛者，去黄芩，加芍药三两；若胁下痞硬者，去大枣，加牡蛎四两；若心下悸、小便不利者，去黄芩，加茯苓四两；若不渴、外有微热者，去人参，加桂枝三两，温服微汗愈；若咳者，去人参、大枣、生姜，加五味子半升、干姜二两。

【主症】敲击右肤胁引右肋弓下疼痛。

【阐释】本方出自《伤寒论》与《金匮》。《伤寒论·辨太阳病脉证并治（中）》曰，"伤寒五六日，中风，往来寒热，胸胁苦满，嘿嘿不欲饮食，心烦喜呕，或胸中烦而不呕，或渴，或腹中痛，或胁下痞硬，或心下悸、小便不利，或不渴、身有微热，或咳者，小柴胡汤主之"。

此外，在该篇又有"太阳病，十日已去，脉浮细而嗜卧者，外已解也。设胸满胁痛者，与小柴胡汤""血弱气尽腠理开，邪气因入，与正气相搏，结于胁下。正邪分争，往来寒热，休作有时，嘿嘿不欲饮食，脏腑相连，其痛必下，邪高痛下，故使呕也，小柴胡汤主之""伤寒四五日，身热恶风，颈项强，胁下满，手足温而渴者，小柴胡汤主之""伤寒，阳脉涩，阴脉弦，法当腹中急痛，先与小建中汤；不瘥者，小柴胡汤主之""伤寒中风，有柴胡证，但见一证便是，不必悉具。凡柴胡汤病证而下之，若柴胡证不罢者，复与柴胡汤，必蒸蒸而振，却复发热汗出而解""太阳病，过经十余日，反二三下之，后四五日，柴胡证仍在者，先与小柴胡汤""伤寒十三日，不解，胸胁满而呕，日晡所发潮热，已而微利，此本柴胡证，下之以不得利，今反利者，知医以丸药下之，此非其治也，潮热者，实也，先宜服小柴胡汤以解外"。

在《伤寒论·辨太阳病脉证并治（下）》曰，"妇人中风七八日，续得寒热，发作有时，经水适断者，此为热入血室，其血必结，故使如疟状，发作有时，小柴胡汤主之"；又曰，"伤寒五六日，头汗出，微恶寒，手足冷，心下满，口不欲食，大便硬，脉细者，此为阳微结，必有表，复有里也。脉沉，亦在里也。汗出，为阳微。假令纯阴结，不得复有外证，悉入于里，此为半在里半在外也。脉虽沉紧，不得为少阴病。所以然者，阴不得有汗，今头汗出，故知非少阴也。可与小柴胡汤，设不了了者，得屎而解"；又曰，"伤寒五六日，呕而发热者，柴胡汤证具，而以他药下之，柴胡证仍在者，复与柴胡汤。此虽已下之，不为逆，必蒸蒸而振，却发热汗出而解"。

在《伤寒论·辨阳明病脉证并治》曰，"阳明病，发潮热，大便溏，小便自可，胸胁满不去者，与小柴胡汤"；又曰，"阳明病，胁下硬满，不大便而呕，舌上白胎者，可与小柴胡汤。上焦得通，津液得下，胃气因和，身濈然汗出而解"。

在《伤寒论·辨少阳病脉证并治》曰，"本太阳病不解，转入少阳者，胁下硬满，干呕不能食，往来寒热，尚未吐下，脉沉紧者，与小柴胡汤"。

在《伤寒论·辨厥阴病脉证并治》曰，"呕而发热者，小柴胡汤主之"。

在《伤寒论·辨阴阳易瘥后劳复病脉证并治》曰，"伤寒瘥之后，更发热，小柴胡汤主之"。

在《金匮要略·呕吐哕下利病脉证治》亦曰，"呕而发热者，小柴胡汤主之"。

在《金匮要略·黄疸病脉证并治》曰，"诸黄，腹痛而呕者，宜柴胡汤"。

在《金匮要略·妇人产后病脉证治》曰，"产后郁冒，其脉微弱，呕不能食，大便反坚，但头汗出……大便坚，呕不能食，小柴胡汤主之"；又曰，"妇人在草蓐，自发露得风，四肢苦烦热，头痛者与小柴胡汤"。

以上《伤寒论》与《金匮》对小柴胡汤论述之丰富和全面，可谓经方的第一方，其重要性甚至超过桂枝汤，充分体现仲景对小柴胡汤的重视程度，从中亦可知小柴胡汤在临床中运用之广泛以及疗效之卓越。

为什么小柴胡汤有如此突出的重要性？其根本原因就在于它所治疗的部位在于三焦。这也是本书将其列为"畅利三焦"第一方的原因。本文亦从这个角度对小柴胡汤及其方证进行阐释。

三焦是人体气运动的辐网，遍布于一身的表里内外，一直到人体的最微细部位。更重要的，还在于"三焦者，原气之别使也，主通行三气，经历于五脏六腑"。《难经·第三十八难》并曰，"三焦也，有原气之别焉，主持诸气"。《难经·第六十六难》正因"齐（脐）下肾间动气"为命门所在，"故名曰原"，从中可见三焦与命门的密切关系。盖在后天脏腑，三焦之气运行于表里内外，而在先天方面，三焦之气又源自命门，从命门把先天之元阴、元阳、元精、元气、元神输布于全身。不仅如此，正由于三焦是先后天之气连接的枢纽，先后天之气的相互影响亦必然通过三焦。后天脏腑之气的运动变化通过三焦达于命门，可以影响先天，先天奇恒之腑与奇经八脉的运动变化亦可在命门之外通过三焦而影响后天。更为重要的是，胆与三焦在后天脏腑同属少阳，胆在先天属奇恒之腑，它能将奇恒之腑的元阴、元阳、元精、元气、元神通过命门输往后天，亦能把后天脏腑之精气通过命门输往先天，如此先后天之精气才能相互资助、相互资生。并且可以明显看出，胆与三焦在后天脏腑是相伴而行的。恰好《素问·灵兰秘典论》明确指出"主不明则十二官危矣，使道闭塞而不通"，这个"主"即命门，即先天之"脑"，这个使道，即胆。此"使道"与原气之"别使"之三焦相伴而行，不仅对人体先后天气运动的生理有重大意义，对人体先后天气运动的病理亦有极大影响。在脏腑层面，内外病邪以胆与三焦为载体，通过命门侵入先天；在先天层面，奇恒之腑与奇经八脉的奇邪以胆为载体，通过命门进入三焦而弥漫全身。这种病理状况显然对人体极为不利，会导致疾病。但从另一方面考虑，它又给我们以启示：能否人为地制造好的信息，从后天脏腑层面将这些好的信息输入人体，不仅对人体后天脏腑的气运动进行良好的调控，扶正而驱邪，治好后天疾病，而且可以通过胆与三焦，将好信息通过命门输入到奇恒之腑与奇经八脉，对其进行调控，使其生理活动恢复正常，并且消除奇邪，根治包括癌病在内的先天疾病。如果我们真的能研究出这种方法，将是中医理论与实践的根本性突破，具有划时代意义，其价值可与现代分子生物学的基因学说相媲美。

小柴胡汤就有这个作用。小柴胡汤就像行驶于河流与道路的船只和车辆，这种船只和车辆不仅运载人员和物资，而且还有疏浚河道与铺展道路的功能，从而与三焦"决渎之官，水道出焉"和胆之主持"使道"的功能相匹配。

关于这个问题，我在《传承录》关于《谈用经方如何"抓主症"》的文章中初步有所阐释：

众所周知，张仲景所言"伤寒中风，有柴胡证，但见一证便是，不必悉具"，可以说是用经方"抓主症"的最佳示例，其实仍然没有交代此"一证"是谁，因此，也就仍然没有交代主症。

《伤寒论》曰："伤寒五六日，中风，往来寒热，胸胁苦满，嘿嘿不欲饮食，心烦喜呕，或胸中烦而不呕，或渴，或腹中痛，或胁下痞硬，或心下悸，小便不利，或不渴，身有微热，或咳者，小柴胡汤主之。"这是表述小柴胡汤证症状的最全面的条文。其中除或然症外，按照张仲景的说法，只要见到往来寒热、胸胁苦满、嘿嘿不欲饮食、心烦喜呕其中的一个症状，就是柴胡证，用小柴胡汤治疗必然有效，但实际上并非如此。如"往来寒热"，在肝气郁结的患者，逍遥散证常能见到，热病中邪伏膜原，常寒热交作；"胸胁苦满"，肝气不疏的患者，如四逆散证、柴胡疏肝散证，尤为常见；"嘿嘿不欲饮食"，逍遥散证的"纳呆"，即属此症；"心烦喜呕"，温胆汤证常见。可见，如果以见到上述症状中的一症即断为小柴胡汤证，显然是不确切的，甚至是错误的。有人说应当再加上"口苦、咽干、目眩"。而"口苦"，龙胆泻肝汤证及大黄黄连泻心汤证均可出现；"咽干"，适用于知柏地黄丸的阴虚火旺患者皆然；"目眩"，凡肝阳上亢，适用于天麻钩藤饮的患者均见，能说是小柴胡汤证所独具，因而是适用于小柴胡汤治疗的"主症"吗？

那么，到底哪个才是小柴胡汤证的主症呢？这就需要学者下一番苦功夫加以挖掘了。

《伤寒论》在讲完关于小柴胡汤证的上述条文以后，立即接着说："血弱气尽，腠理开，邪气因入，与正气相搏，结于胁下，正邪分争，往来寒热，休作有时，默默不欲饮食，脏腑相连，其痛必下，邪高痛下，故使呕也，小柴胡汤主之。"在这段条文中，明确指出小柴胡汤证应具有的症状是"往来寒热，休作有时""默默不欲饮食""呕"，基本上是对此前条文症状出现原因的解释，换句话说，所有这些症状完全是"果"，而不是"因"，也就说明并非"主症"。那么，"主症"是谁呢？仔细寻找，还有一个症状被遗漏了，那就是"痛"，而且恰恰是此"痛"，才是导致以上症状的癥结所在，故曰"邪高痛下，故使呕也"。与此相关，又说："邪气因入，与正气相搏，结于胁下""脏腑相连，其痛必下"，结于胁下，不通则痛，可见此痛必在胁下。在胁下何处？《灵枢·经脉》曰："胆足少阳之脉，起于目锐眦，上抵头角……其支者，别锐眦……下颈合缺盆以下胸中，贯膈络肝属胆。"本证既然是足少阳胆经发病，则其痛在胁下，必结于胆腑，故其痛应在右肋弓下。这里需要说明，足少阳胆经有左右两条，为什么其痛不在左侧，即不在左肋弓下？这就要联系中医的最基本理论，即《内经》理论了。

本段原文说"血弱气尽，腠理开"，而《金匮要略·脏腑经络先后病脉证》曰："腠者，是三焦通会元真之处，为血气所注；理者，是皮肤脏腑之文理也。"这两段原文有密切的内在联系。腠理是三焦的组成部分，故《灵枢·本脏》曰："三焦膀胱者，腠理毫毛其应。"三焦与胆同属少阳，并在颈肩部相交，因此，在气血不足的情况下，外邪即因腠理之开，而从手少阳三焦进入足少阳胆，再沿足少阳胆经而向下结于胆腑。胆腑恰好在右肋弓下，故此处发生疼痛。那么，为什么不结于左肋弓下呢？这不仅因为胆腑在右肋弓下，而且更因外邪由表入里，表之皮毛由肺所主，肺气是从人体右侧下降的，病邪即随之由右侧胸部而达于下，此时少阳正气要拒邪入内，因而邪气即"与正气相搏，结于胁下"。肺属脏在上，胆属腑在下，邪结于胆腑，痛在胆腑，故曰"脏腑相连，其痛必下"。病邪结于胁下，乃属胸腹之间，阴阳之间，半表半里，此时正邪分争，互有胜负，故"往来寒热，休作有时"；病在胆腑，木不疏土，故"嘿嘿不欲饮食"；而正气又要向上，拒邪入里，欲驱邪外出，即所谓"邪高痛下，故使呕也"。由此可见，诸多症状，完全是因为邪结右胁下而出现的右肋弓下的疼痛所引起，此疼痛体现了疾病的病本，即癥结所在，故为主症。真正的"有柴胡证，但见一证便是"，其实是本症。

据此，我在临床中常敲击患者右胠胁，如患者感到右肋弓下疼痛，此时如按其右肋弓下，亦觉疼痛，则必属小柴胡汤证无疑。以小柴胡汤为主方，再根据兼症进行加减，必然取效。

以上重点在于从胆与三焦关系的角度阐明小柴胡汤证应当具有的主症。从中可以看出胆与三焦在脏腑层面的密切联系，证明胆与三焦具有一体性。从这个角度而言，仲景所谓少阳病当然包括胆病，但更主要的应当是三焦病。只有如此认识，才能主动地拓展小柴胡汤的应用范围。因为三焦是"辐网"，遍布于人体的表里内外，直至最微细处，所以小柴胡汤治疗的范围亦应如此。当然，其应用的前提是应当具有小柴胡汤方证的主症。

从上述所引《伤寒论》与《金匮》的条文可知，小柴胡汤可以治疗太阳病、阳明病、少阳病、厥阴病相关疾病。如对小柴胡汤进行加减，柴胡桂枝干姜汤又可治太阴病，四逆散又可治少阴病。足见我在前面所说小柴胡汤可治全身疾病的论断是有根据的，其根本原因就在于小柴胡汤能调畅全身的气机。

最有趣者，还在于小柴胡汤能治疗"热入血室"，它把我们带入了一个更能发挥想象力的空间。什么是"血室"？前人对此意见不一，有认为是冲脉者，如成无己、方有执；有认为是肝脏者，如柯韵伯；有认为是子宫者，如张景岳，"子户者即子宫也，假名子肠，医家以冲任之脉盛于此，则月事以时下，故名曰血室"。"冲为血海"，确与女子经产有关，但冲脉遍布于全身各处，非仅经血出现之处；"肝藏血"，是指肝脏有调节全身血量的功能，亦非经血所在之处；经血所在与出现之处只能是子宫，即胞宫，因此张氏的说法是合理的。刘渡舟先生亦曰，"血室是什么？这里有争论，说得很多，我们同意就是子宫，就是胞宫……'厥阴足脉肝所中，大趾趾端毛际丛，环绕阴器抵小腹，挟肝络胆'，胞宫受邪，血室里有邪热，影响肝胆之气的不和，实际上肝胆之气就疏泄不利了，所以就出现'胸胁下满，如结胸状'，就是血病影响肝胆的气机不利了"。我认为奇恒之腑之"女子胞"，《内经》并未说它只是女子所专有，则不论男女，皆应有"女子胞"。那么，此处之"女子"二字当作何解释？《素问·阴阳应象大论》"阴阳者，血气之男女也"就是最好的注脚。此处明确地指出，血、女为阴；气、男为阳。可见，"女子胞"之"女子"应当作"阴"字解。不过，在女子，"女子胞"则为胞宫，即子宫，在男子，"女子胞"则为精室。就生殖机能而言，需要男精与女血的交合，"精室"与子宫恰好两相对应，将子宫称作"血室"，也就顺理成章了。

那么，明确"血室"即子宫，即胞宫，亦即女子胞，有何临床意义？它告知我们一个极为重要的事实，即小柴胡汤的功能可以影响到女子胞，也就是说，胆与三焦的气运动可以通过小柴胡汤发挥它们深入到奇恒之腑的功能，从而对奇恒之腑的气运动起到调控的作用。这就是前面说过的小柴胡汤相当于河流中的船只与道路中的车辆。我们可以对其进行化裁，将其转化为深入命门药物的载体，即好信息的载体。一方面填精补髓、补益和固护命门，一方面消除及封堵奇邪，从根本上治愈癌病。

行文至此，应当对如何学好、用好小柴胡汤进行如下总结：①在后天脏腑层面，要认识到小柴胡汤所治病位在后天的三焦。为此，要深入理解"血弱气尽腠理开，邪气因入，与正气相搏，结于胁下"，以及"上焦得通，津液得下，胃气因和，身濈然汗出而解"；②在先天层面，要认识到小柴胡汤所治病位在先天与后天的胆，尤其是先天的胆。为此，要深入理解小柴胡汤为什么可以治"热入血室"，体会"血室"与"女子胞"，与命门，与奇恒之腑的关系，从中引申出包括癌病在内的先天性疾病的治疗方法。

变通小柴胡汤

【组成与用法】柴胡 15g　黄芩 15g　紫苏子 30g　党参 30g　川椒 10g　甘草 10g　大枣 10 枚（破）

上药加水 1500mL，煮取 500mL，去渣，再煮取 300mL，一日三服。

【主症】聚关脉、上鱼际；常因一事心情纠结。

【阐释】本方出自现代医家刘绍武所著《伤寒临床三部六病精义》（以下简称《精义》），此书由其子刘惠生撰，于 2007 年 9 月人民军医出版社出版。书中载有"调神汤""调肺汤"等多首方剂，均以本方为底方，但并未将本方单独提出命名。后由马文辉主编，于 2011 年 6 月科学出版社出版的《刘绍武三部六病传讲录》（以下简称《传讲录》）则将本方命名为"小柴胡汤"。我认为本方已非仲景小柴胡汤，为避免混淆，故取名为"变通小柴胡汤"。

在《传讲录》中，载有本方的"适应证"，曰"为协调整体的要方，适应于一切机能失调的病证"，并单独列出《伤寒论·辨太阳病脉证并治（中）》所谓"伤寒五六日，中风……或咳者，小柴胡汤主之"原文，显然示人此条文中所列证候即本方的适应证。在本方的药物组成中，特别提示与仲景小柴胡汤方不同之处在于以苏子代半夏、以川椒代生姜。不论《精义》还是《传讲录》，均未言方中所用甘草是生甘草还是炙甘草。

《精义》书中，载有调神汤，即本方加桂枝、大黄、代赭石各10g，牡蛎、石膏、车前子各30g，治"脉溢，心烦，易怒，头昏，失眠，记忆力减退，或谵语，或狂躁"；调肺汤，即本方加麻黄10g，杏仁、五味子各15g，沙参、麦冬、瓜蒌各30g，石膏60g，治"咳喘，或发热，或咯痰者"；调心汤，即本方加丹参、百合、瓜蒌、牡蛎各30g，乌药10g，郁金、五味子各15g，治"心之为病，脉涩，疲乏无力，或心悸短气，或心区疼痛，或忐忑不安，或心电图异常，或血压异常，或血脂过高者"；调肾汤，即本方加黄芪、金银花、车前子、白茅根各30g，郁金、丝瓜络各15g，大黄10g，治"肾之为病，小便不利，或浮肿，或尿痛，或尿少，或腰痛，或发热，或尿化验异常者"；调胃汤，即本方加陈皮、白芍各30g，大黄10g，治"脉聚关，胃脘满或痛者"；调肠汤，即调胃汤加川楝子30g，小茴香15g，治"脉弦，腹胀满，或痛，或下利，或大便失常者"；调肝汤，即调胃汤加茵陈60g，丹参、车前子各30g，郁金15g，栀子10g，治"肝之为病，或肝区压痛，或纳呆，或身黄，或肝脾大，或肝功能异常者"。

上述方中，调心汤中还应有麦冬，疑印刷中遗漏。此外，在《传讲录》中亦载有上述诸方，但所加药味略有不同，兹从略。

在《精义》书中，有关于"病理性奇形脉"的论述。其中有"上鱼际脉"，谓"平脉时，寸口脉在腕横纹以上可以摸到。甚者，脉充皮下，可见其搏动，直达手掌大鱼际，故称'上鱼际脉'。多由肝阳上亢（交感神经亢奋）所致。此脉又命名为'溢脉'"。上述调神汤证之"脉溢"，即言此脉。又有"聚关脉"，谓"平脉时，寸口部关脉独大，甚者犹如豆状，搏动明显，高出皮肤，寸尺俱弱，其脉搏显于关脉，故称'聚关脉'。多由肝气郁结（迷走神经偏盛）所致"。上述调胃汤证即言此脉。又有"长弦脉"，谓"尺脉脉管弦而长，超出尺部向肘后方向延续数寸，脉弦紧有力，多为腹满寒疝所致。根据其长弦程度，常可判断腹满寒疝病变的程度，对消化系疾病的诊断有重要意义"。上述调肠汤证所谓"脉弦"，即属此脉。又有"涩脉"，谓"脉搏跳动失去了正常的规律性，表现为'参伍不调'，即脉之大小不一，快慢不匀，强弱不等，在心脏有器质疾病和功能变化时，常常出现此脉"。上述调心汤证所谓"脉涩"，即言此脉。

临床上述脉象确多有出现，但据我所见，其对某种脉象的描述及解释则有待商榷。例如，所谓"聚关脉"，归根结底是由胃气上逆所致，多种原因皆可引起，非仅肝气郁结一种。此脉确实聚起如豆，高出全部脉搏，但非聚于关脉，而是聚于寸关之间，尤其是右寸关之间，方显其胃气之上逆。至于所谓"涩脉"，除"参伍不调"与中医传统对此脉的描述一致以外，余如"脉之大小不一，快慢不匀，强弱不等"，则包括脉律不齐的"结脉""代脉"，并非"涩脉"。"涩脉"者，言其指下脉动滞涩也，并无节律之谓。读者对此应心中有数，虽认可其脉之"象"，但不可盲从其脉之"名"。

刘氏以变通小柴胡汤为底方，创制治疗肝、心、胃、肠、肺、肾诸脏腑的方剂，其基本点立足于中西医汇通、中西医结合。其理论受日本医家汤本求真的《皇汉医学》影响明显，而且在引用西医说法方面甚至远超《皇汉医学》。上述方剂，虽有一定程度的辨证论治，但所言各个脏腑的名称，皆属西医学相应脏腑的名称，是指实质脏器，而与中医学的脏腑概念相去甚远。中医认为，"五脏六腑皆令人咳，非独肺也"，那么，只要见到"咳喘，或发热，或咯痰者"即用调肺汤显然是不全面的，甚至是错误的。所列其他方剂亦然。如此明显地违背中医辨证论治的基本原则显然是不可取的。那么，我们应当如何正确对待刘氏的理论并应用其诸多方剂呢？很简单，就是回过头来，回到《内经》的原点，用中医思维理解它、对待它。在临床中，只要遇到的患者，其证候符合刘氏方药所针对的证候，而且这些证候并非来源于西医的"辨病"，而是中医的"辨证"，那么就可取用刘氏的方药。所谓"方证相对"，是指方剂与中医的证候相对，"始可用之"。例如，对咳喘患者，不论新久，患者脉寸关间浮起如豆，胸闷而痰咳欠爽，虽有一定程度的气虚现象，但总体偏实，而没有明显的心、脾、肾虚现象，即可应用调肺汤。余皆仿此。否则遇到脾肾阳衰的咳喘，如真武汤证患者，而妄用本方，必然"拔肾根"而死。对肾阴虚而肾不纳气，当用麦味地黄丸者，妄用本方，同样亦致"拔肾根"而亡。总之，要仔细思考，刘氏所拟方剂，究竟应当对应中医学的什么证候，如此才能取得应有疗效而不致偾事。

真正应当引起重视的，是刘氏诸方尤其是变通小柴胡汤及其加味方法，在中医理论方面对我们有何启发？

刘氏将仲景小柴胡汤稍加变通，而成现在这个样子，确实非常聪明，意义重大，完全符合小柴胡汤作用于少阳三焦的特点。对此，刘氏并未从中医理论方面深入论述。现据其方药组成加以阐释。

人体脏腑气运动的基本模式是"枢轴—轮周—辐网"的协调运转，变通小柴胡汤的药物组成即体现了这一运动规律。

（1）人体后天气运动的枢轴在于脾胃，健运脾胃以产生生命活动的动力，应当是中医治病的中心环节，本方故有党参、甘草、大枣固护于中央，是转中央而运四旁的基础药物。

（2）三焦辐网是联系枢轴与轮周的道路，也是能量的传导系统，对任何疾病都要注重清除道路的障碍，以有利于动力的传递，三焦道路中如有热邪停滞，即应畅利三焦并清除邪热，此即本方柴胡、黄芩之作用。

（3）心、肺、肾、肝是人体气运动的轮周。尤其是肺、肝。叶天士曰，"人身左升属肝，右降属肺，当两和气血，使升降得宜"。本方即以苏子降肺，川椒升肝，左升右降，推动了整个人体气运动的正常进行。从杠杆原理而言，启动肺从右降、肝从左升对于整个圆运动尤为省力。这是刘氏将苏子取代半夏，将川椒取代生姜的最为聪明、最为巧妙之处，令人赞叹。

从以上对变通小柴胡汤的分析，以实例证明了仲景小柴胡汤作用的部位确实在于三焦。三焦是辐网，联系于肝、心、肺、脾、胃、肾。变通小柴胡汤所治的胃与肠病，即调胃汤与调肠汤，其治即在脾与胃。此外有调肝、调心、调肺、调肾诸汤，亦均是在调三焦的基础上加味用药而成。这就给予了我们如下的启发：对于人体一切后天疾病，均可以小柴胡汤或变通小柴胡汤为基础方，然后根据中医辨证论治的原则加入其他适当方药治疗。至于包括癌病在内的先天性疾病，亦可以它们为载体，将适当方药运抵命门之内，达到资助先天、消除和封堵奇邪的目的。

最后，谈一谈变通小柴胡汤证的主症。本方证病位在三焦，三焦主一身气机的调畅，三焦气机受阻，首当其冲的就是枢轴脾胃，尤其是胃，必然导致胃气之上逆，这也是仲景小柴胡汤证在多处突出提出"呕"的原因。因此，聚关脉，即在右脉寸关之间出现突起，是变通小柴胡汤证的必见脉象。至于上鱼际脉，即所谓"溢脉"，刘氏仅将其列为调神汤证的脉象，其实，只要胃气上逆，必然迫肺气不降甚至反而上逆，出现上鱼际脉也是必然的。三焦气机受阻，三焦属少阳，胆亦属少阳，且肝胆相表里，三焦与胆、与肝的发病，皆与情志因素最为密切。变通小柴胡汤证多见于气郁不舒，尤以肝气郁而不舒者，因此，反映到情志方面皆有"常因一事而心情纠结"的症状，这种心情难以排解，全身气机不畅，是导致肝、心、脾、胃、肺、肾诸脏腑疾病的基本原因。

温胆汤

【组成与用法】半夏（汤洗七次）　竹茹　枳实（麸炒，去瓤）各二两陈皮三两　甘草（炙）一两　茯苓一两半

上为剉散，每服四大钱，水一盏半，姜五片、枣一枚，煎七分，去滓，食前服。

【主症】①多梦、乱梦、心烦；②既爱生气，又爱发愁；③剑突下处压痛。

【阐释】本方出自宋代医家陈无择《三因方》卷之九，曰"治大病后，虚烦不得眠，此胆寒故也，此药主之。又治惊悸"。在此之前，唐代医家王焘《外台》卷十七引《集验方》亦有此名之汤方，曰"温胆汤疗大病后虚烦不得眠，此胆寒故也，宜服此汤方"。方由"生姜四两、半夏（洗）二两、

橘皮三两、竹茹二两、枳实（炙）二枚、甘草（炙）一两"组成，"上六味切，以水八升，煮取二升，去滓，分三服"。由于后世医家多喜用《三因方》之温胆汤，故本书列此方。

上述两方相比较，《外台》用生姜达四两，为诸药用量之最大者，全方药性偏温，谓其"温胆"汤而治"胆寒"显然是正确的。但《三因方》仅用姜五片，另入茯苓一两半，大枣一枚，则全方之温性减而凉性增，为何仍称"温胆"？今人多认可清代医家罗东逸之说："和即温也，温之者，实凉之也。"现代中医教材《方剂学》将其列入"燥湿化痰剂"而非"清热化痰剂"，可见认为本方的功能虽为化痰，但却属"燥湿"化痰，而非"清热"化痰。但在具体描述其功用时，又曰"理气化痰，清胆和胃"，而主治"胆胃不和，痰热内扰证"，则又承认其清热之功。综观温胆汤全方药物组成与临床应用，我认为将其功能综合为"燥湿清热化痰"更为全面。方中有二陈汤大部分药物，其中陈皮、半夏显然是理气和胃，燥湿化痰；茯苓，淡渗利湿安神；炙甘草、生姜、大枣健脾和中，调和营卫。诸药合用，偏于燥湿、化湿、利湿而化痰。此外，即枳实、竹茹，二味其性偏寒，重在下气清热化痰。如此气行而湿化，热清而痰除，对湿、痰、热三者兼见之证尤有针对性。方书谓本方治"胆怯易惊，虚烦不宁，失眠多梦，或呕恶呃逆，或眩晕，或癫痫等，苔腻微滑，脉弦滑"，此来源于《三因方》与《外台》之"大病后，虚烦不得眠"之论，故谓其"胆怯"。实则本证并非"胆怯"，"怯"者，胆小害怕也，为纯虚之证，胆气虚也，本证乃湿、痰、热交阻，阻碍胆之气机，乃胆实之证也。综观全方，除炙甘草、大枣健脾养胃之外，还有补益之品吗？既"胆怯"，却又不予培补，显然于理不通。实则"胆怯"之证，《医学心悟》安神定志丸为最佳治疗方药，方由人参、茯苓、茯神、远志、石菖蒲、龙齿组成，程钟龄故曰："有惊恐不安卧者，其人梦中惊跳怵惕是也，安神定志丸主之。"

我认为真正识得温胆汤方药真谛者，乃叶天士及其师王晋三先生。王先生在《绛雪园古方选注》中说："温胆汤，膈腑求治之方也。热入足少阳之本，胆气横逆，移于胃而为呕，苦不眠，乃治手少阳三焦，欲其旁通胆气，退热为温，而成不寒不燥之体，非以胆寒而温之也。用二陈专和中焦胃气，复以竹茹清上焦之热，枳实泄下焦之热，治三焦而不及于胆者，以胆为生气所从出，不得以苦寒直伤之也。命之曰温，无过泄之戒辞。"此论极为精辟，常人万不可及，可谓出类拔萃。它告知我们，温胆汤所治病位在于"膈腑"，此处虽与胆相关，但因胆气源于先天，主从里出表，乃春升之小阳之气，虽有热邪，亦不可用大苦大寒而伤生生之气，故以温胆汤治其手少阳三焦。三焦气机通畅，则胆气亦可旁通，退热而为温，以其同属少阳也。既然治在三焦，必然与治胆者不同。治胆者，治在表里之出入；治三焦者，治在上下之升降。温胆汤治上下之升降，使三焦之气从上达于下，方中以竹茹清上焦之热，二陈汤和中焦之胃气，枳实泄下焦之热，虽走泄却非大苦大寒之过泄，故命之曰"温"。

叶天士治疗温病，完全继承了王晋三的学术思想，并有所发展。叶氏在《温热论》中说："再论气病有不传血分，而邪留三焦者，亦如伤寒中少阳病也，彼则和解表里之半，此则分消上下之势。随症变法，如近时杏、朴、苓等类，或如温胆汤之走泄。因其仍在气分，犹有战汗之门户，转疟之机括也。"叶氏此论，完全来源于王晋三的说法。所谓"气病"不传"血分"而"邪留三焦"之证，乃专指湿热性疾病，盖湿邪以津液为载体，留恋于三焦水道也。三焦属腑，虽位于气血之间，但毕竟在于气分。《伤寒论》小柴胡汤证在表里之间，欲透达热邪于外，必须"和解表里之半"，柴胡、黄芩是其最主要药物。温病，在这里是指湿热病，热处湿中，病位在于三焦，三焦水道从上达下，故泄降湿邪于下，必须采取分消上下之法，在上治肺，在中治脾胃，在下治大小肠与膀胱。如前述王晋三谓温胆汤以竹茹清上焦之热，二陈汤和中焦胃气，枳实泄下焦之热，其大旨与杏、朴、苓之理相同。所不同者，在于治疗湿热病，虽上、中、下三焦同治，但重点则在于中焦，于中焦辛开苦降，枢转全局，再加宣肺、利尿诸法，则湿邪得祛，热邪随之亦除。叶氏故谓此法为"分消上下"之"走泄"之法。湿祛而热达腠开，邪从汗出，故曰"犹有战汗之门户，转疟之机括"。可见，叶氏用温胆汤重在治湿，并非重在治热，湿祛而热无所依附，则随气之运转而被驱除体外。

凡湿热病，不论外感热病还是内伤杂病，均可以温胆汤法化裁或拟方治疗。但湿热病症状繁多，证候多样，本非一方一法所能通治。因此，针对温胆汤证必须挖掘出主症。温胆汤证属湿、痰、热相兼为病，就杂病而言，重点在于痰热，由于病位在三焦，医家多称此为"少阳痰热证"。少阳主一身气机之运转，痰热内蕴，枢机不利，热邪必然上扰心神，且痰热之邪蕴结于中，道路受阻，亦致心火不能下交肾水，患者多见心烦而多梦，且乱梦纷纭，常因乱梦而醒，故睡眠不实。三焦属少阳，位居半表半里，阴阳之间，发病虚实兼见。三焦与胆同属少阳，肝胆相表里，发病多体现为情志改变。肝气实则怒，虚则愁。三焦发病于虚实之间，故温胆汤证必见"既爱生气，又爱发愁"。温胆汤证虽然上、中、下三焦通治，但重点在于中焦。发病多见胃脘部症状。那么，在胃脘部何处才有其特异性症状呢？这就要联系王晋三的论述。王氏曰，"温胆汤，膈腑求治之方也"。膈，谓胸腹间之膈膜，腑，此处有胆腑、胃腑。那么，到底是哪个腑？王氏虽曰"热入足少阳之本"，但"胆气横逆"，却"移于胃而为呕"，并且正因为"移于胃"阻心火下降之路才"苦不眠"，即前述"多梦、乱梦、心烦"而睡眠不实之症。胆腑在右肋弓下，胆气既然"横"向而"逆"，首当其冲者必为胃之上口，此处乃上焦之出口，其气由此"并咽以上，贯膈而布胸中"，此处气机受阻，不通则痛，故剑突下处必见压痛。

一般疾病凡见上述主症，以温胆汤治疗；对癌病有上述主症者，亦可取得相应疗效。

癌病的最终病位皆在三焦，并由此而导致全身各个脏腑的气机逆乱，三焦为水道，病甚者必阻碍津液的运行，水邪停聚甚或泛滥而成水肿。治疗亦当以温胆汤法，予"分消上下"之"走泄"。如《伤寒论》之十枣汤、大陷胸汤丸，以及《金匮》之己椒苈黄丸、泽漆汤、甘遂半夏汤等。后世有玉枢丹、控涎丹、蠲饮万灵汤等，尤其疏凿饮子，更从表里上下分消走泄，是治疗大腹水肿病在三焦的最典型方剂。在这里最应当提出的是，如大戟、甘遂、泽漆、续随子等，皆有治"癥瘕积聚"之功能，但因其毒性较大，限制了临床的应用。由于它们均有强大的逐水而通利三焦之功，今后在治癌中应深入研究，使其既能降低毒性，又能发挥治疗作用。

疏凿饮子

【组成与用法】泽泻　商陆　赤小豆（炒）　羌活（去芦）　大腹皮　椒目　木通　秦艽（去芦）　茯苓皮　槟榔各等分

上㕮咀，每服四钱，水一盏半，加生姜五片，煎至七分，去滓，温服，不拘时候。

【主症】大腹水肿，胀满，腹皮绷急；舌苔黄腻；脉沉实有力。

【阐释】本方出自南宋医家严用和《济生方》，曰"治水气，通身洪肿，喘呼气急，烦躁多渴，大小便不利，服热药不得者"。

清代医家汪昂《医方集解》曰，"此足太阳手足太阴药也。外而一身尽肿，内而口渴便秘，是上下表里俱病也。羌活、秦艽解表疏风，使湿以风胜，邪由汗出，而升之于上；腹皮、苓皮、姜皮辛散淡渗，所以行水于皮肤；商陆、槟榔、椒目、赤豆去胀攻坚，所以行水于腹里；木通泻心肺之水，达于小肠；泽泻泻脾肾之水，通于膀胱。上下、内外分消其势，亦犹神禹疏江凿河之意也"。

清代医家吴谦《医宗金鉴》曰，"以商陆为君，专行诸水；佐羌活、秦艽、腹皮、苓皮、姜皮，行在表之水，从皮肤而散；佐槟榔、赤豆、椒目、泽泻、木通，行在里之水，从二便而出。上下、内外分消其势，亦如神禹疏凿江河之意也"。

以上两位医家对本方方义的解释大体相同，均强调其对水邪之从上下、内外加以分消，就如大禹治水之疏凿江河之意。其缺点均在于没有明确指出原发病因是湿热之邪与原发病位在于三焦。盖湿热之邪阻滞三焦气机，水道不利，于是才聚水而成水肿。三焦遍布于表里内外，故水邪亦停聚于表里内外。尤其应当注意到，三焦膜原在于胸腹，尤以腹部最为集中，故疏凿饮子证的水肿必为大腹水肿。以其气机受阻严重，故必腹胀而满大，腹皮绷急。

腹胀大如此严重，阻肺气不降，故喘呼气急。水邪弥漫三焦，上下内外皆泛滥成灾，故通身洪肿。由于原发病因乃湿热之邪，湿则阻滞津液之四布，热则耗伤津液且扰及心神，故烦躁多渴。湿热壅盛，阻滞气机，肺气不降，则大小肠与三焦、膀胱皆气化失常，故大小便不利。本证属湿热而非寒湿，故服热药不仅无效，反而偾事。湿热壅盛，且热邪尤甚，故苔黄腻。湿热阻滞气机，湿、水、热邪郁闭阳气于内，故脉沉实有力。

本证症状，虽然可见全身水肿，但必以腹部肿胀尤为严重为其主症。由于是因湿热之邪阻滞气的运行，并未阻滞血的运行，故只见气滞而未见血瘀，病位仍在三焦气分，因此腹皮虽胀满绷急，按之虽然坚满，但并非坚硬，仍可见凹陷，只是抬手后旋即肿胀如初。此与病在血分，腹胀绷急而坚硬、按之不见凹陷者不同，而且，病在血分者，必见腹壁青筋怒张，对此，疏凿饮子必然无效，此证应当治肝，以肝主血分也。为了治肝，就要治肺，所谓"通肺气以治肝"，肺从右降而肝从左升，则推动辐网运行顺畅，三焦水道随之通利，大腹水肿可愈。

对于上述血分之鼓胀，我在《中国现代名医验方荟海》（1996 年 2 月第 1 版，湖北科学技术出版社出版）中介绍了自拟方"通肺化瘀汤"。方由柴胡、当归、赤芍、白芍、桃仁、红花、紫菀、杏仁、枳壳、桔梗、瓜蒌皮、茯苓、泽泻、车前子、通草各 10 克组成，水煎服。本方药物平淡无奇，虽无峻烈逐水之品，却因其主治在肺，兼能舒肝而畅三焦，轻灵而有效，不伤正气，方证相符，常能令腹水消失于一旦。

凡癌病见大腹水肿者，当辨在气、在血，并扶助正气，通利三焦，上述二方可参考用之。

（二）治先天

1. 先从一则医案讲起

《发挥》书中，我在阐释《夜话录》的"柔肝"法时，引用了王旭高的下述医案，并加了按语：

崩后不时寒热，腹中有块，口发牙疳。营虚有火，气虚有滞，调之补之。

党参　陈皮　当归　白芍　丹皮　茯苓　麦冬　元参　黑栀　女贞子　建莲肉

再诊：血虚木横，两胁气撑胀痛，腹中有块，心荡而寒热。病根日久，损及奇经。《经》云：冲脉为病，逆气里急；任脉为病，男疝女瘕；阳维为病苦寒热；阴维为病苦心痛。合而参之，谓非奇经之病乎？调之不易。

党参　黄芪　当归　白芍　沙苑　茯神　杞子　香附　陈皮　白薇　紫石英

三诊：和营卫而调摄奇经，病势皆减，惟腹中之块未平，仍从前法加减。

前方去杞子，加砂仁、冬术。

（选自《柳选四家医案》）

按：从全部王旭高医案来看，每案方药单用治肝之一种方法者极少，多数是2～3种方法合用，或先用此法，后用彼法，本案即属此类。其中方剂化裁之机、因证转移之理，恰在此时可揣摩探讨，便于挖掘出奥秘。

首诊言患者在血崩之后继发时冷时热之感，口中并发牙疳之疾，除此之外，仔细审查，却"腹中有块"，证明此乃妇人癥积之病。崩后当然营血亏虚，而寒热牙疳，则为火郁之象，故云"营虚有火"。崩后不仅血虚，气亦虚矣，但腹中癥积未除，故云"气虚有滞"。气血两虚，夹火夹滞，故应虚实兼顾、标本兼治，"调之补之"。

拟方以党参、当归、麦冬、玄参、女贞子、建莲肉、茯苓补气健脾、养营益阴以扶正，重在于补；以景岳化肝煎方中之陈皮、白芍、牡丹皮、山栀（另有茯苓亦相当泽泻）清泻肝经内郁之火以祛邪，重在于调。王氏立本方，乃着眼于血崩之后的一般调理。

再诊牙疳已除，故未再言，可见景岳化肝煎法已效。但病本，即宿癥未除，此时即使采用清泄之法，亦属扬汤止沸，反而激发肝气更盛。所谓"血虚木横，两胁气撑胀痛"，乃血虚失柔而肝气冲逆，切不可苦寒清泄，以肝喜柔而恶刚也。但此时"腹中有块"，难道不应活血化瘀吗？"不时寒热"，难道不应清泄肝热吗？当此关键时刻，医生尤当平心静气，"沉思渺虑"，分外小心。此正应王氏所云"如肝气胀甚，疏之更甚者，当柔肝"之语。不仅如此，王氏对癥积一病有更深刻的超人见解，即其病位不在十二正经，不在五脏六腑，而在奇经八脉，故云"病根日久，损及奇经"。其腹中有块，乃"任脉为病，男疝女瘕"；其两胁撑胀痛，乃"冲脉为病，逆气里急"；其心荡而寒热，乃"阴维为病苦心痛"及"阳维为病苦寒热"。如是"合而参之，谓非奇经之病乎"？如此癥坚痼疾，并且导致崩漏，可见病深日久，根本已然动摇，标实却愈顽坚，补虚泻实，左右掣肘，真是"调之不易"。王氏认为，此时应五脏六腑与奇经八脉并调。调五脏六腑重在补益脾胃以和营卫，故以参、芪、归、芍、香附、陈皮诸品；调奇经八脉重在通补奇经以消癥坚，故以当归、沙苑、茯神、杞子、白薇、紫石英诸品，如此则先后天并治，以求稳中取胜。

三诊知上述方法对寒热、心荡、两胁气撑胀痛已经有效，"病势皆减"，但"腹中之块"却病根深痼难拔。其实似此癥坚之疾，中医至今亦无良策，临床多有个案报道，却又难以大量重复。近来所谓"带瘤生存"之说，说到底亦不过是无奈之举而已，但总比妄加攻伐以致人瘤俱亡为佳。今人尚且如此，何况古人乎！本案调理至此情景，已属不易。且令后学深思处颇多，如能循此进一步深入研究，极有可能对癌症顽疾取得突破，则叶、王诸师亦可含笑于九泉矣。

上方既效，可见仍当以固护后天以求延长生命为主，故去杞子，加砂仁、白术进一步促进食欲，强健脾胃。然就笔者所见，不去杞子亦可。

笔者选录本案，其意在于二诊当归、杞子之运用，此乃"柔肝"之法的重要药物，不过王氏多诸法并用，人多不识耳。

研讨上述医案，应再联系《难经·第八难》的一段话："寸口脉平而死者，何谓也？然：诸十二经脉者，皆系于生气之原。所谓生气之原者，谓十二经之根本也，谓肾间动气也。此五脏六腑之本，十二经脉之根，呼吸之门，三焦之原，一名守邪之神。故气者，人之根本也，根绝则茎叶枯矣，寸口脉平而死者，生气独绝于内也。"这段经文，即本书上篇引用的第18条原文，在这里与此医案相联系，有何意义？

第一，王氏首诊仅治后天脏腑而无效，二诊加入治奇经药物后始效，确实证明"崩后不时寒热""两胁气撑胀痛""心荡"等症与病在奇经有关，但在三诊知用上法却依然对"腹中有块"无效，仔细思考，其实上述"寒热"等症乃由奇经病继发的脏腑功能失调，实属病在后天，经治虽脏腑功能恢复正常，但奇经病之本仍在，故"腹中有块"依然。"腹中有块"，才真正体现本病的原发病因与原发病位。

第二，经上述方法治疗以后，后天脏腑疾病已不复存在，此正与《难经》所谓"寸口脉平"相同，但因病本未除，疾病必然复发，而一旦复发，将无药可治。这就是《难经》强调虽然"寸口脉平"，但最终亦必"死"的原因。

于是，随之给我们提出了第三个问题，即如何才能根治癌病？请见下文。

2. 正确理解和对待"守邪之神"

解决这一问题的关键就在于如何正确理解和对待"守邪之神"。一切理念和治疗方法皆由此出。

前已阐明，"守邪之神"就是命门。命门与脑本为一体，与此相关联的有"髓、骨、脉、胆、女子胞"及奇经八脉，同属先天。奇邪也是从命门之内向外溢出，是先天病邪。命门在正常情况下，是封守奇邪的，防止奇邪外溢是命门必须履行的职责，因此称其为"守邪之神"。奇邪之外溢是因命门失职所致。那么，命门为什么会失职呢？仔细分析，就是由于遗传而导致的先天不足，此外即后天失调与年老体衰。

第一，在幼儿和少年时期为什么亦有患癌病者，此即属遗传而导致的先天不足。前引《东垣试效方》载有"生子不病胎瘤"一案，曰"中年以来，得一子，至一岁之后，身生红赤。子至一二岁，皆病瘤而死。何缘至此疾？师曰：汝乃肾中伏火，精气中多有之，火郁则发，子故有此疾。遇触而动，发于肌肉之间，俗名九窍不利者。慎视之，果如其言。遂以滋肾丸数服，以泻肾中伏火而愈。忌酒辛热之物。其妻与六味地黄丸，以养阴血；受胎五月之后，以黄芩、白术二味作散，啖五七服。后生子，至三岁前不作，今已年旺"。此幼儿所患"瘤"病，虽不能肯定就是癌病，但言其"子至一二岁，'皆'病瘤而死"，说明其子病此者不止一人，显然是遗传性疾病，属癌病的可能性极大。至于"汝乃肾中伏火，精气中多有之"，是指其子之父亲有病，先有"肾中伏火"，然后遗传给其子，"子故有此疾"。治法，嘱父亲服滋肾丸，泻肾中伏火，并忌食酒辛热之物；嘱其妻服六味地黄丸，受胎五月以后，并服黄芩、白术之散剂。后生子，果然未再发生此病。此案对我们的指导意义很大，它告知我们，先天性遗传疾病有病"瘤"者，不积极治疗皆会死去，但予正确治疗却可避免发生，儿童可正常发育成长。具体治法就是在孕前治其父母尤其是父亲的疾病。父亲的疾病就是"肾中伏火"，由于此火在"精气中多有之"，母体受精后遗传其子，"子故有此疾"。嘱父亲服用的滋肾丸，方中有知母、黄柏及少量肉桂，前面在讲解补中益气汤时，对此已有提示：李东垣《内外伤辨惑论》中早已谈到"肾火旺及督、任、冲三脉盛，即用黄柏、知母酒洗讫，火炒制加之"；在《兰室秘藏》中谈到治"厥逆"病，即以"黄柏酒浸、知母酒浸"，与酒浸之黄连，共研细末，为丸服，"直至下元以泻冲脉之邪"。

　　东垣对上述医案的解释，从目前中医理论而言并无不妥，但仔细分析，则发现有一个中医理论中的重大原则问题必须澄清，即肾到底属于先天还是后天？"肾者主水，受五脏六腑之精而藏之"，证明肾为后天之脏腑，肾所藏的精是后天之精，李东垣却说此"肾中伏火"在"精气中多有之"，显然是说此"精气"是存在于肾的。而此"精气"具有遗传性，属于先天，那么，此肾岂非亦属于先天了吗？东垣此论，与《内经》《难经》理论皆相违背，对此我们应当如何对待？

其实，这也是中医基础理论至今一直存在的问题，即把肾与先天奇恒之腑、命门相混淆了，现在的中医基础理论一直称"肾藏先天之精"，如此混淆，是阻碍中医学术发展的一个重要原因。因为既然认为肾藏先天之精，凡先天性疾病病位皆在肾，就没有必要再研究奇恒之腑、奇经八脉与命门了。此与"脑主神明"论一样，人为地制造了中医学术发展的障碍。导致这个情况的根本原因，就是没有"回到《内经》的原点"学习和研究中医学术。后世医家，尤其是李时珍、赵献可对此早已有所纠正，但遗憾的是，并未引起此后医家的重视。现在我们回过头来再次研究东垣的论述，可知他所说的"肾"其实并非五脏六腑的"肾"，而是指命门及其内在的奇恒之腑，尤其是"脑"；所言"精气"，其实是命门之内的"元精""元气"，亦并非在肾。其用黄柏、知母治"督、任、冲三脉盛""直至下元以泻冲脉之邪"，而奇经八脉属于先天，亦来源于命门之内，足以证明所谓"肾中伏火""肾火旺"皆指命门之内的邪火。此邪火在父亲的"精气中多有之"，并且可以遗传于后代，显然是先天之病邪，其实就是"奇邪"。"火郁则发"，此奇邪如此强大，以致超出了命门的封守之力，于是导致癌病。把这个问题梳理清楚，意义十分重大。它告知我们，人体在先天是有病邪的，同时也证明中医学对先天病邪所造成的危害是有办法解决的。阐明这一事实，并在理论上与实践中进一步加以研究和完善，必将使中医学术取得突破，实现划时代的新发展。

第二，所谓"后天失调"，是指人体出生以后，由于各种内外致病因素导致脏腑功能失调，终使命门受到损伤，以致无法履行"守邪之神"职能的状况。

人体的先天与后天，说到底就是阴阳的关系，体现为位置的内外。先天在内，指命门及其内部的奇恒之腑、奇经八脉及精（包括元阴、元阳、元精、元气、元神）；后天在外，包括脏腑、十二经脉、卫气营血。它们之间是相互资生、相互依存的关系。先天之气属阴，其气主升主出，后天之气属阳，其气主降主入，于是从整体上实现如陀螺一样的运转。其中关键部位在于命门与肾的连接。肾将其所藏的脏腑精气输送于命门，体现为阳入于阴，命门将先天的精气输送于肾，体现为阴出于阳。由此先后天精气流转，是人体先后天相互资生、相互依存的物质基础。如果在人体出生以后，由于内外因素的影响，导致脏腑功能失调，肾的精气受损而亏乏，必然导致命门之内先天之精随之缺乏，命门失去了物质基础，功能随之受损，"守邪之神"无力履责，奇邪即由命门而溢出。

《素问·上古天真论》曰，"肾者主水，受五脏六腑之精而藏之，故五脏盛乃能泻"。此"泻"，不仅指人体向外的精气溢泻，亦指向内对命门精气的输送。只有五脏盛，输往肾的精气充足，才能"泻"。如果五脏不盛，其结果必与此相反。是什么原因导致五脏不盛？当然是"后天失调"。

《内经》对此有多方面的论述。《素问·上古天真论》在谈到上古之人"食饮有节，起居有常，不妄作劳"，因此能"终其天年，度百岁而去"之后说，"今时之人不然也，以酒为浆，以妄为常，醉以入房，以欲竭其精，以耗散其真，不知持满，不时御神，务快其心，逆于生乐，起居无节，故半百而衰也"。上述"起居无节"的各种行为，使五脏六腑的精气耗散，当然命门先天之精气亦无来源，终至半百而衰。因此特别嘱咐今人要"虚邪贼风，避之有时，恬淡虚无，真气从之，精神内守，病安从来"，完全将后天之精气与先天之精气即"真气"有机地联系起来，视为一个整体，保护后天，也就保护了先天。

后天的各种疾病，最终也会殃及先天。

在中医理论中，有一句名言，即"久病必归于肾"，言脏腑的各种后天疾病，最终必然导致肾病。事实也正是如此。《伤寒论》六经病中所言诸亡阳死证，皆病在少阴肾。《温热论》及《温病条辨》所言营血证及下焦病，其阴液枯竭之亡阴死证，病亦在肾。《素问·奇病论》与《素问·评热病论》更以"肾风"病为例，不仅言诸病终末期皆在肾，更明白无误地指出可深入先天，导致先天疾病。对此，可参见本书上篇"十三、奇病"所引《素问·奇病论》及其阐释，"它告知读者，不论热病与内伤杂病，其最终阶段并没有至肾而止，而是更深一步进入奇恒之腑。具体地说，首先影响到奇恒之腑的经脉，而奇恒之腑的经脉其实就是奇经八脉及其络脉"。凡此奇恒之腑与奇经八脉，皆在命门之内，足见后天疾病最终可以导致命门的损伤。

第三、年老体衰。年老体衰是不可避免的生命过程。因此，《难经》认为命门之气乃"人之根本也，根绝则茎叶枯矣，寸口脉平而死者，生气独绝于内也"。同样，《素问·阴阳应象大论》曰，"年四十，而阴气自半也，起居衰矣"，《素问·五脏别论》谓奇恒之腑"皆藏于阴而象于地"，故此"阴气"，即先天之精气，亦即命门之内的原气，奇恒之腑与奇经八脉的元精、元气皆属于此。故《素问·上古天真论》曰女子"七七，任脉虚，太冲脉衰少，天癸竭"，男子"七八……天癸竭""八八……天癸尽矣"，最终皆导致形坏而"无子"。盖天癸来源于先天的精气，出自命门，"天癸竭""天癸尽"皆意谓命门元精、元气的衰少以至枯竭，必然导致命门"守邪之神"职能的衰减。

3. 维护并资助命门

明白了以上三方面因素，自然也就知道了如何维护并资助命门。

第一，要注意养生，摒弃不良的生活习惯，避免致病因素的侵扰。前述"食饮有节，起居有常，不妄作劳""虚邪贼风，避之有时，恬淡虚无……精神内守"皆属于此。第二，要积极和及时地治疗已经出现的各种疾病，截断其向严重方面的发展，《素问·四气调神大论》所谓"圣人不治已病治未病"，即属于此。此"未病"者，不仅指未发之病，并指可能进一步发展而形成的疾病。例如，对前述"肾风"病，即可通过正确的治疗，使其向愈，而不致完全深入于先天，导致更严重的后果。已故著名中医学家、北京中医药大学赵绍琴教授提出的对慢性肾炎尿毒症从血分论治，将瘀热从营血分透达出来，就是一个创新，实践证明效果极佳。第三，要抗衰老。抗衰老，甚至返老还童，始终是人类追求的美好愿望。就目前的医疗水平而言，只能延缓衰老。抗癌，从根本上而言，就是抗衰老。抗衰老的着眼点就是维护和培补命门。以下，我将就此对其重点论述。

4. 治先天的具体方法

这里所言的"治先天"，就是治癌病。首先要明确其病因、病机。我对此进行了如下的概括：

"由于内外因素的影响，命门失去'守邪之神'的职能，奇邪从命门（脑）溢出，由奇经八脉（尤其是冲、任二脉）及其络脉淫溢于三焦，到达全身各处，阻滞气血津液运行而结块成为癌瘤（疝、瘕、聚），进一步阻滞气机，脏腑功能失调而形成了各种癌病，即《内经》所说的'奇病'。"癌病的具体治法与上述癌病的病因、病机紧密地联系在一起，相互对应，而且可以明显看出其治疗顺序是从末端向始端进行的，也就是"倒转"和"逆行"，即与癌病的发展过程相逆而治、相逆而行。

一般而言，由于人体罹患癌病是从有自觉症状才得知的，有此自觉症状，证明脏腑功能已经失调。此时的治疗方法，主要着眼于治后天，即恢复脏腑气运动的正常状态，前述王旭高医案的首诊即属此法。此即前面谈到的各种治后天的方法：宣降肺气、舒达肝气、升脾降胃、交通心肾、畅利三焦。经过如此治疗。脏腑功能恢复正常，各种症状基本消失，但瘤体依然存在，就进入了治先天的阶段。上述王旭高医案的二、三诊，即属此法。因此，所谓"治先天"，就是治癌病产生的根本，其治疗的效果，就在于瘤体的消失。只有瘤体消失，才符合中医治病求本的宗旨。所谓"带瘤生存"，乃属治标不治本，不是根治癌病，而是姑息养奸，是不可取的。

那么，如何逆行而治疗呢？

（1）从胆与三焦论治，创制抗癌的信息及其载体，消除癌肿

从前面所言癌病的病因、病机可知，经过初步治疗，即使全身症状消失，但癌的瘤体仍然存在，乃因这些瘤体是奇邪淫溢于三焦，阻滞气血津液运行所致。这些奇邪，实际是潜藏于三焦、腠理、膜原的伏邪。对这种伏邪

进行清除，关键在于要有进入三焦、膜原、腠理的方剂，再由这些方剂携带抗癌的信息，直接与奇邪相争，才能最终消除瘤体。对此，《金匮》鳖甲煎丸与大黄䗪虫丸为我们做出了示范。

《金匮要略·疟病脉证并治》曰，"病疟以月一日发，当以十五日愈，设不瘥，当月尽解；如其不瘥，当云何？师曰：此结为癥瘕，名曰疟母，急治之，宜鳖甲煎丸"。鳖甲煎丸方由"鳖甲十二分（炙） 乌扇三分（烧） 黄芩三分 柴胡六分 鼠妇三分（熬） 干姜三分 大黄三分 芍药五分 桂枝三分 葶苈一分（熬） 石韦三分（去毛） 厚朴三分 牡丹五分（去心） 瞿麦二分 紫葳三分 半夏一分 人参一分 䗪虫五分（熬） 阿胶三分（炙） 蜂窝四分（炙） 赤硝十二分 蜣螂六分（熬） 桃仁二分"组成。"上二十三味，为末，取锻灶下灰一斗，清酒一斛五斗，浸灰，候酒尽一半，着鳖甲于中，煮令泛烂如胶漆，绞取汁，内诸药，煎为丸，如梧子大，空心服七丸，日三服"。

《金匮要略·血痹虚劳病脉证并治》曰，"五劳虚极羸瘦，腹满不能饮食，食伤，忧伤，饮伤，房室伤，饥伤，劳伤，经络营卫气伤，内有干血，肌肤甲错，两目黯黑。缓中补虚，大黄䗪虫丸主之"。大黄䗪虫丸方由"大黄十分（蒸） 黄芩二两 甘草三两 桃仁一升 杏仁一升 芍药四两 干地黄十两 干漆一两 虻虫一升 水蛭百枚 蛴螬一升 䗪虫半升"组成。"上十二味，末之，炼蜜和丸小豆大，酒饮服五丸，日三服"。

以上两方，均为中医学活血化瘀之名方。方中之大黄、牡丹、紫葳、桃仁、干漆皆为常用的活血化瘀之品，尤其大量的虫类药如鼠妇、䗪虫、蜂窝、蜣螂、虻虫、水蛭、蛴螬携同鳖甲，更能深入于人体最微细之处，其中即包括三焦之腠理以及细小之络脉，搜剔其中的奇邪，为清代医家叶天士治疗"络病"奠定了理论基础。其实，最应当指出的并不在此。鳖甲煎丸实由柴胡、黄芩、半夏、人参、芍药为底方，大黄䗪虫丸实由黄芩、芍药、甘草为底方，前者可看作小柴胡汤与黄芩汤之合方化裁，后者可看作黄芩汤化裁。小柴胡汤治在三焦与胆，黄芩汤则专门治在胆，以其能深入三焦与胆，并履行三焦与胆的职能，开通"使道"，从而成为各种抗癌药物即信息的载体。例如，鳖甲煎丸中的乌扇（射干）能清热解毒、散结消癥、化痰涤饮，配合葶苈、石韦、瞿麦将奇邪从三焦水道驱出体外；大黄、赤硝伍以厚朴，则降胃气以助三焦之气的下行；干姜温阳、阿胶养血，与人参相伍，从根本上补益人体的气血阴阳，以增强诸抗癌（奇邪）之品的后勤力量。大黄䗪虫丸中的杏仁并能与黄芩相伍，宣降肺气，"行奇恒之法，以太阴始"，干地黄与芍药相伍，养血滋阴、润燥柔肝，有助于舒达肝气，于是肝肺升降相因，协调运转，更有助于三焦辐网气机的畅达，为深入到人体之最微细的腠理和络脉创造有利条件。在这里更值得提出的是，大黄䗪虫丸中的大黄、䗪虫、桃仁，实即《金匮》之下瘀血汤，此方可入注于冲脉，与杏仁为伍，从上及下，与上述诸药一起直达于冲脉，使冲脉中的奇邪从上、从外回归于下、于内，并将其消掉、化掉，具有非常重要的临床意义。

参考上述两方的旨意，我研制了下方，名曰"转陀螺消瘤汤"，方由"柴胡、黄芩、半夏、党参、白芍、苏子、桑白皮、杏仁、怀牛膝、防风各10g，吴茱萸、炙甘草各6g"组成。其中柴胡、黄芩、半夏、党参、炙甘草为小柴胡汤底方，黄芩、白芍、炙甘草为黄芩汤底方，此外，吴茱萸、苏子、桑白皮、杏仁由王旭高《夜话录》中的抑肝法化裁。全方由小柴胡汤与黄芩汤进入三焦与胆，并成为三焦、胆传递信息的载体，同时，兼能畅达信使通行的道路。此外，"行奇恒之法，以太阴始"，故以苏子、杏仁、桑白皮宣降肺气，并以降为主，启动陀螺的旋转；吴茱萸、防风、柴胡伍以白芍，舒达肝气，使肝气从左而升。由此肺肝气机协调运转，推动三焦辐网的通达。陀螺旋转起来，重心向下，可直达于命门，其中怀牛膝入冲脉、降冲气，更有助于全方药物的下行。实践证明，以本方为基础方，根据病情，加入相应的药物，确实可以达到消除瘤体的目的。

例如，本方可加入各种补益气血阴阳之品，增加诸药的抗癌之力；可加入下瘀血汤及其他虫类药，增强搜剔奇邪，从腠理与络脉消瘤之力；可加入金石介类之品，软坚散结，并封堵奇邪；可加入诸如瞿麦、石韦、葶苈子、商陆、泽漆等品，将奇邪从膜原、腠理之三焦水道驱除体外；审其确有热毒之象，亦可加入射干等清热解毒之品，如石见穿、虎杖、山慈菇、白花蛇舌草、半枝莲之类。

（2）瘤体消失后，迅速培补命门，封堵奇邪

一旦瘤体消失，应迅速改变治疗方法，进入培补命门、封堵奇邪的阶段。

所谓"迅速"改变治疗方法，言其要快，不可迟延。否则奇邪继续从命门溢出，癌病将很快复发，甚至更为严重。

①通补奇经

培补命门，首先应从"通补奇经"开始。关于叶天士"通补奇经"之法，我在《发挥》书中有所论述：

奇经病是络病的进一步发展，两者常联为一体。《临证指南医案》中说，"由脏腑络伤，已及奇经"，因此，必"通络兼入奇经"；"夫曰结曰聚皆奇经中不司宣畅流通之义，医不知络病治法，所谓愈究愈穷矣"，故又有"奇络"之称。由于奇经病亦分虚实，而实证的治疗多与络病治法相通，故云"奇脉之结实者，古人必用苦辛与芳香，以通脉络"；而对虚证的治疗，则云"其虚者，必辛甘温补，佐以流行脉络，务在气血调和，病必痊愈"。后者即属于叶氏常说的"通补奇经"。其辛甘温补者，多用血肉有情之品，并选用适当的平补肝肾之品，如鹿茸、鹿角霜、鹿角、龟甲、阿胶、牛猪羊骨髓、紫河车、羊内肾、人乳以及杜仲、川断、桑寄生、枸杞子、菟丝子、沙苑子等。兼寒，可更加肉苁蓉、巴戟天、补骨脂、肉桂、小茴香；兼热，可加白薇、天冬、生地黄、女贞子、旱莲草等，其他如茯苓、石斛、柏子仁亦属常用之品。如八脉不固，见崩漏、便血、痢疾、淋浊、遗精、带下、疝气，确属虚证，亦可兼用升固之法，药如龙骨、牡蛎、赤石脂、禹余粮、覆盆子、金樱子、湖莲、山药、芡实、乌贼骨、桑螵蛸、紫石英、山萸肉、五味子、棕榈炭等。如八脉空虚而冲气上逆，而见痫病、奔豚、呃逆、呕吐、咳血、喘促等，当兼用镇固法，药如龙齿、白石英、磁石、牛膝、桂心、川楝子、

代赭石、紫石英、降香等。叶氏认为，虽然八脉隶于肝肾，主治重点在于下焦，但病至晚期，后天之本必然戕伐受损亦甚，因此，治疗奇经病要常常顾及"阳明胃络"。对阳明络气虚者，常用黄芪、沙参、牡蛎、麦冬、小麦、南枣等品；对阳明营血虚者，常用枸杞子、柏子仁、枣仁、茯神、桂圆、炙草等品；对阳明阴液亏损而阳升血溢者，则以甘润养阴之品，如淡菜、扁豆、麦冬、石斛、茯神、牛膝炭等。辨证用药细致入微，皆堪后学取法。

叶天士在《临证指南医案》中载有大量通补奇经法治疗"瘕聚"的案例。

在"产后"江案中曰，"小产后，气冲结瘕，是奇经八脉损伤"，拟方为"炒黑杞子三钱、云茯神一钱半、柏子仁三钱、生沙苑一钱、焦当归一钱、小茴七分（同当归合炒）、紫石英五钱（先煎廿滚入药）"。

在"癥瘕"赵案中曰，"冲脉上冲，犯胃为呕，攻胸痞塞，升巅则昏厥。《经》言'冲脉为病，男子内疝，女子瘕聚'，今小腹有形，兼有动气，其病显然。夫曰结曰聚，皆奇经中不司宣畅流通之义"，拟方为"鹿角霜、淡苁蓉、炒当归、炒小茴、生杜仲、茯苓，用紫石英一两煎汤煎药"。

清代医家吴鞠通继承了叶天士理论，在《温病条辨·卷五》载有"通补奇经丸"方，由"鹿茸八两（力不能者，以嫩毛角代之）、紫石英二两（生，研极细）、龟板四两（炙）、枸杞子四两、当归四两（炒黑）、肉苁蓉六两、小茴香四两（炒黑）、鹿角胶六两、沙苑蒺藜二两、补骨脂四两、人参二两（力绵者以九制洋参四两代之）、杜仲二两"组成，"上为极细末，炼蜜为丸，小梧子大，每服二钱，渐加至三钱。大便溏者，加莲子、芡实、牡蛎各四两，以蒺藜、洋参熬膏法丸。淋、带者，加桑螵蛸、菟丝子各四两。癥瘕久聚，少腹痛者，去补骨、蒺藜、杜仲，加肉桂、丁香各二两"。在《吴鞠通医案·卷四·疝瘕》载有"胡氏，二十二岁，脉沉而细，体厚而白，阳虚可知。奔豚从少腹上攻心胸，发作欲死，气回则已。呕酸，瘕瘕，大便结燥，头晕心悸，皆肝经累及冲脉为病"一案，一至三诊皆以温肝降逆、调气活血之法治疗。至第四诊，改为"通补八脉"之法，拟方为"生鹿角四钱、肉桂八分（去粗皮净）、降香末三钱、紫石英五钱（生，研细）、杞子三钱、炒全归三钱、桂枝尖二钱、生香附三钱、炒小茴香三钱。煮三杯，分三次服"。

我在学习《临证指南医案》过程中，发现叶氏选用的通补奇经药物在本书所附"集方"中的"石刻安肾丸"大部分药物有载。本方在《景岳全书·五十八卷》中亦载："西蜀石刻安肾丸，治真气虚惫，肢膝软弱，夜梦遗精，小便滑数。附子（制）、肉桂、川乌（制）、川椒（去目，微炒出汗）、菟丝（制）、巴戟（制）、破故（酒炒）、赤石脂（煅）、远志（制）、茯神、茯苓、苍术（米泔浸炒）、山茱萸、杜仲（制）、石斛、胡芦巴（炒）、柏子仁、韭子（微炒）、小茴（酒炒）、肉苁蓉（酒浸）、川楝子（酒蒸，去核）各二两，鹿茸（制）一两，青盐四钱，山药四两（作糊）。

上为末，酒煮山药糊丸，桐子大。每服七八十丸，空心盐汤或白汤下。"

以上方中菟丝、巴戟、破故（补骨脂）、茯苓、杜仲、石斛、柏子仁、小茴、肉桂、肉苁蓉、鹿茸皆叶天士通补奇经方中最常用者。

我学习《临证指南医案》，归纳叶氏常用的通补奇经方中药物大体有两类：一是方中的主体药物，多为滋补温养肝肾之品，并和降冲气，如鹿茸（包括鹿角、鹿角胶、鹿角霜）、紫河车、紫石英、杜仲、川断、桑寄生、牛膝、菟丝子、枸杞子、沙苑子、巴戟天、仙茅、淫羊藿、肉苁蓉、补骨脂；二是随证选用的药物，有寒热温凉之不同，如肉桂、小茴香、当归、茯苓、石斛、柏子仁、白薇等。两类药物相互结合，配伍成方，再加入其他对症药物，使全方深入奇经，既通又补，为达于命门之内，进一步补益脑髓奠定了基础。

②补益和固护命门、封堵奇邪

经过上述方法治疗以后，癌病之瘤体消失，且短期内可不复发，患者一般情况良好，已无任何不适，应转入本法，即填精补髓，补益和固护命门，消除和封堵奇邪，从根本上治愈癌病，使患者安享天年。

对此，吴鞠通在《温病条辨·卷五》所载"天根月窟膏方"可供参考。本方由"鹿茸一斤，乌骨鸡一对，鲍鱼二斤，鹿角胶一斤，鸡子黄十六枚，海参二斤，龟板二斤，羊腰子十六枚，桑螵蛸一斤，乌贼骨一斤，茯苓二斤，牡蛎二斤，洋参三斤，菟丝子一斤，龙骨二斤，莲子三斤，桂圆肉一斤，熟地四斤，沙苑蒺藜二斤，白芍二斤，芡实二斤，归身一斤，小茴香一斤，补骨脂二斤，枸杞子二斤，肉苁蓉二斤，萸肉一斤，紫石英一斤，生杜仲一斤，牛膝一斤，萆薢一斤，白蜜三斤"组成。"上三十二味，熬如专翁膏法。用铜锅四口，以有情归有情者二，无情归无情者二，文火次第煎炼，取汁，另入一净锅内，细炼九昼夜成膏，后下胶、蜜，以方中有粉无汁之茯苓、莲子、芡实、牡蛎、龙骨、鹿茸、白芍、乌贼骨八味，为极细末，和前膏为丸，梧子大。每服三钱，日三服""此方治下焦阴阳两伤，八脉告损，急不能复，胃气尚健，无湿热证者；男子遗精、滑泄，精寒无子，腰膝酸痛之属肾虚者；老年体瘦痹中，头晕耳鸣，左肢麻痹，缓纵不收，属下焦阴阳两虚者；妇人产后下亏，淋带癥瘕，胞宫虚寒无子，数数殒胎，或少年生育过多，年老腰膝尻胯酸痛者"。

本方以鹿茸、鹿角胶、乌骨鸡、鲍鱼、鸡子黄、海参、龟甲、羊腰子诸血肉有情之品填精补髓，大补先天之元阴、元阳、元精、元气、元神，从而补益和固护命门；洋参、熟地黄、白芍、莲子、桂圆肉、山萸肉培补后天气血，滋补肝、脾、肺、肾、心诸脏腑，从后天滋养先天；当归身、菟丝子、沙苑蒺藜、枸杞子、肉苁蓉、生杜仲、补骨脂、牛膝、小茴香继续通补温养奇经；紫石英携桑螵蛸、乌贼骨、牡蛎、芡实、龙骨向下直达命门，封堵命门之内的奇邪，令其再也不能溢出；萆薢、茯苓辅助通补奇经诸品，使其更加灵动，并从三焦将残存于后天之奇邪彻底驱除体外；以白蜜为丸，扶助胃气。吴氏论本方除治疗"下焦阴阳两伤，八脉告急"外，尤其强调治疗"癥瘕"，最应引起重视。可见本方针对癌病是有其实用价值的。但因方中诸药均重在对先后天的培补，故尤其适用于经治瘤体已经消失者。此时以本方主要是防止复发并延年益寿，即抗衰老，从根本上消除癌病发生的基础。

治疗癌病，是一个非常复杂多变的过程，上述所言治法，只是提出大概的轮廓，使医生心中有数，为进一步辨证论证奠定基础。至于更加详尽的应对方法，还应当从古代文献中继续深入探索和学习。我认为，最应当重点学习的是唐代医家孙思邈的《千金方》。清代医家叶天士提出的通补奇经方法即与此书的内容有关。

以下，介绍此书的有关内容，供读者治疗癌病参考。

在《千金方》中，涉及治疗癥瘕积聚的方剂多集中于治"妇人方"与治"肝脏方""胆腑方"中，此外，在治"肺脏方"与治"痈毒方"中亦有收载。此因奇邪漫溢于后天，导致气血津液运行受阻而结块，显然与肝、肺气机不畅尤为相关。

此先将治"胆腑方"中两首典型方剂单独提出来，作为《千金方》治疗癥瘕积聚的代表，并据此阐明其治疗原则。

其一，芫花散，"治一切风冷痰饮癥癖痃疟，万医所不治者皆治之"。方由"芫花、桔梗、紫菀、大戟、王不留行、乌头、附子、天雄、白术、五加皮、荛花、狼毒、莽草、栾荆、栝楼根、蹄蠋、麻黄、白芷、荆芥、茵芋各十分，车前子、石斛、人参、石南、石长生各七分，蛇床子、萆薢、牛膝、狗脊、菟丝子、苁蓉、秦艽各五分，藜芦、薯蓣、薏苡仁、巴戟天、细辛、当归、芎䓖、干地黄、食茱萸、杜仲、厚朴、黄芪、山茱萸、干姜、芍药、桂心、黄芩、吴茱萸、防己、远志、蜀椒、独活、五味子、牡丹、橘皮、通草、柴胡、柏子仁、藁本、菖蒲、茯苓、续断各二分"组成。"上六十四味，并不治不择不炙不熬，但振去尘土，捣以细罗下之，即与服。凡是猪、鸡、五辛、生冷、酢滑任意食之，无所忌。唯诸豆皆杀药不得食"。此外，此药散亦可与细曲、糯米、真酒按一定法度制丸服，"唯不可作汤""服散者，细下筛服一方寸匕，和水酒浆饮，无知稍增，以知为度"。服后"病在膈上，久冷痰荫积聚，癥结疝瘕，宿食坚块，咳逆上气等一切痼结重病，终日吐唾"。此外，病在膈下，又有"利法"，患者服后，利出"泔淀如清水、如黄汁、如青泥……得大利以尽病根"。并曰"凡在世人有虚损阳衰，消瘦骨立者服之非常补益""其用药殊不伦次，将服节度大不近人情，至于救急其验特异"。清代医家张路玉在《千金方衍义》中说："此方统主百病，而《千金》

录之胆腑门者，以所主诸证，风木受病居多，所用诸药祛垢涤痰最猛……华元化云母丸子三人九方后有云：吾尝服一二剂，大得力，家贫不济乃止，又时无药，足阙十五味仍得服之，可知大剂方中不能拘执其全也。"可见，对本方药物不必求全，亦能取效。其中的剧毒药和药店已不具备之药可以不必选用，如莞花、乌头、天雄、狼毒、莽草、栾荆、蹄蝎、茵芋、石长生、食茱萸等。此外，大戟、芫花、藜芦的用量亦当谨慎。

本方明确指出能治"癥瘕""积聚""癥结疝瘕"之"痼结重病"，因此，从治癌角度而言，可对常用药物作出下述解释：

通补奇经：石斛、牛膝、狗脊、菟丝子、苁蓉、巴戟天、杜仲、桂心、柏子仁、续断、当归、茯苓。

补益气血阴阳：附子、吴茱萸、白术、蜀椒、人参、干姜、薯蓣、干地黄、五味子、蛇床子、芍药、黄芪、山茱萸、当归。

宣降肺气，"行奇恒之法，以太阴始"：桔梗、紫菀、橘皮、通草。

行气活血，化痰利湿：大戟、芫花、王不留行、五加皮、栝楼根、车前子、萆薢、薏苡仁、芎劳、厚朴、远志、橘皮、通草、菖蒲、牡丹、茯苓、当归。

开腠理，利三焦：麻黄、白芷、荆芥、秦艽、细辛、防己、独活、藁本。

深入胆与三焦，构建驱邪之信息及其载体，并使其直达于命门之内：柴胡、黄芩、芍药、吴茱萸、牛膝。

上述诸多药物中，有个别药物具有多种功能，如当归、茯苓、芍药、吴茱萸、牛膝等。以上分类，充分体现治癌的理念。首先，从后天而言，有人参、附子、干地黄、当归等补益人体的气血阴阳，夯实抗癌的后勤基础；有王不留行、芎劳、栝楼根、萆薢等行气活血，化痰利湿，消除奇邪的载体以及奇邪在人体后天导致的病理产物，其中亦有消除癌块的作用；有麻黄、白芷、荆芥、独活等开通腠理，通利三焦，将奇邪从人体细微之处搜剔出来，并从毛窍排出体外；有桔梗、紫菀、橘皮、通草宣降肺气，意在"行奇恒之法，以太阴始"，启动陀螺的运转。此外，即以柴胡、黄芩、芍药、吴茱萸、牛膝深入胆与三焦，携带上述药物的抗癌信息，开通信息传递的道路，成为使信息直达于命门之内脑髓的载体。这是我所拟定的"转陀螺消瘤汤"的最基本药物。更重要的，则是大量通补奇经药物的运用，此类药物数量众多，充分说明孙思邈认识到治疗癥瘕积聚必须要"治先天"，清代医家叶天士通补奇经的学术思想完全由此继承而来。通过对这些药物的运用，为填精补髓、补益和固护命门、消除和封堵奇邪，从而最终根治癌病，奠定了进一步深入研究和发展的基础。

其二，耆婆万病丸。本方是上方的进一步发展，尤其对消除瘤体有重要意义，故曰"治七种痞块……积聚不消，壅闭不通，心腹胀满及连胸背鼓气坚结，流入四肢，或复入心膈气满……此药以三丸为一剂，服药不过三剂，万病悉除，说无穷尽，故称'万病丸'"。对此，张路玉赞曰："予尝用治十年、二十年痼疾如伏痰悬饮，当背恶寒，无不神应；肢体沉重，腰脚酸痛，服之即捷。而坚积、痞块虽未全瘳，势亦大减。惜乎，世罕知用耳。"

本方由"牛黄、麝香、犀角、桑白皮、茯苓、干姜、桂心、当归、芎劳、芍药、甘遂、黄芩、蜀椒、细辛、桔梗、巴豆、前胡、紫菀、蒲黄、葶苈、防风、人参、朱砂、雄黄、黄连、大戟、禹余粮、芫花各二分，蜈蚣六节，石蜥蜴一寸，芫青十四枚"组成。"上三十一味，并令精细，牛黄、麝香、犀角、朱砂、雄黄、禹余粮、巴豆别研，余者合捣，重绢下筛，以白蜜和，更捣三千杵，密封之，破除日，平旦空腹酒服三丸，如梧子大，取微下三升恶水为良……癥瘕积聚，服二丸如小豆，即瘥"。

现对本方作出下述解释：

清热解毒以消癥：牛黄、麝香、犀角、朱砂、雄黄、黄芩、黄连。

通利三焦水道以消癥：大戟、芫花、甘遂。

通大便且消癥：巴豆。

虫类搜剔消癥：蜈蚣、石蜥蜴、芫青。

行奇恒之法，以太阴始：桑白皮、桔梗、前胡、紫菀、葶苈。

补益气血阴阳：干姜、桂心、当归、芍药、蜀椒、人参。

风药深入腠理，调畅三焦，驱邪从皮毛而出：细辛、防风。

活血化瘀：当归、芎䓖、蒲黄。

深入命门，封堵奇邪：禹余粮。

本方特点在于虫类药与金石类药的应用，突显它们在化癥消瘤中的特殊功能。此外，亦用大戟、芫花、甘遂，足见此三味药具有消除癌瘤的发展前景。它们与巴豆共用，以毒攻毒，值得进一步研究。尤其应当引起重视的是禹余粮的应用。本品属金石类药，本即有消积化癥功能，更主要的，则在于可直达下焦以至命门，助命门封堵奇邪，令其不再溢出，在《千金方》中常与赤石脂同用，不可仅仅轻视为止泻之品。

本方内含黄芩、芍药、桑白皮、防风、人参，是我所拟"转陀螺消瘤汤"的主要药物，从中亦可看出本方确实含有抗癌的内在基础。

治癌必须治先天，在诸多药物之中，选择能深入命门之内者最为重要。我认为重点应选择①金石介类②种子类③昆虫类④海洋生物。

据此，以下述几首方剂作为代表加以论述。

其一，大泽兰丸。本方载于《千金方·妇人方下》，曰"治妇人虚损及中风余病，疝瘕……"。方由泽兰、藁本、当归、甘草、紫石英、川芎、干地黄、柏子仁、五味子、桂心、石斛、白术、白芷、苁蓉、厚朴、防风、薯蓣、茯苓、干姜、禹余粮、细辛、卷柏、川椒、人参、杜仲、蛇床子、续断、艾叶、芜荑、赤石脂、石膏组成。诸药为末，蜜和为丸，如梧子大，每次酒服二十至四十丸。

上方多为补益之品，其中除以当归、柏子仁、桂心、石斛、苁蓉、杜仲、续断重在通补奇经外，最大特点是紫石英、禹余粮、赤石脂、石膏等金石之品，并以前三味最为重要，显然是引领诸药直达命门，补益先天并封堵奇邪。

其二，干姜丸。本方亦载于《千金方·妇人方下》，曰"治妇人寒热羸瘦，酸削怠惰，胸中支满，肩背脊重痛，腹里坚满积聚……"。方由干姜、川芎、茯苓、消石、杏仁、水蛭、虻虫、桃仁、蛴螬、柴胡、䗪虫、芍药、人参、大黄、川椒、当归组成。诸药为末，蜜丸如梧子大，空心饮下三丸，不知加至十丸。

本方除以一般药物补益气血阴阳并舒达肝气以外，即用大队虫类药入络脉搜剔奇邪，并深入命门之内，进一步消除奇邪。其中内含《伤寒论》之抵当丸，尤其是《金匮要略》之下瘀血汤，直达于冲脉，荡涤奇邪。

其三，紫石煮散。本方载于《千金方·小肠腑方》，曰"治大人风引，小儿惊痫瘛疭，日数十发，医所不疗者方"。方由"紫石英、滑石、白石脂、凝水石、石膏、赤石脂各六两，甘草、桂心、牡蛎各三两，大黄、干姜、龙骨各四两"组成，"上十二味治，下筛，为粗散，盛以韦囊，悬高凉处，欲用取三指，撮以新汲井水三升煮取一升二合，大人顿服，未百日儿服一合，未能服者以绵沾著口中，热多者日四五服，以意消息之"。张路玉曰："此……《金匮》名风引汤，专主内发之风……此紫石散引风内泄，故用大黄兼甘草、桂心、滑石、石膏以化风热，干姜以为反谍，使火无拒格之虞，紫石英、寒水石以润血燥，赤白石脂、龙骨、牡蛎复补其空绝风火复来之路也。"

本方即《金匮要略·中风历节病脉证治》之"风引汤"，曰"治热瘫痫"。方中除甘草、牡蛎各二两外，余则药味及剂量均与《千金方》相同。《金匮》将本方命名为"风引汤"最有深意。盖"风引"者，并非将风驱于外，而是将风引于内、复归于内也。张路玉所谓本方"专主内发之风""引风内泄""补其空绝风火复来之路"完全正确，只是没有悟及本方可治先天，故说理并不透彻。

关键在于对"风"字的理解。《内经》有时将"风"作为一种单独的病邪解，如六淫之风邪，有时又将"风"代表一切病邪，如"虚邪贼风，避之有时"便是。更为重要的是，《内经》不仅认为在人体的后天有病邪，称为风邪，在人体的先天亦有病邪，亦称其为"风"。《素问·奇病论》曰："帝曰：人有身体髀股胻皆肿，环齐而痛，是为何病？岐伯曰：病名曰伏梁，此风根也。其气溢于大肠而著于肓，肓之原在齐下，故环齐而痛也。不可动之，动之为水溺涩之病也。"按文中的"齐"即"脐"。此段原文在本书上篇所引的第24条原文中已有解释，在这里主要研讨"风根"的含义，从而阐明"风引汤"方名之真谛。

盖此"风根"即"风之根"之意。导致奇病的病邪是奇邪，奇邪就是此"风"邪。此"风"邪的根源，即"风根"，乃来源于奇恒之腑、奇经八脉，实即命门之内。所谓"病名曰伏梁，此风根也"，即言伏梁之病的根源就是"风"，"风"才是伏梁的病根，故曰"风根"，换句话说，即伏梁是"风"之有"根"的表现。

那么，此"风"之"根"何在呢？本段原文已经做了完美的解答，即在"脐下"，以"肓之原在脐下也"。脐下乃肾间动气之所在，实即命门之所在。肓为三焦之膜原，三焦起源于命门，则肓亦源于命门。奇邪由命门而外溢，实即由肓而外溢，故曰"著于肓"，再由肓漫溢于全身，当然就包括大肠，故曰"溢于大肠"。奇邪阻滞气机，导致包括大肠在内的腹部脏器、组织均气血津液受阻而结块成为癌瘤，此肿物阻滞下肢血液与淋巴的回流，故不仅"环齐而痛"，并见"髀股胻皆肿"，显然为三焦腠理之水道不通。

对此如何治疗？除了治疗后天之"痛""肿"而用畅利三焦、行气活血诸法以外，从根本治疗，就要引"风"回归于命门之内，实即封堵先天之奇邪于命门之内，故曰"风引汤"。这就是对张路玉关于"风引"之义的进一步引申和发挥。

风引汤中，桂枝、石膏、寒水石、滑石、甘草具有刘河间"桂苓甘露饮"之意，将水湿之邪从三焦、腠理、膜原驱除体外，从而亦消除奇邪之载体，气血津液均可正常运行，髀、股、胻之肿胀可除。此外，以干姜为"反谍"，并在大黄的带领下，紫石英、赤石脂、白石脂、龙骨、牡蛎直达于下焦命门，除了软坚散结，消除已形成的癌瘤病块以外，并封堵奇邪于命门之内，使其不再外溢，从而根治癌病，彻底消除此"风"之"根"。本方金石介类之品尤多，显现引"风"于内，封堵奇邪，必须靠此类药物。

其四，三仁九子丸。本方载于《千金方·肾脏方》，曰"治五劳七伤补益方"。方由"酸枣仁、柏子仁、薏苡仁、菟丝子、菊花子、枸杞子、蛇床子、五味子、庵闾子、地肤子、乌麻子、牡荆子、干地黄、山药、桂心各二两，苁蓉三两"组成。"上十六味为末，蜜丸如梧子大，酒服二十丸，日二夜一"。张路玉曰："三仁七子（按：应为九子）无非润燥滋津，祛除内风而兼温补精血。"对张氏所言"祛除内风"应进一步深入理解。此"内风"即应包括先天之奇邪在内，以诸子药可以深入先天，达于命门之内，培补先天之元阴、元阳、元精、元气、元神，即所以祛除内风奇邪也。子药含有生物生长的基因，故能抗衰老，夯实人体抗癌的基础。

其五，海藻橘皮丸。本方载于《千金方·肺脏方》，曰"治风虚支满，膀胱虚冷，气上冲肺，息奔，令咽喉气闷往来下气方"。方由"海藻、橘皮、白前各三分，杏仁、茯苓各二分，芍药、桂心各五分，苏子九分，枣肉、桑白皮、昆布各八分，吴萸、人参、白术、葶苈各四分"组成。张路玉曰："海藻、昆布、葶苈皆破水涤痰、伐肾之猛剂，佐以苏子、杏仁、橘皮、白前、桑皮泄肺。诸品不得不以参、术、萸、桂、苓、芍、枣肉安中气之崩迫也。"盖"息奔"即"息贲"，在《素问·奇病论》称作"息积"，"病胁下满，气逆，二三岁不已"。张隐庵认为此病即"肺之积曰息贲"。高士宗认为"此息积为先天奇病，而药不能治也"。由《千金方》所谓"气上冲肺……令咽喉气闷往来"可知，患者胸闷憋气尤为严重，是致死的主要原因，因此推测很可能是肺癌。本方以海藻、昆布软坚涤痰，突显海洋生物在治癌中的重要作用。

我通读《千金方》，下面即从四方面汇总所用的药物。

其一，金石介类：金石类最常用的有代赭石、滑石、紫石英、赤石脂、钟乳、朴硝、消石、芒硝、矾石、寒水石、石膏、磁石、阳起石、禹余粮、伏龙肝、真珠、雄黄、硫黄、水银、丹砂等。此外，亦有玉泉、玉屑、曾青、石胆、云母、白石英、黄石脂、玄石、理石、青琅玕、方解石、白垩、黄铁、釜底墨等。

介类有鳖甲、龟甲、牡蛎、海蛤、乌贼骨、贝齿，又有鮀鱼甲、鲤鱼甲。

　　其二，种子类：最常用的有五味子、菟丝子、车前子、蛇床子、柏子仁、桃仁、杏仁、覆盆子、楮实子、赤小豆、大豆、麻子仁、葵子、乌豆、枸杞子、葶苈子、冬瓜子、青葙子、茺蔚子、蒺藜子、决明子、地肤子、蕤仁。此外，又有牡荆子、薤莫子、庵闾子、芜菁子等。

　　其三，昆虫类：最常用的有蜥蜴、桑螵蛸、露蜂房、䗪虫、蛴螬、蛇蜕、蜣螂、蝟皮、虻虫、水蛭、白僵蚕、鼠妇。此外，又有蜂子、斑蝥、地胆（芫青、葛上亭长）、蛤蟆、樗鸡等。

　　其四，海洋生物：除上述"介类"外，主要是昆布、海藻。

　　我为什么专门提出这四类药物，主要是与人类的基因有关，涉及先天。人类在地球上进化至今，有数百万年的时间，此前地球上产生生物已有数十亿年。生物赖以生存的环境离不开岩石形成的土壤，亦离不开水，尤其是最初产生生物的海水。另外，最初的生物来自海洋，而陆地上的生物则有最初的某些植物和动物。植物靠种子繁衍。动物中最原始的则是昆虫。正因如此，岩石及其土壤、海洋生物、植物种子、昆虫均含有人类繁衍至今的基因或构成基因的必须物质。我们研究人体的先天，就必须研究上述物质对人体的影响，从而进一步探讨其在治疗先天性疾病中的特殊作用。对此，从《内经》的"四乌贼骨一芦茹丸"，到《伤寒论》与《金匮》直至《千金方》中的大量方剂，无疑为我们作出了很好的示范，蕴藏有大量的宝贵经验，值得我们上升到理论对其进一步探讨。

　　后世医家对此的发展，最值得称道的是载于宋代《局方》中的方剂。本书在"卷之八"全载"耆婆万病丸"的处方及其证治，同样强调"治七种癖块""积聚不消"。在"卷之一"载有"灵宝丹"，方由硫黄、自然铜、雄黄、光明砂、金箔、砗砂、磁石、紫石英、阳起石、长理石、虎胫骨、腽肭脐、龙齿、龙脑、麝香、牛黄、钟乳、天麻、远志、仙灵脾、巴戟、乌蛇、苦参、肉桂、鹿茸、木香、肉豆蔻、延胡索、胡桐律、半夏、当归、生地黄汁、童子小便、无灰酒、皂荚仁、芒硝等药物经复杂修治而成丸剂，每丸如绿豆大，每次服三丸。治包括中风在内的"血脉不行"的各种疾病。在"卷之五"载有"震灵丹"，方由禹余粮、紫石英、赤石脂、丁头代赭石、滴乳香、五灵脂、没药按法修治为丸，每丸如小鸡头大，每服一丸，空心温酒下。谓"大治男子真元衰惫，五劳七伤，脐腹冷痛……上盛下虚……一切沉寒痼冷……及治妇人血气不足，崩漏虚损……除尸疰蛊毒"。本卷又有"来复丹"，方由硝石、太阴玄精石、舶上硫黄、五灵脂、青皮、陈皮按法修治为丸，每丸如豌豆大，每服三十粒，空心，粥饮吞下。谓此"乃水火既济之方……善治荣卫不交养，心肾不升降，上实下虚，气闭痰嗽，心腹冷痛……但有胃气，无不获安"。本卷又有"养正丹"，方由水银、硫黄、硃砂、黑锡按法修治为丸，如绿豆大，每服二十丸。谓治"元气虚亏……上盛下虚，气不升降……呼吸不足……翻胃吐食……咳逆不定……带下腹痛""常服济心火，强肾水，进饮食"。以上诸方，皆大量应用金石类药，除耆婆万病丸外，虽未明言治疗"痞块""积聚"，但所叙述的各种主治疾病症状，皆属癌病所常见，尤其对"血脉不行""真元衰惫""上盛下虚""心肾不升降"等阐述，更是符合癌病的病机。遗憾的是，这些方药当今已不修治，更无人应用，不能不说是中医学的极大损失。今后应对其深入研究，很有可能对癌病的治疗起到突破的作用。

关于虫类药的应用，最应当提出的是《金匮要略·妇人产后病脉证治》所载的下瘀血汤。篇中谓"师曰：产后腹痛，法当以枳实芍药散，假令不愈者，此为腹中有干血着脐下，宜下瘀血汤主之。亦主经水不利"。方由"大黄三两，桃仁二十枚，蟅虫二十枚（熬，去足）"组成。"上三味，末之，炼蜜和为四丸，以酒一升，煎一丸，取八合顿服之，新血下如豚肝"。本方最大的特点是可以直达冲脉。

在《传承录》所载《谈用经方如何抓主症》文章的"编者按"中曰：

刘师在临床中对各种癌症都从脉诊与腹诊两方面进行诊察，得到了重大发现，即多数癌症患者，其右尺脉都是沉紧有力的，而左尺脉则相对少力。

这由于右尺主命门及三焦，显示奇邪出于命门，并由此外溢三焦。此外，一部分患者在石门、关元及其或左或右一寸处按之明显疼痛，而与石门相距仅半寸的气海却无压痛，同样证明奇邪来源于先天之冲脉，以冲脉恰好"起于关元"，继则至于石门也。而且对于这些患者，给予《金匮》下瘀血汤治疗，均能取得良好效果，说明下瘀血汤可以入冲而化瘀血、荡奇邪。虽然这并不是癌症治疗方法的全部，但毕竟证明了《难经》与《内经》有关癌症理论的正确性，由此进一步深入探索，很有可能对癌症的治疗取得彻底的突破。

以上本书提出的治癌理论，其实历代医家早已有所实践，只是没有明确提出治在先天及从先后天并治的"转陀螺"法而已。以上所说的历代医家，最值得称道的就是李东垣和叶天士。

关于李东垣，前面已经引述。某人幼子"至一二岁，皆病瘤而死"，东垣断其人"乃肾中伏火，精气中多有之，火郁则发，子故有此疾"，可见，所谓"精气中多有之"，即指先天之奇邪早已伏藏于父亲体内，而后遗传于其子。"精气"，即先天之元精、元气；伏火，即先天之奇邪。东垣嘱其服滋肾丸，泻肾中伏火，则再生子即未再发此"瘤"病。

东垣在《兰室秘藏·中满腹胀门》，专门拟订治"积聚"方。其中有"广茂溃坚汤"，"治中满腹胀，内有积聚，坚硬如石，其形如盘，令人不能坐卧，大小便涩滞，上喘气促，面色痿黄，通身虚肿"，从所叙诸症看，本病"积聚"肯定是癌病。方由广茂（莪术）、生甘草、柴胡、泽泻、神曲、青皮、陈皮、厚朴、黄芩、黄连、益智仁、草豆蔻仁、当归梢组成。并云"服二服之后，中满减半，止有积不消，再服后药"。此"后药"即"半夏厚朴汤"，方由红花、苏木、吴茱萸、干生姜、黄连、木香、青皮、肉桂、苍术、白茯苓、泽泻、柴胡、陈皮、生黄芩、草豆蔻仁、生甘草、京三棱、当归梢、猪苓、升麻、神曲、厚朴、半夏、桃仁、昆布组成。并云"此药二服之后，前证又减一半，却于前药中加减服之"。

综观两方药物组成，皆以柴胡、黄芩、半夏、吴茱萸为底方，再配伍其他行气、活血、清热、利湿、软坚、化痰药物，显然是治在"胆"与"三焦", 将其视作"信使", 并开通"使道", 从而为消除瘤体创造先决条件。

叶天士在《临证指南医案·卷二·咳嗽》"某"案中曰"久咳, 损及中州, 脾失输化, 食减神疲, 肺无所资, 久咳不已。诊得两手脉弦细数, 精气内损, 非泛常治咳消痰所可投。

熟地 阿胶 燕窝 海参 天冬 茯苓 紫石英 紫衣胡桃肉"。

本案首先提示其病乃"久咳", 然原发病位何在? 从"精气内损"可知, 病发于"内", 乃"精气"即元精、元气之亏损也, 属于先天, 病发于命门之内。此病由内及外, 由下及上, 首先伤及肾之阴液; 继则上侵于脾胃, 致脾失转输运化, 而食减神疲, 此乃奇邪从下焦漫溢于中焦的必然现象, 故曰"损及中州"; 由此更上侵于肺, 且土不生金, 以致"肺无所资"而"久咳不已"。

此咳为什么属于"非泛常"咳嗽因而非一般"治咳消痰"方法所能治? 其辨证要点即在于"两手脉弦细数", 此为本证之主症。"脉细"本为一般阴液亏损之象, "数"则属阴虚所致之热象。两者兼见, 乃阴虚火旺, 后天脏腑疾病多见, 不足为奇, 关键在于兼有"弦"象。此"弦"者, 言其责责然劲急坚韧, 动而有力也。此既与胃气大伤, 肝邪亢盛, 筋脉失于濡养有关, 更为命门元精、元气大伤而奇邪乘虚外溢之象。此脉在《素问·奇病论》中已有表述, 乃"疹筋"一病的特有脉象, 曰"帝曰: 人有尺脉数甚, 筋急而见, 此为何病? 岐伯曰: 此所谓疹筋也, 是人腹必急, 白色黑色见, 则病甚"。我在《发挥》书中已阐明, 此乃肾的真藏脉见, 必死无疑, 为癌病晚期常见脉象之一。

此例叶案之"两手脉弦细数"乃"尺脉数甚"的进一步发展, 奇邪泛溢于各个脏腑, 尤其显现肝邪亢盛并冲气上逆, 故强调其脉"弦"。肝主筋, 筋失濡养故拘挛而紧急, 曰"筋急"; "冲脉为病, 逆气里急", 故"腹必急", 此皆筋之为病, 故病名曰"疹筋", "疹"者"病"也, "疹筋"即"病筋", 亦即"筋病"。脉之"弦"甚, 乃胃气已绝, 故为真藏脉见。

叶氏此案，患者虽未病亡，但亦属病危，以其"精气内损"而病涉上、中、下三焦也。如此大症，当如何治疗？叶氏认为，其已"食减神疲"，当然要补益后天，但此"久咳"之病，两手脉皆"弦细数"，根本已然动摇，奇邪愈加猖獗，应当重在固护先天，培补命门，封堵奇邪，因此采取先后天并治且以治先天为主之法。

方中熟地黄，重在治肾，大补阴血；天冬治在肺肾，使金水相生；茯苓则重在治脾，以助中州输化。此皆为治在后天。余药皆治在先天。其中阿胶与海参皆血肉有情之品，补益先天之元阴、元阳、元精、元气、元神。核桃仁（胡桃肉），《本草纲目》谓其"益命门"；《医林纂要》谓其"补肾，润命门，固精"。燕窝，《食物宜忌》谓其"添精补髓"；《本草再新》谓其"大补元气"；《本草从新》更指出其"治噎膈甚效"，此"噎膈"应包括西医学所谓"食管癌"在内。紫石英，《名医别录》谓其"填下焦""散痈肿"；尤其《本草便读》更谓其"可通奇脉，镇冲气之上升"，本品乃风引汤中的重要药物，可见具有入命门而封堵奇邪之功。凡此阿胶、海参、核桃仁、燕窝、紫石英诸品，皆能补益先天，海参为海洋生物，且为低等动物，类似虫类药，核桃仁为种子果实类药，紫石英为金石类药，恰与我所强调的治疗先天性疾病应首选上述各类药物的观点相同。

以上选录的李东垣、叶天士的临证经验，足以佐证和体现我所提出的中医先天论及从先后天并治的"转陀螺"治癌法，对中医学术的发展具有重要意义。

本书行文至此，可以对癌病的用方、用药作出下述总结：

主方是"转陀螺消瘤汤"，在此基础上根据病情，选加宣降肺气、舒达肝气、升脾降胃、交通心肾、畅利三焦的有关方药。当脏腑功能失调大体纠正以后，即应在"转陀螺消瘤汤"中加入金石介类、种子类、昆虫类、海生物药物，进一步消除瘤体。当瘤体消失以后，即应在"转陀螺消瘤汤"仍然加入金石介类药与种子类药，以引领全方达于命门之内，填精补髓叶氏此案，患者虽未病亡，但亦属病危，以其"精气内损"而病涉上、中、下三焦也。如此大症，当如何治疗？叶氏认为，其已"食减神疲"，当然要补益后天，但此"久咳"之病，两手脉皆"弦细数"，根本已然动摇，奇邪愈加猖獗，应当重在固护先天，培补命门，封堵奇邪，因此采取先后天并治且以治先天为主之法。

　　方中熟地黄，重在治肾，大补阴血；天冬治在肺肾，使金水相生；茯苓则重在治脾，以助中州输化。此皆为治在后天。余药皆治在先天。其中阿胶与海参皆血肉有情之品，补益先天之元阴、元阳、元精、元气、元神。核桃仁（胡桃肉），《本草纲目》谓其"益命门"；《医林纂要》谓其"补肾，润命门，固精"。燕窝，《食物宜忌》谓其"添精补髓"；《本草再新》谓其"大补元气"；《本草从新》更指出其"治噎膈甚效"，此"噎膈"应包括西医学所谓"食管癌"在内。紫石英，《名医别录》谓其"填下焦""散痈肿"；尤其《本草便读》更谓其"可通奇脉，镇冲气之上升"，本品乃风引汤中的重要药物，可见具有入命门而封堵奇邪之功。凡此阿胶、海参、核桃仁、燕窝、紫石英诸品，皆能补益先天，海参为海洋生物，且为低等动物，类似虫类药，核桃仁为种子果实类药，紫石英为金石类药，恰与我所强调的治疗先天性疾病应首选上述各类药物的观点相同。

　　以上选录的李东垣、叶天士的临证经验，足以佐证和体现我所提出的中医先天论及从先后天并治的"转陀螺"治癌法，对中医学术的发展具有重要意义。

　　本书行文至此，可以对癌病的用方、用药作出下述总结：

　　主方是"转陀螺消瘤汤"，在此基础上根据病情，选加宣降肺气、舒达肝气、升脾降胃、交通心肾、畅利三焦的有关方药。当脏腑功能失调大体纠正以后，即应在"转陀螺消瘤汤"中加入金石介类、种子类、昆虫类、海洋生物药物，进一步消除瘤体。当瘤体消失以后，即应在"转陀螺消瘤汤"中仍然加入金石介类药与种子类药，以引领全方达于命门之内，填精补髓，消除和封堵奇邪于命门之内，从而根治癌病。

　　以上本书全部内容，体现了中医思维，以及我的学术思想，与我在《发挥》书中提出的中医学定义完全一致。现将此定义转载于下，不仅作为本书的结束语，也给读者留下进一步思考的空间：

　　中医学是在对人体活动信息及其与自然、社会关系的研究中探索生命与疾病的规律，通过建立相应的系统状态模型，设法对人体加以调控，以期达到医疗保健目的的一门学科。